疮疡生肌理论的中医研究

U0308021

主　审：吕培文

主　编：李　萍

副主编：何秀娟　张金超　底婷婷

编　委：（以姓氏笔画为序）

万家兴　马秋洁　刘青武　李光善　张　炜

张　颖　张甘霖　陈　佳　陈朝霞　林　燕

岳晓莉　赵京霞　徐旭英　梁雅慧　董建勋

蒙玉娇　戴淼可

校　对：李宁飞　刘正荣　刘　宇　齐　聪　郭简宁

郭昕炜　郭肖瑶　翟春艳

中国中医药出版社

·北　京·

图书在版编目（CIP）数据

疮疡生肌理论的中医研究 / 李萍主编 . —北京：中国中医药出版社，2019.6
ISBN 978-7-5132-5568-4

Ⅰ . ①疮…　Ⅱ . ①李…　Ⅲ . ①疮疡诊法 – 研究　Ⅳ . ① R26

中国版本图书馆 CIP 数据核字（2019）第 080514 号

中国中医药出版社出版

北京经济技术开发区科创十三街 31 号院二区 8 号楼
邮政编码　100176
传真　010-64405750
三河市同力彩印有限公司印刷
各地新华书店经销

开本 710×1000　1/16　印张 14 .125　彩插 0.75　字数 268.8 千字
2019 年 6 月第 1 版　2019 年 6 月第 1 次印刷
书号　ISBN 978-7-5132-5568-4

定价　50.00 元
网址　www.cptcm.com

社 长 热 线　010-64405720
购 书 热 线　010-89535836
维 权 打 假　010-64405753

微信服务号　zgzyycbs
微商城网址　https：//kdt.im/LIdUGr
官 方 微 博　http：//e.weibo.com/cptcm
天猫旗舰店网址　https：//zgzyycbs.tmall.com

如有印装质量问题请与本社出版部联系（010-64405510）

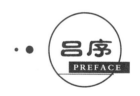

疮疡是中医外科学的重要组成部分。我国早在先秦时期就设有疡医，历代医家对疮疡的诊治积累了丰富的经验。随着社会的不断发展和人民生活水平的不断提高，由创伤和各种疾病所导致的创面问题也日益增多，严重影响人们生活质量并有一定的致残性，如糖尿病足、压疮、静脉性溃疡、肿瘤术后放射性溃疡等慢性创面是中老年人群面临的重要危害之一。

北京中医医院赵炳南、王玉章老先生及御医之后房芝萱先生在外科疮疡治疗上均有丰富的经验及独到之处，留下了很多经验制剂，如京红粉软膏、紫色疽疮膏、黑色疽疮膏、紫色溃疡膏、白及膏、黄连甘乳膏、收干生肌膏等。

首辨阴阳是先师赵炳南先生的主要学术经验之一。疮疡发生后其正邪交争决定着疾病的发展和转归，尤其阴证疮疡是临床治疗的难点，因此在治疗过程中，正确理解和掌握中医外科的辨证论治是决定疮疡预后的关键。

此外，关于中医外科阴疮的系统治疗与研究，只是散载于文献记载中，尚缺乏专著。我们在继承我院外科名老中医赵氏、房氏两大学术流派经验基础上，对慢性难愈性皮肤溃疡"阴证"疮面进行系统观察总结。我与北京市中医研究所李萍教授在20世纪90年代就开始合作，对阴证疮疡的病机理论进行了剖析，对其中的现代科学内涵和治则进行深入的探讨，提出了"气血不足""脾肾亏虚"和"阴血暗耗，肾精虚衰"是难愈合疮疡的主要病机，其最终结果为气血双败而致肌难生、皮难长。通过对近50年临床经验的总结，我们提出疮疡治疗的"回阳生肌"法，包括内治与外治法，体现了燕京外科学术流派的特点。

李萍教授与临床密切合作，建立了国家中医药管理局"疮疡生肌理论和应用重点研究室"，担任研究室主任，带领团队开展生肌理论的研究。在本书中，李萍教授将团队10余年对回阳生肌理论的研究成果进行了总结，率先对阴疮的病因病机、治则和药物进行了系统的研究，建立了阴疮的病机理论体系，建立了符合阴证疮疡的动物模型、细胞模型；并用现代医学方法进一步阐释，揭示了回阳生肌中温煦、气化、生肌的科学内涵，也阐释了益气活血、温阳益肾的作用机制。她的团队承担了十多项国家自然基金项目，开展了细致和深入的研究，发表了多篇高水平的文章，取得2项省部级成果，阐明了回阳生肌的理论内涵，对疮疡的中医临床治疗提供了很好的借鉴。

这本书以中医思维为指导，将中西医进行有机的结合，应用了先进的科学技术和研究方法，对丰富和发展中医外科的理论内涵，提高中医外科的科研水平非常有帮助。这本书内容新颖，中西医并存，对阴疮的研究有理论高度和实用价值，研究中有新思想、新方法和新技术，对中医外科从事该学术领域的医生、研究生将有非常深刻的指导和启迪。在即将付梓之际，我愿将此书推荐给广大中医外科的同仁和研究生们参考。

首都医科大学附属北京中医医院疮疡外科

吕培文

2019 年 4 月

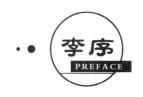

李序
PREFACE

我从一进入北京市中医研究所开始，就对中医皮外科的临床特色和众多制剂如红纱条、黑色疽疮膏、紫色疽疮膏、珠香散、黑绛丹等产生了极大的兴趣。丁瑞老所长常常给我们新来的青年科研工作者介绍北京中医医院的特色疗法和特色制剂，曾提到在"文革"期间，他跟随赵炳南老先生抄方随诊，提到久不愈合的疮面在经过外用药治疗后，疮面由晦暗变为鲜活，脓液分泌增多，赵老就说是疮面"转阳"了，该好转了。这一现象引起了我的关注，也启发了我的科研思路，随后的近30年就一直在疮疡的领域中开展研究。

我承担的第一个课题是在张志礼教授的指导下进行的，张老应用珠香散治疗小腿臁疮取得很好的疗效，我在张老的启发下，开展了珠香散治疗慢性疮疡的临床和实验研究，并系统研究疮疡气虚血瘀证模型和指标体系，建立了多种动物模型和细胞模型，体内外研究结果证实了珠香散的作用环节，为临床应用提供了科学基础，在法国国家科研中心做博士后期间也是从事创面愈合的研究工作，回国后全面开展疮疡的理论和实验研究，创立了以疮疡研究为主要方向的国家中医药管理局"细胞病理三级实验室"和"疮疡生肌理论及应用重点研究室"，并担任主任，带领团队开展系统的疮疡中医理论、临床和实验研究，积累了一定的经验。

随着社会的不断发展和人民生活水平的不断提高，临床上的慢性疮疡从感染性疮面、营养不良性疮面向复杂疾病转变，主要为糖尿病足、静脉性溃疡、压疮、肿瘤术后放射性溃疡等，尤其是疮面长期不愈合，呈现疮面清冷、脓液稀薄、疮周紫暗不温，在中医属于阴证的疮面，是临床治疗的棘手问题，也是中西医共同面对的难题。北京中医医院赵炳南、王玉章老先生及御医之后房芝萱先生在外科疮疡治疗上均有独到之处。赵炳南先生重视疮疡的阴阳辨证；王玉章老先生学习李东垣的脾胃理论，重视健脾生肌；而吕培文老师在两位老先生的基础上，提出"阴血暗耗，肾精虚衰"是疮疡久不愈合的主要病机。

我带领团队认真学习了中医外科典籍中相关论述，对阴证疮疡的病因、病机、临床和药物进行了系统的梳理，提出了回阳生肌的理论核心在于益气温阳和活血通络，并用10余年对回阳生肌法开展了系统的研究，分析了回阳生肌方剂的用药特点，建立了符合阴证疮疡的动物模型、细胞模型；利用现代医学方法进一步阐释，建立了回阳生肌的指标体系，揭示了回阳生肌中温煦、气化、生肌的科学内涵，也阐释了益气活血、温阳益肾的作用机制。

在疮疡领域我们承担了十多项国家自然基金项目和北京市课题，并分别获得了国家中医药管理局基础类科技进步三等奖、中华中医药学会科技进步三等奖和北京市科技进步三等奖。首次证实了回阳生肌的主要药物肉桂及主要成分桂皮醛对创面愈合作用的机制；也首次发现乳香、丹参中的活性成分对创面高酶活性的作用；也率先开展外用中药对创面巨噬细胞表型转化的影响和对间充质干细胞的调控，这些都为中医临床治疗和药物研究提供了很好的借鉴。

研究过程中，感谢中医外科名师李曰庆、吕培文老师的指导，也感谢同行的认可和支持，更要感谢团队持之以恒的努力工作。本书凝聚了团队的阶段成果，我们将回阳生肌的研究成果集结成册，总结中、西医外科中关于创面修复的研究进展，以中医思维为指导，将最新的理论研究、方法研究和药物研究成果呈现给大家，有创新性和实用性，以期丰富和发展中医外科的理论内涵，提高中医外科的科研水平。

这本书是我们研究中的小成果，还有很多不妥和需要完善的内容。总之，研究在深入，探索在继续，愿中医外科的同仁们共同携手，推动中医外科临床和科研的发展。

北京市中医研究所　李萍

2019 年 1 月 31 日

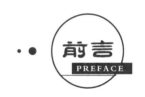

疮疡的诊治是中医外科学的重要组成部分。北京中医医院中医外科泰斗赵炳南、王玉章及御医之后房芝萱对疮疡治疗形成了独特的理论体系和系列方药，临床应用至今，取得较好的临床疗效，成为中医外科的特色。

疮疡是各种致病因素侵袭人体后引起的一切体表化脓感染性疾病的总称，包括急性和慢性两大类。广义上包括体表的肿疡及溃疡、痈疽、疔疮、疖肿、流注、流痰、瘰疬及有关皮肤病的内容；狭义的疮疡指皮肤溃疡，是中医外科疾病中最常见的一大类病证，本书主要围绕慢性皮肤溃疡展开论述。

"疮疡辨证，首辨阴阳"，根据疮面的局部辨证分为阳证、半阴半阳证和阴证，对应化腐生肌、活血生肌和回阳生肌三法，常用外用药为朱红膏、紫色疽疮膏和回阳生肌膏等外用药物。这些药物在 2008 年汶川地震后的医疗救治中发挥了奇效，是中医的瑰宝，是医院的镇院之宝。疮疡辨治在重视外治法的同时，也强调局部辨证和整体辨证相结合，提倡内外合治。

课题组从事疮疡的研究至今已有三十年，是国家中医药管理局"疮疡生肌理论及应用重点研究室"团队，在赵炳南、王玉章和房芝萱等中医外科泰斗的理论传承指导下，对疮疡的病因、病机、临床和药物进行了系统的梳理。研究以三个方向为主：回阳生肌法治疗皮肤溃疡的临床及机制研究；化腐中药治疗慢性皮肤溃疡的安全性及作用机制研究；治疗皮肤溃疡的有效药物成分及剂型研究。以慢性皮肤溃疡为研究对象，围绕生肌三法，从理论研究、动物及细胞模型、评价体系、临床处方优化和安全性等角度开展研究工作。十余年来，我们着重对回阳生肌法开展了系统的研究，建立了符合阴证疮疡的动物模型、细胞模型；揭示了回阳生肌法中温煦、气化、生肌的科学内涵。希望我们的研究成果能指导临床，使我们的系列方药被更多的医疗同行认可，使更多的患者受益。

课题组承担了多项国家级课题，获得成果的同时，培养了多名优秀的博士和硕士研究生。本书的出版是在重点研究室团队各位同仁共同努力下凝结成集的融临床与基础为一体的研究成果，在此感谢吕培文教授的悉心指导和北京中医医院疮疡外科的大力支持。本书集临床医案、理论研究和实验研究为一体，内容丰富，研究方法先进，可为中医、中西医结合的临床医生、科研工作者和研究生学习和借鉴。

本书尚有很多不足之处，希望后续再版时得以完善。

《疮疡生肌理论的中医研究》编委会

2019 年 3 月

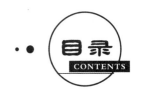

目录
CONTENTS

第一章 创面愈合的病理生理过程及现代研究进展

慢性难愈合性伤口在全球范围内造成了严重的健康问题和沉重的经济负担。众所周知，慢性伤口部位有大量炎症细胞如中性粒细胞、单核细胞、T细胞等的浸润，产生蛋白水解酶、细胞因子和活性氧（reactive oxygen species，ROS），同时也破坏局部生长因子和细胞外基质（extracellular Matrix，ECM），造成创面的持续炎症反应，引起创面的愈合迟缓。慢性创面角质形成细胞过度增生，但迁移和分化能力减低，也是修复障碍的主要原因。慢性创面多有肉芽组织的生长障碍，其中成纤维细胞表现为生长、分泌和运动减少，不利于细胞外基质沉积，同时毛细血管再生减少，造成创面的营养和供氧缺乏，从而延缓创面的愈合。随着现代医学对创面愈合病理生理过程的深入了解，对创面的治疗也提供了有效的治疗手段和作用靶点。

第一节 创面愈合的病理生理过程

一、急性创面愈合的病理生理过程

创面愈合是个复杂而又有序的病理生理过程，是受细胞因子和炎症因子精确调控的复杂的生物学过程，这一过程可大致分为以下几个动态时相：血栓形成和炎症反应期；肉芽组织的形成、再上皮化和血管发生期；基质的形成和重塑期。

1. 血栓形成和炎症反应期

炎症反应是机体对于损伤产生的有效的起始反应之一，它能够引起损伤后的组织修复和功能的恢复。在创伤的早期，血管破损出血形成止血栓子。血栓中聚集的血小板和中性粒细胞释放各种因子，使凝集反应放大，启动了凝血过程。在激活、聚集的同时，血小板分泌释放多种活性物质，主要是致密颗粒和 α 颗粒的内容物。它们可分为如下几类：①生长因子：血小板衍生生长因子（platelet-derived growth factors，PDGF）、胰岛素样生长因子（insulin-like growth factor, IGF）、转化生长因子（transforming growth factor, TGF）和血小板因子 4 等，它们可诱导炎症细胞趋化和促进某些细胞增殖。②脂类：主要是花生四烯酸及其衍生物，它们具有较强的化学趋化性作用。③血管活性物质：组胺、血栓素 A_2、前列腺素等，它们参与血管舒缩的调节。④酶类：蛋白酶、胶原酶，一方面溶解损伤的组织，另一方面降解某些活性物质，如水解补体 C5 产生具有强趋化作用的片段 C5a。⑤与黏附、凝血有关的物质：二磷酸腺苷、血小板收缩蛋白、纤维蛋白原、纤溶酶原及大量黏附蛋白。

在损伤后的几小时内，中性粒细胞被创面的致炎因子白介素 -1β（interleukin-1β，IL-1β），肿瘤坏死因子 -α（tumor necrosis factor-α，TNF-α），以及 γ 干扰素（interferon γ，IFN-γ）激活，表达各种有利于白细胞黏附渗出的黏附分子，大量的中性粒细胞穿过毛细血管内皮细胞到达创面。在感染性创面中，细菌产物如脂多糖，可以加速中性粒细胞向创面的迁移。到达创面的中性粒细胞清除细菌以及组织碎片，并且释放致炎因子作为局部内皮细胞、成纤维细胞和角质形成细胞的早期活化信号。创伤后的几天之内，中性粒细胞停止渗出，创面残存的中性粒细胞被组织巨噬细胞吞噬，血液中大量的单核细胞被不断募集到创面，形成巨噬细胞，这一过程对于创面的有效愈合十分重要。这些巨噬细胞吞噬创面存在的致病物质、其他细胞以及基质碎片，同时释放生长因子和细胞因子，放大了由凝集的血小板和中性粒细胞释放的早期创伤信号。

2. 再上皮化和血管形成期

再上皮化能够恢复皮肤的屏障功能，是创伤修复的一个重要组成部分。参与创面再上皮化的细胞包括：基底细胞、创面边缘的角质细胞以及来源于毛囊和汗腺的角质细胞。再上皮化通常发生在创伤后的 18~24 小时，角化细胞去除了桥粒连接与临近的细胞脱离，发生迁移。再上皮化过程中，位于迁移前缘的角质细胞发生增殖，保证有足量的细胞迁移并将创面覆盖。迁移增殖的角质细胞相互接触时产生接触抑制作用而停止迁移和增殖，这些细胞与下层组织相连接，形成基底膜，分化成新的复层上皮。

创面新生血管为正在生长的组织提供营养和氧气，同时保证了炎性细胞能够到达创伤部位。在血管形成的过程中，内皮细胞产生的蛋白酶降解基底膜，使内皮细胞能够增殖和迁移，形成毛细血管。创伤修复过程中内皮细胞的迁移和新生毛细血管的形成不仅依靠成纤维细胞和细胞因子的存在，同时也需要肉芽组织和内皮基底膜中 ECM 成分的产生。

3. 重塑期和瘢痕的形成

创伤后的 5~7 天，结缔组织蛋白发生快速的合成和降解，胶原蛋白的合成速度大于降解速度，使胶原发生沉积。组织的重塑和瘢痕形成的时相可以持续到创伤后的数月甚至数年。在这一时相的早期，大量Ⅲ型胶原发生沉积，然后成纤维细胞向创面迁移，合成新的Ⅰ型和Ⅲ型胶原。在胶原收缩的同时创缘发生向心性移动，使创面收缩面积变小。在这一时相的中期，胶原纤维紧密排列相互交叉，形成稳定的结构。在正常愈合创面的后期，疤痕组织开始溶解，胶原组织高比例沉积逐渐转化为正常组织，这一过程持续 6~12 个月。粒细胞、巨噬细胞、上皮细胞和成纤维细胞分泌的胶原酶降解创面胶原和其他基质蛋白，使疤痕组织消失，创面愈合。

二、急性创面愈合中参与的各类细胞

在创面修复过程中，各类炎症细胞如中性粒细胞、巨噬细胞和 T 淋巴细胞，修复细胞如成纤维细胞、血管内皮细胞和角质形成细胞起到非常重要的作用。

1. 中性粒细胞

创伤早期中性粒细胞受趋化因子的作用进入创面。C-X-C 基序趋化因子受体 2（C-X-C motif chemokine receptor 2，CXCR2）是中性粒细胞趋化性的重要介质，与伤口部位的角质形成细胞释放的大量趋化因子配体结合发挥作用，包括 C-X-C 趋化因子配体（C-X-C chemokine ligand，CXCL）-1、CXCL-5 和 CXCL-8。中性粒细胞在发生凋亡之前存留约 24 小时，在杀死微生物和促进伤口愈合方面起着重要作用。中性粒细胞可通过吞噬作用和补体激活作用及分泌多种抗菌物质如活性氧、抗菌肽和抗菌蛋白酶等清除坏死组织和异物，保护正常组织，防止感染发生；同时它也分泌释放多种介质和酶。前者有血小板活化因子（platelet activating factor，PAF）、花生四烯酸及其衍生物、白三烯 B_4（leukotriene B_4，LTB_4）、凝血烷、硫酸软骨素、肝素等，后者主要是胶原酶和蛋白酶。在中性粒细胞胞外诱捕网（neutrophil extracellular traps，NETs）的帮助下吞噬入侵病原体，通过中性粒细胞分泌的 LTB_4 介导细胞间信号转导，协调其在创面组织中的聚集，为创面的修复创建基础。

中性粒细胞可通过富含半胱氨酸蛋白 61（cysteinerich61，CYR61/ CCN-1）的调控影响创面的愈合。CYR61/ CCN-1 是富含半胱氨酸蛋白 61- 结缔组织生长因子 - 肾母细胞瘤过表达基因［cysteine-rich protein61（CYR61）-connective tissue growth factor（CTGF）-nephroblastoma overexpressed gene（NOV），CCN］家族成员之一，广泛参与炎症和自身免疫病的病理损伤，是炎性微环境的重要启动和维持者。CCN-1 可促进中性粒细胞的胞葬，从而降低创面炎症反应，促进创面的再生修复；还在修复期与整合素 $\alpha_6\beta_1$ 相结合诱导成纤维细胞衰老，从而抑制创面纤维化的发生。

中性粒细胞还分泌包括 IL-17（Interleukin-17，IL-17）和血管内皮生长因子（vascular endothelial growth factor，VEGF）在内的多种细胞因子和生长因子，这些因子趋化炎症细胞并促进成纤维细胞、角质形成细胞和内皮细胞的增殖。中性粒细胞完成清除功能后发生凋亡，随后被巨噬细胞清除。

2. 巨噬细胞

单核细胞来源的巨噬细胞已在伤口愈合领域得到广泛研究，被认为是该过程中最重要的免疫细胞。中性粒细胞凋亡过程中释放细胞因子可趋化单核细胞，其在损伤后 5~6 小时开始出现并分化为巨噬细胞，可在伤口部位存留数周。此外，大多数组织中定居的巨噬细胞在受伤后增殖，然而小鼠伤口模型证实这些巨噬细胞对伤口愈合时间或组织完整性几乎没有影响，在皮肤伤口愈合中的作用仍然难以捉摸。

巨噬细胞在整个愈合过程中经历表型变化，这有助于伤口微环境从促炎症转变为促修复状态，最常研究的表型是 M1 型（即经典活化的巨噬细胞）和 M2 型（即选择性活化的巨噬细胞）。这种 M1 和 M2 分类起源于细胞的体外表征，但最近提出了一种改进的分类系统，将巨噬细胞亚群与激活途径联系起来，例如 IFN-γ、白介素 -4（interleukin-4，IL-4）等。然而，目前很难知道哪种途径可以在体内激活巨噬细胞。

巨噬细胞对于正常的伤口愈合至关重要。在初始浸润时，促炎巨噬细胞（M1）去除细胞碎片、受损的基质、微生物和中性粒细胞；同时分泌 IL-1（interleukin-1，IL-1）、成纤维细胞生长因子 -2（fibroblast growth factor-2，FGF-

2)、血小板衍生生长因子（platelet-derived growth factors，PDGF）和 VEGF 等促炎细胞因子和生长因子，动员更多的免疫细胞，并促进角质形成细胞、成纤维细胞和上皮细胞的增殖。在组织新生阶段，微环境触发巨噬细胞转变为抗炎表型（M2），M2 分泌 TGF-β_1（transforminggrowth factor-β_1，TGF-β_1）等抗炎细胞因子，促进 ECM 合成和伤口收缩。在最后阶段，抗炎巨噬细胞帮助 ECM 重组和吞噬残留的碎片。在组织修复各个阶段耗竭巨噬细胞证明了其重要性：早期巨噬细胞耗竭显著减少肉芽组织形成，中期阶段巨噬细胞耗竭导致严重出血，而晚期耗竭并未显著影响愈合的结局。

巨噬细胞调控分子能通过激活其功能发挥促创面愈合的作用。如免疫调节分子 FTY720 可通过招募非经典单核细胞而提高鞘氨醇-1-磷酸受体 3S1PR3（sphingosine-1-phosphate receptor 3，S1PR3）的 表达水平，诱导 VEGFA 的生成，加快受损血管的重塑；过氧化物酶体增殖物激活受体 γ（peroxisome proliferators-activated receptor-γ，PPARγ）可调节巨噬细胞的多效性功能，增强巨噬细胞对创面凋亡细胞的清除作用，从而促进创面的愈合；巨噬细胞在钙调神经磷酸酶的作用下可抑制小分子 Fms 样酪氨酸激酶-1（fms-like tyrosinekinase，Flt-1）抑制剂的表达，从而促进创面新生血管的生成和创面的再生修复。

3. T 淋巴细胞

T 淋巴细胞（T 细胞）对炎症消退和组织重塑也至关重要。在炎症阶段，巨噬细胞分泌 IFN-γ 等趋化因子，吸引 T 细胞到达伤口。IFN-γ 还促进 CD4$^+$ 辅助性 T 细胞 1 型（T helper-1，Th1）极化，这有助于伤口最初的促炎微环境。组织定居的 $\gamma\delta$ T 细胞调节皮肤伤口愈合，其通过分泌 FGF-7、FGF-10 和胰岛素样生长因子（insulin-like growth factor，IGF）等生长因子来调节角质形成细胞的增殖和分化。$\gamma\delta$ T 细胞缺陷小鼠由于角质形成细胞增殖减少导致皮肤发育缺陷。创周上皮组织中的调节性 T 淋巴细胞（regulatory T cells，Tregs）可通过增加血管内皮细胞生长因子受体的分泌而促进创面的愈合；Tregs 分泌精氨酸酶和抗炎细胞因子（IL-10 和 TGF-β_1），促进抗炎巨噬细胞极化并抑制炎症反应；Tregs 和辅助性 T 细胞 2 型（T helper-2，Th2）细胞也通过分泌 IL-4、IL-5、IL-13 和 IL-21 促进 ECM 形成。Treg 耗竭小鼠与野生型相比伤口愈合变慢。

胸腺中的树突状表皮 T 淋巴细胞（dendritic epidermal T cells，DETC）可通过角质形成细胞生长因子、干扰素、胰岛素样生长因子等的分泌参与皮肤的免疫监视，进而调节创面的局部炎症反应，促进创面的愈合；然而，也有研究证实，Th2 细胞因子可通过降低脂磷酸诱导的 MMP 的表达水平以及角质形成细胞的迁移速度，抑制创面的修复过程；IL-4 和 IL-13 可通过抑制淋巴内皮细胞（lymphatic endothelial cell，LEC）的存活、增殖和迁移而影响淋巴管的生成；自然杀伤 T 淋巴细胞（natural killer T lymphocyte，NKT）对伤口愈合具有抑制作用；而小鼠 NKT 细胞耗竭会提高伤口愈合率。比皮肤组织免疫细胞含量低的口腔黏膜损伤后，其愈合速度却较皮肤损伤愈合更快，且预后黏膜无瘢痕增生。

4. 肥大细胞

肥大细胞激活后不仅参与免疫调节、血管生成，而且也积极参与机体的创伤愈合过程。肥大细胞在受伤后立即释放肝素、组胺、5-HT 和 VEGF 等分子，并增加血管通透性。组胺在血管中形成孔道，促进蛋白质和白细胞外渗到伤口部位；肝素具有生长因子的特性，能特异地刺激毛细血管内皮细胞的迁移；直接刺激成纤维细胞生长，促进胶原纤维的成熟，并影响胶原的产生和重塑；当肝素与组胺共同作用时，能促使疤痕组织形成。最近的研究表明，肥大细胞还释放抗菌肽来辅助抗感染。

5. 成纤维细胞

增殖期主要是血管和肉芽组织生成、表皮细胞再生以及 ECM 生成。不同来源的成纤维细胞迁移形成肉芽组织，成纤维细胞重新填充伤口中的组织缺损并提供新的 ECM。生成的 ECM 用作支架，成纤维细胞和其他细胞在其上迁移到创面。一旦形成肉芽组织，成纤维细胞产生加量的胶原蛋白，用于增强伤口永久 ECM 的拉伸强度。成纤维细胞还能对炎症分子、病原体、机械性质和氧水平的变化等信号发生应答，可产生许多细胞因子、趋化因子和生长因子来应对不断变化的伤口环境。成纤维细胞积极参与新的组织发育和伤口愈合的调节。一些成纤维细胞在增殖期通过 TGF-β 分化为肌成纤维细胞，促进伤口收缩并最终发生凋亡的肌成纤维细胞随后被引发组织重塑的第二波成纤维细胞取代。

6. 血管内皮细胞

血管内皮细胞生长和分化是血管新生过程中的关键环节之一。伤口早期血管化包括内皮细胞增生和迁移之后形成毛细血管以出芽方式向创面基地床生长，这对支持再生组织至关重要。具有新生血管的基质形成和重塑过程很大程度上取决于巨噬细胞、Tregs 和 Th2 细胞。抗炎巨噬细胞分泌 TGF-β、PDGF、FGF-

2、IGF-1、TNF-α 和 VEGF 促进基质沉积和血管生成。TGF-β 刺激间充质细胞分化肌成纤维细胞直接促进 ECM 合成。TGF-β 和 PDGF 触发成纤维细胞和肌成纤维细胞产生新 ECM。血小板、巨噬细胞、表皮细胞和活化的成纤维细胞分泌 VEGF 和 FGF2 招募内皮细胞进入伤口形成新血管来重建血液供应。

7. 角质形成细胞

表皮修复从伤口的边缘开始，需要角质形成细胞迁移和增殖来覆盖新生的肉芽组织，这个过程称为再上皮化。角质形成细胞在损伤后经历表型变化，而且表皮和基底膜之间的接触丧失，伴随大量蛋白酶的分泌从而使表皮细胞横向移动进入伤口。一旦基底膜和下面的真皮恢复，角质形成细胞就会恢复正常表型。巨噬细胞、肌成纤维细胞和新生血管通过释放生长因子来促进角质形成细胞增殖和重新上皮化。

三、慢性创面愈合的病理生理过程

慢性创面是指创面正常的愈合顺序被破坏，尽管进行了适当的治疗，但愈合过程延长。最常见的慢性创面包括静脉或动脉溃疡、压疮或糖尿病性溃疡等。导致创面发展为慢性的主要因素包括持续存在的炎症阶段、高酶活性、修复细胞增殖障碍、细胞衰老、细菌感染、氧合作用减少和营养缺乏等。虽然伤口愈合级联在急性伤口中协调良好，但慢性伤口无法超越炎症阶段，阻止了细胞增殖和基质沉积，最终导致伤口迁延不愈。在这一过程中炎症细胞的激活参与了创面的异常修复。

1. 中性粒细胞

研究表明，糖尿病溃疡、放射性溃疡、激素治疗和化疗后溃疡愈合的迟缓均与中性粒细胞功能的异常有关。然而实验研究证实去除中性粒细胞，豚鼠的伤口重上皮化率与正常无异，但伤口深部的感染率较高，表明其作用机制之一是抗感染。中性粒细胞活性过高、凋亡失调和 NETs 过量都可能导致伤口的愈合迟缓。

研究发现，慢性创面局部中性粒细胞持续高水平存在，释放有毒化合物加剧了促炎性微环境形成和细胞因子分泌。伤口部位过多的中性粒细胞导致 ROS 过量产生，导致 ECM 和细胞膜受损，引起细胞早衰；ROS 还会激活蛋白酶（MMPs 和丝氨酸蛋白酶）和灭活蛋白酶抑制剂，降解 PDGF 和 TGF-β$_1$ 等关键的生长因子，并导致蛋白水解增加并进一步加剧 ECM 降解；另外，还通过提高中性粒细胞明胶酶相关脂质运载蛋白（neutrophil gelatinase-associated lipocalin, NGAL）的表达，抑制创面的修复过程。

慢性伤口出现中性粒细胞凋亡的异常。慢性皮肤溃疡炎症细胞存在凋亡延迟现象，使之持续处于活化状态，释放炎性介质，导致炎症的持续存在，而诱导炎症细胞凋亡可以降低炎症因子释放，抑制炎症反应。因此促进中性粒细胞凋亡有利于消除慢性创面的炎症反应，促进创面愈合。

最新研究表明糖尿病激活了中性粒细胞发生 NETosis，NETs 过多或持续存在导致创面愈合迟缓。临床研究发现难愈合性糖尿病足患者 NETs 组分明显升高。伤口的高浓度弹性蛋白酶与感染密切相关并随后引起溃疡加重。高浓度的中性粒细胞弹性蛋白酶（neutrophil elastase, NE）降解创面基质导致愈合迟缓，NETs 和组蛋白可直接导致上皮细胞和内皮细胞损伤。DFU 患者血液中 NETs 组分（弹性蛋白酶、组蛋白、NGAL 和蛋白酶 3）明显升高，血液中弹性蛋白酶和蛋白酶 3 与感染有关，血清弹性蛋白酶水平可预测伤口愈合的预后。研究发现，1 型和 2 型糖尿病人和小鼠的中性粒细胞都被激活并产生 NETs，PAD4 水平升高。糖尿病小鼠与正常小鼠相比，其创面瓜氨酸化的 H3 升高（H3Cit，NET 标志之一），并且创面愈合延迟。

2. 巨噬细胞

伤口局部巨噬细胞浸润增多，从促炎到抗炎的表型转化和胞葬功能异常会扰乱正常的伤口愈合过程，从而导致难愈合性伤口。慢性伤口中过多的中性粒细胞和巨噬细胞导致愈合过程的破坏，包括细胞反应的变化，ROS 的过度产生和形成以异常生长因子谱、蛋白水解失衡和炎症状态的延长与增强为特征的难愈合的微环境。

免疫细胞呼吸爆发尤其是 NADPH- 氧化酶（NOX）酶活性增加会引起过量 ROS 生成。ROS 过量会干扰氧化剂 / 抗氧化剂的平衡；这不仅增强了调节促炎细胞因子、趋化因子（IL-1、IL-6 和 TNF-α）和 MMPs 分泌的信号通路，而且还造成成纤维细胞衰老。衰老的成纤维细胞产生高水平的蛋白酶（MMP-2、MMP-3 和 MMP-9）以及较少的蛋白酶抑制剂，进一步促使伤口愈合慢性化。

巨噬细胞的极化在急性伤口愈合中受到高度调节，其中断导致了伤口愈合慢性化。例如使用铁来诱导不完全的巨噬细胞表型转化会损害人和小鼠的创面愈合，这些研究中伤口边缘 80% 的巨噬细胞具有促炎表型，导致了创面持续的炎症存在。糖尿病小鼠模型也表明，当巨噬细胞没有经过适当的表型转换，会导致进展到增殖期必需的生长因子（$TGF-\beta_1$、VEGF 和 IGF-1）的减少，糖尿病溃疡创面中巨噬细胞的浸润延迟可导致精氨酸酶 1 的表达水平下降，延缓了糖尿病溃疡创面的愈合。促炎性巨噬细胞还分泌炎症介质，如 $TNF-\alpha$、IL-17、$IL-1\beta$、ROS 和诱导型—氧化氮合酶（inducible nitric oxide synthase，iNOS），它们高浓度时对伤口微环境有负向作用。过量的 $TNF-\alpha$ 导致 MMP-1 和 MMP-3 的分泌增加，TIMP-1 分泌减少，从而过多 ECM 蛋白被水解直接导致伤口慢性化。

巨噬细胞在吞噬伤口床中的凋亡细胞和其他碎片中也起关键作用。由于中性粒细胞的浸润和凋亡增加，巨噬细胞的胞葬作用对慢性伤口尤为关键。然而在慢性伤口中，巨噬细胞表现出吞噬能力降低，加剧了凋亡细胞的负担。此外，胞葬功能异常导致促炎 / 抗炎细胞因子比例增高，进一步损害糖尿病伤口的愈合。

3. 成纤维细胞

成纤维细胞作为创伤愈合的主要修复细胞，参与了创伤愈合的全过程，它不仅可以分泌细胞外基质，还可以合成和分泌多种细胞因子来调节创伤修复。因此，成纤维细胞在创伤和组织修复中的数量及功能状态是决定和影响创面修复进程和预后的关键因素，而其数量由其增殖和凋亡的平衡状态决定。

在慢性皮肤溃疡中，成纤维细胞肿胀、空泡化和 DNA 片段化，明显表现为增殖减弱、凋亡增加的失衡状态，严重影响溃疡愈合。Darby 等人通过细胞增殖率和凋亡检测，对照研究糖尿病大鼠和正常大鼠全厚皮缺损的创伤模型后，发现正常大鼠创面内细胞增殖率明显高于实验组（糖尿病组）；对照组中细胞凋亡很少，且凋亡多发生在创面愈合晚期瘢痕形成时，而糖尿病组中凋亡细胞较多且出现时间较早，这可能是导致糖尿病大鼠创面愈合延迟的主要原因。付小兵等观察了糖尿病溃疡、创伤性溃疡和癌性溃疡 3 种典型慢性皮肤溃疡组织细胞凋亡现象，发现与正常皮肤仅在真皮层深部有少量凋亡细胞并呈单个散在性分布相比，溃疡创面细胞不仅凋亡发生多、形态典型，而且发生凋亡者主要为与修复密切相关的成纤维细胞。慢性静脉曲张性下肢溃疡成纤维细胞中 $TGF-\beta$ II 型受体的低表达以及对外源性 $TGF-\beta$ 的刺激呈低增殖反应的同时，则伴随着 MAPK 通路中转录激活因子 Smad 2、Smad 3 和 p42/44MAPK 不能被磷酸化，表明慢性溃疡成纤维细胞涉及 MAPK 的下游信号通路出现了异常。慢性伤口间隙连接蛋白 43（connexin 43，Cx43）含量升高，破坏了成纤维细胞迁移，导致伤口闭合延迟和更大的瘢痕。此外，在慢性而非急性伤口中观察到更多的脂肪组织，也限制了成纤维细胞的迁移。

慢性伤口 MMPs 活性增强进行肽片段化是生长因子信号转导和成纤维细胞反应性降低的原因之一。因此，尽管生长因子通常在慢性伤口生成增多，但可用性较低。此外，金属蛋白酶组织抑制剂（tissue inhibitors of metalloproteinases，TIMPs）水平降低也导致创面慢性化。衰老成纤维细胞分泌蛋白质谱和正常成纤维细胞不同，例如促炎细胞因子和Ⅲ型胶原蛋白水平升高，Ⅰ型胶原和纤维连接蛋白水平降低，导致创面不易愈合。

4. 血管内皮细胞

大量实验已证明慢性皮肤溃疡的核心问题之一是局部血运不良，创面愈合血管化延迟及创面血管再生受到抑制，肉芽组织生成减少，创面愈合缓慢。病理特点是创面血管内皮细胞增殖分化水平低，不形成或很少形成肉芽组织。研究表明，小 RNA（microRNA，miRNA）是调控血管再生功能的主开关。miR26-B 是一种在糖尿病 ECS 中高度表达的小 RNA，中和糖尿病伤口中的 miR26-B 会导致伤口闭合和肉芽组织生成增加。miR27-B 可影响伤口床中抗血管生成分子凝血酶敏感蛋白 1（anti-angiogenic molecule thrombospondin 1，TSP1）的水平，而在糖尿病创面局部使用可恢复 miR27-B 对血管生成的调节作用。糖尿病小鼠创面炎症反应持续存在，刺激 HDEMC 可导致 miRNA200b 升高，导致 GATA2（GATA 家族是一类能识别 GATA 基序并与之结合的转录调节因子，其普遍具有锌指结构）和 VEGFR2 下调，管腔形成受到抑制。而下调 miR-200b 的表达，可增强 TNF-α 的表达，从而促进糖尿病伤口皮肤血管生成。

糖尿病患者长期暴露于高血糖环境下，内皮细胞出现功能紊乱，导致完整性丧失，对细胞凋亡、脱落和血液循环的敏感性增加。糖尿病伤口受血管生成不足的影响，血管和毛细血管密度降低。许多研究表明，糖尿病患者创面 VEGF 水平下降，血管生成障碍。另外一些研究证实了糖尿病患者在伤口和血液中存在抗血管生成因子和毛细血管成熟因子，如糖尿病足溃疡患者的外周血含有较高的 PEDF 水平，对创面的修复也是负向调节。在糖尿病伤口中，血管生成素 Ang1 与 Ang2 降低，意味着糖尿病伤口血管系统向成熟表型发展的能力可能受到干扰，Ang1 处理的骨髓移植治疗 STZ 诱导的糖尿病小鼠的伤口可导致内皮祖细胞（endothelial progenitor cells，Epcs）增加。

5. 免疫细胞

我们对适应性免疫系统在慢性伤口中的作用知之甚少，目前已知糖尿病足溃疡患者表皮中朗格汉斯细胞（Langerhans' cells，LCs。早期伤口愈合中的树突状细胞亚型）数量的增加可促进伤口愈合。在人类离体模型中，与非愈合糖尿病足溃疡（diabetic foot ulcer，DFU）相比，可愈合 DFU 已经发现更多数量的朗格汉斯细胞。组织损伤后 LCs 的主要作用之一是激活和募集 T 细胞。有趣的是，慢性伤口中的 T 淋巴细胞也较少，而那些存在的 T 淋巴细胞表现出无反应、功能受损的状态。实际上，即使用佛波酯（phorbol-12-myristate-13-acetate，PMA）和离子霉素刺激后，人类慢性伤口分离的 γδT 和 αβT 细胞也不能分泌 IGF-1 和 IL-2。与急性伤口相比，慢性伤口的 CD4$^+$ T 和 CD8$^+$ T 细胞浸润延长和比例不同，但耗尽 CD4$^+$ 和 CD8$^+$ T 细胞似乎不会影响小鼠伤口愈合率。

伤口愈合是个复杂的过程，多种重要的免疫细胞和免疫分子参与其中，通过对其机制的深入研究可指导临床靶向治疗来促进创面修复。

（赵京霞　梁雅慧　何秀娟　李萍）

第二节　创面修复的现代研究进展

皮肤作为机体屏障的功能，主要由维持皮肤连续性和完整性并在受伤后参与修复皮肤的细胞决定。在正常条件下，表皮的再生在受伤后数小时内开始并且需要多天，直至表皮基底膜修复完整。皮肤修复依赖于多种细胞信号转导及细胞的功能活动，涉及多种调节，包括干细胞、外泌体、炎症细胞（中性粒细胞和巨噬细胞）、修复细胞（成纤维细胞、角质形成细胞和血管内皮细胞）、细胞因子、细胞外基质和基质金属蛋白酶、免疫调控等。

一、干细胞

干细胞作为一种具有自我更新以及多向分化潜能的细胞，在再生医学领域越来越受到重视。干细胞分为胚胎干细胞和成体干细胞。相较于胚胎干细胞，成体干细胞同样具有较强的多向分化潜能，在一定条件下可以分化为骨、软骨、肌肉、脂肪、血管内皮细胞、肝脏、神经及上皮等多种组织细胞，而且容易操作、可避免免疫排斥反应，又不致引起宗教和伦理方面的争端，因而受到了皮肤组织工程研究者的广泛关注。目前对成体干细胞研究较多的有表皮干细胞、间充质干细胞、毛囊干细胞，以及诱导性多潜能干细胞等（图1-1）。

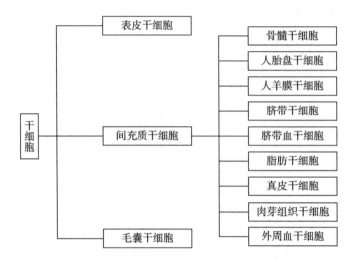

图 1-1　参与创面修复的干细胞

1. 表皮干细胞

表皮干细胞（epidermal stem cellls，ESC）来源于胚胎的外胚层，是各种表皮细胞的祖细胞，在特定微环境下还可被诱导分化成皮肤附属器。表皮干细胞位于表皮基底层，具有慢周期性、自我更新增殖能力及对基底膜黏附的特点。随着年龄的增长，表皮的弹性、厚度、增殖及免疫等在一定程度上受到影响，但表皮干细胞的数目、功能、基因表达和分化反应性等始终保持稳定的水平。肖静等采用溴脱氧尿嘧啶核苷（bromodeoxyuridine，Brd U）标记追踪 ESCs，发现在创面修复过程中，ESCs 能够通过向创缘迁移并增殖，主动地参与创面的修复，是创面上皮化的重要来源。

糖尿病创面难以愈合的原因之一是糖尿病高糖状态通过抑制磷脂酰肌醇 3 激酶（phosphatidyl inositol 3-kinase，PI3K）的磷酸化而使 ClC-2 型氯通道（简称 ClC-2）的表达下降，进而抑制了 ESC 的迁移能力。常飞等发现局部单用神经生长因子或胰岛素治疗糖尿病大鼠深 II 度烫伤创面，可使表皮中 ESCs 增多，提高创面愈合率，而神经生长因子和胰岛素联合组表皮中的 ESCs 的表达较单用组高，创面中皮岛出现早而且数量多，创面愈合率亦明显升高，这为 ESC 在糖尿病创面的应用提供了理论依据。研究发现细胞周期蛋白 D1 过表达诱导分化的表皮细胞，具有表皮干细胞的形态学、表型和功能特征，可以安全地加速实验动物伤口愈合，这提供了一种新方法来产生用于伤口修复和再生的表皮干细胞。

在孕中期胎儿的全层皮肤缺损创面，主要以完全再生的方式进行修复，成人皮肤创面主要以瘢痕方式愈合。主要调控动物发育的同源异形框基因族（paired-related homeobox gene，PRX），尤其是 PRX-2 基因在胎儿皮肤中的表达水平远高于成人，而胎儿或成人皮肤 ESCs 主要分布的区域正是 PRX-2 基因阳性表达的位置。王统民进一步发现 PRX-2 基因过表达的成人 ESCs，PRX-2 蛋白表达上调，ESCs 增殖速度增加，而 PRX-2 基因沉默的胎儿 ESCs，PRX-2 蛋白表达下调，ESCs 增殖速度显著降低。何秀叶等使用过表达 PRX-2 基因的 ESCs 制作的组织工程皮肤修复裸鼠全层皮肤缺损创面，发现胶原生成较多，排列较规则，肉芽组织生长良好，并有部分皮肤附件产生，创面愈合情况较对照组好。代涛等采用自体表皮干细胞膜片修复巨痣切削术后创面缺损 10 例，对照组行自体刃厚皮片移植。实验组创面愈合时间比对照组明显缩短，随访发现在瘢痕增生或挛缩、皮肤色泽及弹性等皮肤功能方面表现良好。

综上，ESCs 对维持表皮的自我更新和增殖潜能、保持皮肤的正常结构起着重要作用，而且 PRX-2 可促进 ESCs 的增殖，为 ESCs 的研究应用提供新的思路。

2. 间充质干细胞

间充质干细胞（mesenchymal stem cells，MSCs）来源于发育早期的中胚层，属于多能干细胞，具有多向分化潜能、造血支持、免疫调控和自我复制等特点，而且取材方便，容易扩增，免疫原性低。

当组织血管化受损时，间充质干细胞通过分泌基质细胞衍生因子 -1（stromal cell-derived factor-1，SDF-1）、VEGF、IGF、EGF、干细胞因子等多种细胞因子刺激内皮祖细胞的动员、扩增以及分化，促进干细胞分裂、血管新生、组织再生及减弱瘢痕形成，而促进创伤愈合。

（1）骨髓间充质干细胞

骨髓间充质干细胞（bone mesenchymal stem cells，BMSCs）最早于 1968 年，由 Friedenstein 等培养全骨髓细胞时发现，其能分化为多种间充质组织。

SDF-1 及其膜受体 CXC 趋化因子受体 4（CXC chemokine receptor，CXCR4）参与多种干细胞的归巢和迁移、细胞增殖和血管生成。SDF-1 是唯一能与

CXCR4 结合并激活的天然趋化因子。在创伤愈合过程中，SDF-1/CXCR4 信号轴诱导 MSCs 迁移到创伤部位，并诱导其分泌 VEGF、促纤维生长因子和 TGF-β 等多种生长因子，形成许多血管网，参与伤口修复。过表达 CXCR4 的 BMSCs 迁移能力增强，可加速伤口愈合，而阻断 CXCR4 会减弱 BMSC 迁移能力。BMSCs 可以提高糖尿病大鼠足溃疡创面 VEGF 水平和小血管数目来加速创面愈合，BMSCs 复合 EGF 还可促进大鼠 β 射线皮肤损伤创面的愈合。

池凯等发现用 BMSCs 和脱细胞真皮基质（acellular dermal matrix，ADM）构建组织工程皮肤对小鼠背部全层皮肤缺损创面具有很好的促愈合作用。王琦等使用 BMSCs 联合微粒皮或自体小皮片移植治疗猪全层皮肤缺损，BMSCs 能促进移植创面的微粒皮、小皮片组织成活，调节 TGF-β$_1$ 和 TGF-β$_3$ 的表达，促进创面愈合。BMSCs 加微粒皮或自体小皮片组 I、III 型胶原的表达高于单用 BMSCs 组，提示单纯骨髓间充质干细胞治疗还不能取代传统的微粒皮和小皮片植皮。

1）MSCs 标记和监测技术：张昕桐等发现超顺磁性氧化铁纳米颗粒标记后的 BMSCs 在磁场作用下，能向创面聚集并促进创面愈合。这种磁性颗粒具有超顺磁性、低毒性、良好生物相容性及在外加磁场下定向移动等特点，还在细胞标记、药物靶向投递、肿瘤治疗等方面都有着广泛应用。研究用表达荧光素酶（fluciferase，Fluc）的 MSCs 静脉注射到烧伤小鼠，结果显示 MSCs 可以促进伤口愈合，而且利用 Fluc 基因的光学成像可以非侵袭性地在动物模型中监测 MSCs 迁移到烧伤部位。Chu J 将绿色荧光蛋白标记的 BMSCs 与正常小鼠 ADM 支架共培养后，移植到糖尿病小鼠的全层皮肤伤口，采用多光子显微镜同时采集 I 型胶原纤维的光学二次谐波图像和荧光化合物的双光子激发荧光图像，以监测和评估伤口愈合。结果发现局部移植 MSCs-ADM 可有效促进糖尿病皮肤创面的愈合，促进血管生成和加快再上皮化。多光子显微镜是一种无创的三维结构成像方法，为研究干细胞的功能监测提供了更为便利的手段。

2）提升 MSCs 修复能力：干细胞移植治疗技术在临床应用过程中仍然存在许多缺陷和不足，其最关键问题是分离培养的干细胞在体外会遭遇多次氧化应激损伤。研究发现用低浓度 H$_2$O$_2$（50 μmol/L）预处理 BMSCs，通过 PI3K/AKT/mTOR 信号通路发挥抗凋亡活性，能显著增强 BMSCs 抗氧化应激损伤能力，以低浓度 H$_2$O$_2$ 预处理干细胞移植治疗创面，能增强其在创面的生存能力，并能显示出更佳的促愈效果。

此外，移植 BMSCs 的存活能力差，分化成所需细胞类型的能力有限，常常阻碍其应用。Shou K 等利用甲壳素纳米纤维（chitin nanofiber，CNF）水凝胶在体外诱导 BMSC 分化，可降低 BMSC 转录因子（Oct4 和 Klf4）的表达，诱导其分化为创伤再生所必需的血管生成细胞和成纤维细胞。在体内，用 BMSC 水凝胶处理的大鼠全层皮肤伤口比局部注射 BMSC 的伤口显示出更好的细胞活性，促进肉芽组织形成加速创伤修复。CNF 水凝胶不仅提高了外源性 BMSC 的存活能力，而且提供一种能够增强 BMSC 再生潜力以促进伤口愈合的功能支架。这可能有助于克服目前在创伤再生领域所面临的干细胞治疗的局限性。

通过药物的预刺激也能提升 BMSCs 的修复能力。Yang Z 等使用姜黄素预处理 BMSCs 移植治疗皮肤创伤，结果显示姜黄素能促进 BMSCs 的增殖，改变纤维连接蛋白和 I、III 型胶原的含量和比例，表皮厚度和胶原沉积更接近正常皮肤，此外姜黄素还能产生大量 SDF-1，促进大量白细胞迁移，调控 Th1 细胞和 M1 巨噬细胞而创造良好的免疫微环境。

鸡胚提取物（chicken embryo extract，CEE）是许多刺激细胞增殖的生长因子的丰富来源，Chehelcheraghi F 等发现 BMSCs 和 CEE 单独或联合应用于随机皮瓣（RSF）大鼠模型，对皮瓣存活率和血管数量都有生物刺激作用；BMSC 治疗产生的肥大细胞对缺血组织模型中的皮瓣存活具有抑制作用。因此在 BMSC 治疗缺血性皮瓣的研究中使用肥大细胞稳定剂和分析肥大细胞颗粒，以找到更有效的给药途径。

3）MSCs 临床应用：邓利娟等在扩血管、抗感染及营养末梢神经等常规治疗基础上，配合自体骨髓干细胞移植治疗糖尿病足患者 26 例，结果移植 4 周后，痊愈 19 例，显效 5 例，有效 2 例，无效 0 例，总有效率为 100%。徐恒等对 88 例糖尿病足溃疡患者进行自体骨髓干细胞移植，治疗组 44 例采用自体骨髓干细胞移植配合高压氧治疗，对照组 44 例采用单纯骨髓干细胞移植治疗，结果患者经高压氧治疗后，跛行距离、患肢疼痛、冷感及踝肱指数、经皮氧分压、踝肱指数都得到显著缓解。两组治疗后表皮生长因子、血小板衍生生长因子、血栓素 B_2、6- 酮前列腺素都有显著改善，但治疗组效果明显优于对照组。这说明自体骨髓干细胞移植对糖尿病足溃疡有很好的临床疗效，配合高压氧能提高治疗效果。

（2）人胎盘来源的间充质干细胞

人胎盘来源间充质干细胞（human placenta derived mesenchymal stem cells，

hp MSCs）来源于胎盘，具有分化可能性多、增殖快、免疫排斥性低、使用时无须配型等优点，为优质的 MSCs 来源。秦丹莹等发现 hpMSCs 具有较强的创伤修复能力，而转染了 SDF-1 的 hpMSCs 因其对 CXCR4 的趋化能力可以更好地聚集于损伤处，加速创面愈合。

（3）人羊膜间充质干细胞

人羊膜是隔离胎儿和母体的一层膜，是产后废弃物，而且无血管、神经、淋巴等。人羊膜间充质干细胞（human amniotic mesenchymal stem cells，hAMSCs）移植到宿主体内后分泌特定的细胞因子，调节并激活机体固有 MSCs 增殖、迁移和分化。移植的 hAMSCs 也归巢到宿主受损部位，定向增殖、分化为病变部位的组织细胞，参与创面的再生修复，预防瘢痕增生，促进皮瓣存活及神经功能重建。Ertl J 等评估三种来源于人类足月胎盘的间充质干细胞（PMSC）对活体小鼠伤口愈合的影响：羊膜源 MSCs（AMSCs）、来自绒毛膜的血管源 MSCs（BV-MSCs）和来自脐带的 MSCs（WJ-MSCs）。三种 PMSC 显著地诱导了伤口更快愈合和更多的血管生成，三者作用相似。来源于人类足月胎盘的间充质干细胞是一种新的更具前景的治疗剂。

（4）人脐带间充质干细胞

Mc Elreavey 等于 1991 年首次从人脐带沃顿胶中分离出人脐带间充质干细胞（human umbilical cord mesenchymal stem cells，hUCMSCs），hUC-MSCs 可以向受损组织归巢，并能促进多种组织损伤的修复，如肺、肾、肝、脊髓等。

Shi S 等将 UC-MSCs 与皮肤微粒联合移植到小鼠全皮层损伤创面，可观察到表皮、皮脂腺、毛囊和汗腺的新生成层，显著提高损伤后皮肤修复的质量。马诗雨等将 UC-MSCs 与自体微粒皮进行混合涂抹于大鼠的背部创面，创面收缩率、新生皮肤较空白对照组好，且愈合速度快，组织中毛细血管及胶原含量明显增多且排列整齐，VEGF 的表达增高。说明脐带间充质干细胞可能是通过促进 VEGF 的表达，加速大鼠自体微粒皮修复烧伤创面的速度。

刘玲英等将 hUCMSCs 移植于严重烧伤大鼠，发现其能迁移归巢到创面，发挥抗炎、抗凋亡、促新生血运以及调控 I、III 型胶原比例的功能，从而促进了严重烧伤创面的快速愈合。说明 hUCMSCs 的修复功能与 VEGF 关系密切，hUCMSCs 通过旁分泌高水平的 VEGF，与内皮细胞上的 VEGFR2 结合，抑制下游的促凋亡蛋白天冬氨酸特异性半胱氨酸蛋白酶 -3（Caspase-3）表达和增加抗凋亡蛋白 Bcl-2 表达，发挥促内皮细胞存活、增殖和抗内皮细胞凋亡的作用。此外，hUCMSCs 移植后会受到机体内环境的影响，使用适宜浓度（100ng/mL）血管紧张素（Angiotensin Ⅱ，Ang-Ⅱ）预处理的 hUCMSCs 可促进其增殖，减少凋亡。

　　Montanucci P 等使用 hUCMSCs 和纤维蛋白制作组织工程皮肤，将其移植至全层创伤的小鼠，创伤愈合后，出现皮肤附属器，并且能够增强伤口愈合而无明显瘢痕组织，这种新方法为糖尿病足溃疡和烧伤的手术治疗提供了希望。

　　（5）人脐带血间充质干细胞

　　脐血是胎儿出生时经结扎脐带，通过脐静脉穿刺或切开引流收集到的脐带内和胎盘靠近胎儿一侧血管内的血液。脐血中含有丰富的干细胞和前体细胞，其主要包含造血干细胞和间质干细胞。脐血干细胞（human umbilical cord blood mesenchymal stem cells，hUCB MSCs）具有很强的增殖、分化及形成集落的能力，受到刺激进入细胞周期的速度及对各种造血刺激因子的反应能力，均高于骨髓和外周血细胞。

　　肝细胞生长因子（hepatocyte growth factor，HGF）可以促进血管生成和抑制细胞凋亡。金丽娟等将携带 HGF 的重组腺病毒（Ad-HGF）转染人脐血干细胞异体移植，可显著提高烧伤创面愈合速度和质量，为烧伤创面修复提供了新策略。干细胞的修复效果还与移植方式有关，史功等发现 UCB-MSCs 异体移植在一定程度上可以促进免疫缺陷 SCID 小鼠深Ⅱ度烫伤创面愈合，局部移植效果优于尾静脉移植。

　　临床方面，成纤维细胞和/或角质形成细胞组成的各种类型的皮肤替代物常用于治疗糖尿病性溃疡，但效果通常不是很显著，而 Jung J 等发现使用 hUCB-MSCs 处理糖尿病伤口显示出比成纤维细胞更高的细胞增殖、胶原合成和糖胺聚糖水平。hUCB-MSCs 的新型商业药物已经开发出来，作为同种异体干细胞的第一细胞治疗产品，并已获得韩国食品药品管理局（FDA）批准用于促进膝关节软骨再生，这也为临床难愈合性创面提供了较好的治疗策略。

　　（6）脂肪间充质干细胞

　　2001 年，Zuk 等首次从人脂肪组织中分离出一种多向分化的干细胞，因其与骨髓间充质干细胞形态相似而称为脂肪组织来源干细胞（adipose-derived stem cells，ADSCs）。

Han 等发现，ADSCs 能改善因静脉缺血再灌注损伤的皮瓣存活率。但 ADSCs 直接移植于创面后，由于没有任何覆盖直接与外界环境接触，细胞容易直接流失，造成细胞的损伤和死亡。而通过壳聚糖膜覆盖创面后能形成柔韧透明的薄膜，起到保护创面防止移植的 ADSCs 流失的作用，从而促进创面愈合。Basu A 等使用钙结合蛋白复合物 S100A8/A9，一种损伤相关的分子模式（damage associated molecular patterns，DAMPs）分子预处理的 ADSC 注射在小鼠全层伤口，能显著促进伤口愈合，这提示当暴露于危险信号分子 S100A8/A9 时，MSCs 促进了有益的适应性反应，细胞的存活能力增强，提示利用 DAMP 预处理干细胞以增强细胞活力的处理方式，值得进一步研究。在给药途径方面，尾静脉注射全身应用和局部注射方法之间，创面微血管密度未发现明显差异，提示通过全身或局部注射的给药方法效果类似，是比外敷更好的给药选择。

此外，联合用药也是增强干细胞修复功能的方法之一。金长鑫等将富含血小板血浆（platelet rich plasma，PRP）凝胶联合 ADSCs 能加速大鼠皮肤全层缺损创面新生血管化及增加胶原蛋白合成，可有效加速创面愈合。下肢溃疡患者局部应用 ADSCs 和 PRP 后，创面愈合时间显著缩短。Minjuan W 等发现将 ADMSCs 移植到人类无细胞羊膜上，再移植至裸鼠皮肤缺损创面，促进了小鼠全层缺损的愈合和皮肤附属物的产生，从而促进皮肤功能的恢复。

（7）真皮间充质干细胞

真皮间充质干细胞（dermis-derived mesenchymal stem cells，DMSCs）是从真皮中分离出的具有多向分化潜能的一类成体干细胞。DMSC 在正常真皮中处于相对静止的状态，创伤后被激活，参与肉芽组织形成，主要通过旁分泌和分化等多方面发挥促愈合作用。

2013 年 Ryan R 发现了人和小鼠胚胎真皮组织中的不同层面至少存在 $DLK1^+/Sca1^-$ 和 $DLK1^-/Sca1^+$ 两种 DMSC。（印记基因 1：delta-like1 homologue，DLK1；干细胞抗原 1：stem cell antigen-1，Sca1）。其中 $DLK1^+/Sca1^-$ 细胞存在于皮肤组织下层，参与皮肤损伤修复，而 $DLK1^-/Sca1^+$ 细胞存在于皮肤组织上层，在毛发生成中起关键作用。王登高发现 $DLK1^+/Sca1^-$ 真皮间充质干细胞在小鼠皮肤线性伤口和环形切除伤口中，都比 $DLK1^-/Sca1^+$ 细胞组伤口愈合快，说明 DMSC 促进伤口愈合的作用是基于 $DLK1^+/Sca1^-$ 细胞产生。

（8）肉芽组织间充质干细胞

创伤特别是严重烧伤，会产生大量的肉芽组织形成皮肤结构缺损的瘢痕，甚至造成肢体功能障碍。Pelizzo G 等从一名 12 个月大的皮肤全层烧伤的接受烧伤治疗 15 天后的男性患者创面分离肉芽组织（granulation tissue，GT），从 GT 中分离、扩增出具有典型 MSC 形态、表型、增殖和分化能力的肉芽组织间充质干细胞（granulation tissue-derived mesenchymal stromal cells，GT-MSC）。其通过释放的可溶性因子表现出抗纤维化特性，这种活性优于 BM-MSC，提示 GT-MSCs 可被认为是改善烧伤创面愈合的良好候选辅助治疗。

（9）外周血间充质干细胞

外周血间充质干细胞（peripheral blood-derived mesenchymal stem cells，PB-MSCs）可改善浅表损伤和深部损伤的创面愈合质量，而且使用安全，不引起炎症反应，取材方便。Martinello 等采用同源异种的 PB-MSCs 处理绵羊全层皮肤缺损创面，发现其具有促进肉芽组织和新生血管形成、增加结构蛋白和皮肤附件的作用。

3. 毛囊干细胞

毛囊在提高皮肤创伤愈合速度、减少皮肤瘢痕形成及提高创面愈合质量中有重要作用，而在这一过程中起主要作用的是毛囊干细胞（hair follicle stem cell，FSC）。FSC 位于毛囊上段的 Bulge 区（位于皮脂腺开口处与立毛肌附着处之间的毛囊外根鞘）。FSC 具有慢增殖特性并具有分化为表皮、皮脂腺和汗腺等全部皮肤内上皮细胞的潜能。所以在皮肤创伤时，FSC 不仅参与毛囊和皮脂腺等皮肤附属器的再生，还参与表皮创面的修复。

自体皮肤移植手术中，头皮作为供皮区可反复取皮十几次，且不易产生瘢痕，提示毛囊与创面修复的密切关系。陈杏晔等发现七厘散含药血清能促进 FSC 的增殖，七厘散君药血竭的主要成分龙血素 A 可能通过激活 Wnt/β-catenin 信号通路，促进细胞向 S 期和 G2 期转变，而促进 FSC 增殖和分化。将 Brd U 标记的 FSC 与成纤维细胞联合皮耐克支架构建的人工真皮构建组织工程皮肤，将其移植入裸鼠全层皮肤缺损创面，在术后各组中 Brd U 标记的 FSC 角蛋白 15（cytokeratin15，CK15）、CK19 和 β_1 整合素表达阳性，随着移植时间的延长，各组标本中 CK14 的表达均逐渐增强，表明植入的 FSC 参与了新生表皮的形成。FSC 参与表皮以及毛囊等皮肤附属器的更新和修复。

近年来，干细胞在创伤相关领域的研究进展受到越来越多的关注。虽然单用干细胞也有一定的效果，但将干细胞与促进细胞增殖的细胞因子等联合使用，或利用基因工程技术，在干细胞中导入目的基因，使其在创面修复的过程中表达目的基因而发挥双重功效，或使用干细胞制作组织工程皮肤等，都大大增强了干细胞的修复能力，丰富了干细胞的运用手段。目前已有使用姜黄素、龙血竭 A 等中药提取物对干细胞预处理，而促进干细胞增殖的相关报道，这也证实了中药在创伤修复领域更深层次的应用。

（刘青武）

二、干细胞外泌体

干细胞在皮肤修复与再生领域取得了很多进展，但其向受伤部位移植的分化率很低。研究表明，干细胞主要通过旁分泌的方式来促进皮肤创伤的修复，但其应用还存在着保存困难、突变致瘤、免疫排斥、伦理问题等限制。因此需要一种同时具有干细胞治疗效果，又能克服干细胞缺点的治疗方法。外泌体（exosome）作为一种由细胞分泌的亚细胞成分，参与细胞之间的交流，能作为干细胞的旁分泌因子来发挥生物学效应。此外，外泌体具有来源广泛、安全性好、易于保存、作用快、效率高、无伦理限制的优点，为进一步实现无细胞疗法（cell-free therapy）修复创面提供了理想的方法。

1. 外泌体简介

外泌体属于细胞外囊泡（extracellular vesicles，EVs）的范畴。细胞外囊泡是细胞旁分泌产生的一种亚细胞成分，实质上是一组纳米级颗粒，包括外泌体、微粒（microparticle，MP）、微囊泡（microvesicle，MV）等。1946 年，Chargaff首次在血浆中发现了一种能加速血栓形成的可沉淀物质，并称为因子。1967 年，Wolf 发现活化血小板能释放一种富含磷脂，且具有促凝血作用的细胞膜来源的微粒，将其命名为血小板尘埃。1983 年，Pan 等在观察绵羊网织红细胞成熟过程中，首次发现红细胞能将代谢终产物通过一些小囊泡释放到细胞外，1987 年Johnstone 等将这类小囊泡正式命名为"外泌体"。

起初学者们普遍认为这些膜微粒是为清除细胞代谢废物、提示细胞死亡的信号分子，或是某些特有器官的细胞器结构。近年来研究发现细胞外囊泡携带有胆固醇、鞘磷脂、磷脂酰丝氨酸、神经节苷脂等脂类物质，并富含多种蛋白质和 RNA 等生物活性物质，在细胞间信号通信中有重要作用，广泛参与细胞存活与凋亡、血管新生、血栓形成、炎症免疫反应及纤维化和自噬等，在维持生理状态及疾病的进程中发挥重要作用。外泌体通过细胞膜表面信号分子的直接作用、膜融合时内容物的胞内调节和生物活性成分的释放调节等方式,在细胞间物质转运及信息传递过程中扮演重要角色,但由于细胞来源和状态不同,其分泌状况也存在差异。

(1) 外泌体结构和组成成分

外泌体存在于各种体液中,包括血液、淋巴液、脑脊液、唾液、尿液和羊水等,目前认为外泌体具备以下特征:①在电镜下呈杯状或双凹圆盘状,直径 30~150nm,其大小与病毒类似;②外泌体囊泡膜结构类似于细胞膜的脂质双分子层,具有一定的疏水性,主要成分有神经酰胺、磷脂酰丝氨酸、鞘磷脂和胆固醇等;③含有多种蛋白成分,是外泌体发挥功能的重要载体,其主要分为两类:一类是大多数细胞所共有的蛋白,与来源细胞类型无关,包括细胞骨架成分、细胞信号分子、介导膜融合相关蛋白、代谢酶、分子伴侣、内吞体分拣转运复合物(endosomal sorting complex required for transport,ESCRT)、四跨膜蛋白超家族(CD82、CD9、CD63、CD81)等黏附蛋白、ALG-2 相互作用蛋白 X(ALG-2interacting protein X,Alix)、肿瘤易感基因 101(tumor susceptibility gene 101,TSG101)、主要组织相容性复合体 I 类分子、热休克蛋白 70(heat shock protein 70,HSP70)和 HSP90 等,以及膜联蛋白、Rab 蛋白、脂筏特征蛋白 flotillin 等介导膜融合相关蛋白,其中膜联蛋白和 flotillin 蛋白有助于外泌体的运输与融合,四跨膜蛋白超家族参与细胞靶向作用,Alix 蛋白和 TSG101 参与了多囊泡体(multivesicular body,MVB)的形成过程等;另一类是直接反映细胞来源的特异性蛋白,例如某些肿瘤细胞源性外泌体中能检测出相关特异性标志物。另外,外泌体所有的蛋白质均可在细胞质及质膜中找到同源蛋白质。④外泌体还可运载多种核酸,核酸是外泌体的主要信息传递物质,包括 DNA、mRNA、microRNA、lncRNA、circRNA 等,参与细胞间的信息交流和调控受体细胞功能。

外泌体蛋白质和核酸等具有分子多样性,使其可向受体细胞提供多种调节方式,从而提升了其对受体细胞的作用能力,如蛋白质在外泌体释放时直接发挥生物效应、miRNA 调节蛋白质的翻译与受体细胞内 mRNA 的种类等。

(2) 外泌体合成及释放

外泌体由胞内体途径合成,内吞囊泡与细胞质膜融合形成初级核内体,继续向内逆向出芽,凹陷吞没部分细胞质,使内部管腔囊泡胞质持续富集,跨膜蛋白及膜周蛋白内陷,形成含有多腔内囊泡的次级核内体,也称作多囊泡体或多泡小体。多囊泡体部分进入溶酶体被降解；剩余部分与母细胞胞膜特定部位融合，之后胞内体中的微小囊泡朝向囊腔的内部形成芽泡，继而母细胞将这种芽泡以外泌的形式释放到细胞外。

外泌体的释放过程涉及 20 多种囊泡分拣蛋白，其中最重要的是 4 种 ESCRT 和液泡蛋白分选因子 4（vacuolar protein soaing 4，VPS4）。外泌体的释放主要依靠 ESCRT、VPS4 与泛素化蛋白在内体上的协同作用，以及四跨膜蛋白超家族和神经酰胺等途径，并受 Rab 家族蛋白（Rab27a 和 Rab27b）调节，此外，鸟苷三磷酸酶激活蛋白［guanosine triphosphatase（GTPase）activating protein，GAP］TBCl 域家族成员 10A-C 与 Rab35 或 Rab 11 结合也参与调控外泌体的分泌。外泌体的产生过程是动态连续的，细胞内外的因素，如膜胆固醇含量变化、胞内钙离子水平改变、氧自由基刺激及紫外线照射等均能引起外泌体分泌量变化。

（3）外泌体的分离提取和鉴定方法

目前最常用的外泌体提取方法是差速离心法，先低速离心去除死亡的细胞和大的细胞碎片，再超速离心去除可溶性蛋白质、蛋白质聚集体及其他杂质。采用密度梯度离心或免疫磁珠分选的方法可以进一步纯化外泌体。为了提高提取外泌体的效率及纯度，越来越多的商品化的提取试剂盒也已经开始大量应用。

外泌体鉴定最重要的是对其粒径以及蛋白标记物的检测。常用透射电镜检查法、扫描电镜检查、纳米颗粒跟踪分析技术等测量外泌体的粒径。而对于蛋白标记物则常用蛋白质印迹法（western blot，WB）、流式细胞术、酶联免疫吸附分析等方法，检测跨膜蛋白分子（CD9，CD63，CD81）、热休克蛋白（Hsp70，Hsp90）和多囊泡胞内体产生相关蛋白（Alix，TSG 101）等。

2. 外泌体生物学功能

研究证实，干细胞外泌体有着类似于干细胞的生物学功能，同时兼具体积小、易穿透生物膜、免疫原性低等优点，其特殊的脂质双分子层膜性结构可保护其内容物的降解，同时抵挡 RNAse 对核酸的破坏，保证其生物学活性。外泌体通过分泌及转运多种生物活性成分，参与了机体的生理病理过程，具有在一定程度上体现来源细胞的生理病理状态、信息传递、清除细胞内成分及药物载体等生物学功能。

研究证实，在不同生理病理状态下，相同组织细胞分泌外泌体的总量及内容物的成分均有明显差异。外泌体通过旁分泌方式作用于靶细胞，与受体细胞表面特异性分子（如 T 淋巴细胞膜蛋白 4）和四跨膜蛋白超家族有关。外泌体通过胞外释放信号分子或直接作为信号复合物，作用于靶细胞表面配体刺激受体细胞，向受体细胞传递信使 RNA、微小 RNA 或转录因子等遗传信息，从而进行翻译水平后的信息转运，参与细胞内的各种理化反应等途径，最终调控受体细胞的细胞表型和功能。但值得注意的是，人类免疫缺陷病毒感染后的 T 淋巴细胞和 EB 病毒感染后的 B 淋巴细胞释放的外泌体内含有病毒编码物质，说明病理状态的细胞源性外泌体也能向正常细胞传递有害的生物信息。此外，外泌体作为胞外囊泡，可将细胞内一些成分转运清除出去，这也可能是人们在最初发现外泌体时，误认为其是细胞的"垃圾桶"的原因。

利用电穿孔或脂质体转染的方式直接把药物转入细胞外囊泡，或者将编码蛋白质的基因转入分泌细胞外囊泡的细胞，可以提升外泌体的功能。如心肌球样细胞（cardiosphere-derived cells，CDCs）来源的携带特定 miRNA 的外泌体，在动物心肌梗死模型中起保护作用。蛋白激酶 B（protein kinase B，PKB）（也称为 Akt）已被证明具有促进血管生成特性，因此当 Akt1 基因转染到 MSCs 中时，来自 Akt 蛋白修饰的 MSCs 的外泌体可促进内皮细胞增殖、迁移和新血管形成。某些 miRNA 在 MSCs 中过表达，导致其在外泌体内的水平增加，从而增强其治疗潜力。例如，过表达 miR-30b 和 miR126 的 MSCs 外泌体，在缺血模型和糖尿病伤口模型中，显示促血管生成的作用。

3. 干细胞源性外泌体在创面修复中的作用及机制

创面修复经历止血期、炎症反应期、细胞增殖期、基质重塑期四个阶段，是一项复杂而有序的生理病理过程，该过程通过细胞因子间的高度协调，细胞间或细胞与基质间的相互作用完成。创面修复障碍时会出现慢性创面，经久难愈；而创面过度修复时，将会形成病理性瘢痕，不仅影响皮肤美观，还对患者造成巨大的心理压力。

干细胞能分化成多种细胞，如骨细胞、脂肪细胞、软骨细胞、上皮细胞等，同时合成分泌多种生物活性物质作用于靶细胞，发挥组织修复再生的功能。外泌体作为干细胞旁分泌作用的载体，通过基因转录、翻译向靶细胞投递蛋白、信使 RNA、微小 RNA 等信号分子，通过调控炎症反应、细胞增殖与迁移及血管再生等多种途径促进创面的修复。

（1）调控炎症反应

炎症阶段是创面修复的起始阶段，炎性细胞和 TNF-α、IL-1β 等炎症因子协同参与炎症反应。适度的炎症具有抗感染、清除死亡细胞及细胞碎片的作用，但过度的炎症不但影响创面愈合，甚至可能导致多器官衰竭。MSCs 外泌体中富含 miRNA，能调控炎症反应，并提升组织耐受性。Li 等研究了 hUMSCs 在糖尿病大鼠烧伤模型中对炎症反应的作用，发现 hUMSCs 外泌体的内源性 miR-181c 能通过抑制 Toll 样受体 4（Toll-like receptor 4，TLR4）信号通路，减弱脂多糖介导的炎症反应、中性粒细胞和巨噬细胞等炎症细胞数量，降低 TNF-α 和 IL-1β 的表达，促进抗炎因子 IL-10 的表达，从而抑制炎症反应。骨髓 MSCs 外泌体包裹的 miR-155 能促进内毒素诱导的炎症反应，而 miR-146a 则抑制炎症反应，两者协同调控炎症基因的表达。

此外，Fas 与 Fas 相关磷酸酶 -1（Fas-associated phosphatase-1，Fap-1）和小窝蛋白 -1（caveolin-1，Cav-1）相结合而成的 Fas/Fap-1/Cav-1 复合体，可激活可溶性 N- 乙基马来酰亚胺敏感因子相关附着蛋白受体（soluble NSF attachment protein receptor，SNAREs）介导的膜融合机制，从而刺激牙龈 MSCs 外泌体的释放。Kou 等发现牙龈 MSCs 外泌体能通过 Fas/Fap-1/Cav-1 级联反应对白细胞介素 -1 受体拮抗剂（IL-1 receptor antagonist，IL-1Ra）进行表达，而抑制炎症反应，促进创面愈合。

（2）促进细胞增殖、迁移与血管生成

增殖阶段发生在损伤后 3~10 天，最主要的特征在于再上皮化、肉芽组织和新血管的形成。由于慢性创面患者创面局部组织血供障碍、缺氧及高糖环境等因素可使皮肤成纤维细胞的增殖、迁移能力受损，肉芽组织和血管生成障碍，造成创面愈合困难。而 MSCs 外泌体能被受体细胞内化并将其内容物转运进入细胞，如蛋白质、RNA 等，实现对受体细胞增殖、迁移的调控。

Zhang 等将 hUMSCs 外泌体应用于烧伤大鼠模型中，发现其可激活 AKT 信号通路，降低前凋亡蛋白 Bax 的表达，抑制由热应激引起的皮肤细胞凋亡。此外，其含有的 wnt4 蛋白，可以促进 β-catenin 核转移，激活 wnt/β-catenin 通路，促进增殖细胞核抗原（proliferating cell nuclear antigen，PCNA）、细胞周期蛋白 D3、N 钙黏素和 I 型胶原表达，抑制 E 钙黏素的表达。体内试验证明，将外泌体局部多点注射注入大鼠烧伤伤口周围，可以以剂量依赖的方式促进皮肤细胞（真皮成纤维细胞、表皮角质细胞）的增殖，加速了伤口愈合，促进了再上皮化。Arsalan 等发现，BMSCs 外泌体可以以浓度剂量依赖的方式促进从糖尿病慢性溃疡创面提取的成纤维细胞的增殖与迁移。BMSCs 外泌体也可以激活在

皮肤创面愈合中起重要作用的通路，例如 AKT、ERK 和 STAT3 等，同时促进 HGF、IGF、神经生长因子（nerve growth factor，NGF）、SDF-1 等各种生长因子的表达。

新血管形成可以提供营养和气体交换来维持新生的组织，对于伤口修复至关重要。血管新生需要血管内皮细胞的增殖，而 VEGF、成纤维细胞生长因子、FGF 以及 ECM 共同参与其中。MSCs 外泌体通过直接作用于内皮细胞，或上调血管生成相关的生长因子、细胞因子和趋化因子的表达水平，间接作用于内皮细胞，从而提升内皮细胞增殖并迁移到伤口区域的能力，有助于促进血管形成，为新生组织提供营养。

CD63$^+$ 的骨髓 MSCs 外泌体具有更强的摄取外源性 Wnt3a 的能力，能将 Wnt3a 转导入成纤维细胞，通过 Wnt/β-catenin 信号通路促进成纤维细胞的增殖与迁移。脂肪 MSCs 外泌体也能通过上调神经钙黏素（N-cadherin）、细胞周期素 -1（cyclin-1）、增殖细胞核抗原（proliferating cell nuclear antigen，PCNA）等增殖相关基因的表达，促进成纤维细胞增殖。脐带 MSCs 外泌体能通过转运 miR-30 家族，如 miR-30b、miR-30c、miR-424、miR-let-7f 等促血管形成的 microRNA，抑制 Notch 信号家族中血管生成抑制剂 Delta 样配体 4（Delta like ligand-4，DLL4），动员内皮细胞进入基质并使血量增加，从而促进血管生成及扩张。脂肪 MSCs 外泌体也能通过转运多种 microRNA（miR-31、miR-125a）与蛋白质进入内皮细胞，促进内皮细胞参与血管生成。miR-31 能促进内皮细胞与内皮祖细胞的增殖、迁移并通过抑制缺氧诱导因子（hypoxia-inducible factor，HIF）诱导血管生成。miR-125a 能抑制血管生成抑制剂 DDL4 的表达，促进内皮顶端细胞的形成从而调节血管形成。脂肪 MSCs 外泌体富含大量具有调节 MSCs 分化能力的 miRNA，如 miR-378、miR-222 等，可能作用于丝氨酸 / 苏氨酸激酶（serine/threonine kinase 17b，STK17B）和甲基胞嘧啶双加氧酶 2(methylcytosine dioxygenase 2，TET2），调节 MSCs 的增殖以及调控 RPTOR 独立伴侣 mTOR 复合物 2（RPTOR independent companion of MTOR complex 2，RICTOR）蛋白。而 RICTOR 是 mTOR 黏蛋白复合物 -2 的衔接蛋白，能调节 MSCs 的分化，在缺氧条件下维持 MSCs 生存及促进形成血管能力，或调节细胞周期蛋白的表达、内皮细胞的功能及促进其增殖与形成血管，修复受损 MSCs 的血管新生能力。

（3）调控细胞外基质重塑、抑制瘢痕形成

细胞外基质重塑和瘢痕形成是创面修复最后阶段，这个阶段通常在创伤后

2~3 周开始，可持续数月。细胞外基质的合成与降解失衡，会导致创面不愈合或瘢痕形成。MSCs 外泌体也参与了 ECM 的调控。

脐带 MSCs 外泌体能促进 Ⅰ 型、Ⅲ 型胶原蛋白及弹性蛋白的合成，表明 MSCs 外泌体能增加 ECM 的形成，促进创面愈合，提示外泌体在创伤愈合的 ECM 重构阶段起关键作用。Bin 等认为，脐带 MSCs 外泌体在高细胞密度情况下，外泌体源的蛋白质 14-3-3 ζ 通过诱导 YAP 磷酸化，激活 Hippo-YAP 从而反向作用 Wnt/β-catenin 信号通路，抑制成纤维细胞的增殖与迁移，以防组织过度增殖。脂肪 MSCs 外泌体还能在伤口愈合的不同阶段调节胶原的合成，具体表现在伤口愈合早期阶段增加 Ⅰ 型和 Ⅲ 型胶原的产量促进创面的愈合，而在晚期可以抑制胶原的合成。Wang 等也发现脂肪 MSCs 外泌体能作用于成纤维细胞，抑制瘢痕形成。以上研究表明，在创面修复过程中，MSCs 外泌体对成纤维细胞的调控功能具有促进伤口愈合与抑制瘢痕形成的双重作用。Hu 等提取人脂肪间充质干细胞的外泌体，并且将其应用于小鼠的皮肤缺损修复。通过将外泌体静脉注射入动物体内，对外泌体进行示踪，发现其可以被招募至皮肤的伤口周围发挥功能，极大地提升伤口愈合的速度。而且通过组织学分析发现外泌体可以在伤口愈合的早期通过促进胶原的合成来提高修复速度，晚期则通过抑制胶原的合成来抑制瘢痕组织的形成。

综上所述，干细胞外泌体作为干细胞旁分泌的重要物质基础，在创面修复的各个阶段均发挥着调控作用，促进了创面的修复。

4. 干细胞外泌体在创面修复中的应用

近年来，大量文献报道了多种干细胞外泌体可促进创面修复，其中以 MSCs 研究最多，并取得了可喜的成果，有望通过标准化、规模化的组织工程开展进一步的临床研究。

（1）脂肪来源干细胞（adipose-derived stem cells, ADSCs）外泌体

ADSCs 外泌体能改善辐射小鼠肠内器官功能及显著提升生存率。Li 评估了 ADSCs 外泌体对高糖诱导的 EPCs 应激介导的衰老的治疗效果。结果发现 ADSCs 外泌体在高葡萄糖环境中能促进 EPCs 的增殖和血管生成，并且检测到过表达的转录因子 E2 相关因子 2（NF-E2-related factor-like 2, Nrf2）。当用过表达 Nrf2 蛋白的 ADSCs 外泌体处理糖尿病大鼠创面时，糖尿病大鼠足部的伤口面积显著减小。在伤口组织中，新生的肉芽组织增加，血管生成、生长因子表达水平升高，炎症水平和氧化应激相关蛋白降低。这表明 ADSCs 外泌体可以促进伤口愈合，Nrf2 过表达的 ADSC 外泌体具有更好的创面修复效果。因此，外泌体的移植可用于糖尿病足部溃疡的临床治疗。ADSCs 外泌体还以剂量依赖性方式刺激人真皮成纤维细胞的增殖和迁移，增加参与皮肤细胞增殖的基因表达。

（2）**脐带间充质干细胞**（umbilical cord mesenchymal stem cells, UMSCs）**外泌体**

Bakhtyar 采用蛋白质组学方法对无细胞人脐带凝胶进行检测，可见大量具有外泌体特征的蛋白质，在小鼠穿孔活检伤口模型中，UMSCs 外泌体增强了体外细胞活力和细胞迁移能力，促进了皮肤伤口愈合。质谱分析表明，脐带外泌体含有大量 α-2 巨球蛋白，这种蛋白可能在伤口愈合中发挥了重要作用。

詹小舒等将犬 UMSCs 外泌体注射于皮肤切口周围，发现在第 3 天时，模型组伤口出现较多黄色浓稠炎症产物，而外泌体组伤口则无明显炎症反应；第 8 天时模型组白细胞及中性粒细胞总数较外泌体组升高幅度大，两组结果都显示出外泌体对炎症反应的抑制作用。但这种抑制作用在后期则不明显，原因可能是实验后期模型组的伤口炎症反应缓解，白细胞数目下降或实验过程中只注射一次外泌体悬液，实验后期外泌体在体内降解，作用减弱。该实验说明犬 UMSCs 外泌体具有一定抑制炎症和促进皮肤创面愈合的作用，但对外泌体的剂量有一定的依赖性。UMSCs 外泌体也能促进表皮 HaCaT 细胞的增殖与迁移，并通过凋亡诱导因子（apoptotic induction factor，AIF）转位入细胞核，下调多聚 ADP 聚合酶 -1（polymer ADP polymerase-1，PARP-1）和聚 ADP 核糖（poly ADP ribose，PAR）的表达，抑制 Caspase 非依赖的线粒体凋亡信号通路，进而抑制 HaCaT 的凋亡，促进皮肤创面的修复。

Shi 等发现一种天然小分子化合物 3,3′- 二吲哚甲烷（dim）可上调人 UMSCs 外泌体的 wnt11 表达，激活 Wnt/β - 连环蛋白信号途径，增强了人 UMSCs 的功能。与未经处理的人 UMSCs 相比，用 50μm 的 dim 预处理的人 UMSCs 对二度烧伤大鼠模型具有更好的修复效果。这为提高人 UMSCs 外泌体的创面修复能力提供了一种新思路。

（3）**脐带血间充质干细胞**（human umbilical cord blood mesenchymalstem cells，UCB-MSCs）**外泌体**

脐带血来源的间充质干细胞可促进皮肤伤口愈合。Kim 研究了人 UCB-MSCs 外泌体在皮肤胶原合成和渗透中的作用。发现人 UCB-MSCs 外泌体含有与皮肤再生相关的多种生长因子，从而促进人类真皮成纤维细胞的迁移和胶原合成。皮肤组织学结果显示外泌体–Green 标记的 UCB-MSCs 外泌体在 3 小时后接近表皮的最外层并且在 18 小时后逐渐接近表皮。在人皮肤上治疗 3 天后发现 I 型胶原蛋白和弹性蛋白的表达增加，说明 UCB-MSCs 外泌体被人体皮肤吸收，促进皮肤中的 I 型胶原蛋白和弹性蛋白合成，显示出 UCB-MSCs 外泌体与治疗剂整合的潜力。

(4) 人羊膜上皮细胞（human amniotic epithelial cells, hAECs）外泌体

赵彬采用人羊膜上皮干细胞来源外泌体使用皮下多点注射方法，治疗 SD 大鼠背部全层皮肤缺损创面，伤后 14 天，外泌体组创面愈合率均显著高于对照组，伤后 21 天，外泌体组创面愈合组织中皮肤附件数量明显多于对照组，且外泌体组创面愈合组织中胶原纤维排列更整齐。说明人羊膜上皮干细胞来源外泌体能促进大鼠全层皮肤缺损创面的愈合。

赵彬进一步探讨了 hAECs 外泌体以及蛋白酶 K（PROse K）或 RNase A 对成纤维细胞和皮肤伤口愈合的影响。结果表明 hAECs 外泌体对外泌体标志物 CD9、CD63 和 CD81 呈阳性，可刺激成纤维细胞迁移和增殖。重要的是，体内伤口愈合测定显示在皮肤伤口局部注射 hAECs 外泌体或 PROse 预处理的 hAECs 外泌体显著加速了伤口愈合。然而，通过用 RNase A 预处理 hAECs 外泌体可消除 hAECs 外泌体的促进作用，揭示了外泌体 miRNA 在伤口愈合中的重要作用。此外，高浓度 hAECs 外泌体处理可通过刺激 MMP-1 的表达部分消除 ECM 的沉积，改善了皮肤伤口愈合。总之，这些发现表明 hAECs 外泌体可促进创面正常愈合，给伤口无瘢痕愈合带来新希望。

(5) 牙龈间充质干细胞（gingival mesenchymal stem cells, GMSCs）和滑膜间充质干细胞（synovial mesenchymal stem cells, SMSCs）外泌体

在糖尿病大鼠模型中，GMSCs 外泌体与多孔的壳聚糖 / 丝素凝胶海绵联合应用能促进创面上皮化、细胞外基质的产生和创面血管的新生。miR-126-3p 过表达的滑膜间充质干细胞外泌体（SMSCs-126-Exos）的外泌体–羟基磷灰石 / 壳聚糖（HAP-CS）复合水凝胶（HAP-CS-SMSCs-126-Exos），至少维持 SMSCs-126-Exos 的控释性质 6 天。释放的 SMSCs-126-Exos 纳米颗粒通过激活 MAPK / ERK 和 PI3K / AKT 促进 HMEC-1 的迁移和毛细血管网形成，促进伤口表面再上皮化，加速血管生成。但是一定条件下外泌体功能也会受损，例如肥

胖会损伤外泌体的促血管生成能力。

5. 间充质干细胞工程化

间充质干细胞在创面修复中已经显示了巨大的修复能力，目前，大量研究报道了基于 MSCs 的创面修复疗法，但是 MSCs 外泌体的产量是其大规模生产的限制因素，因此，非常需要以在不降低 MSCs 外泌体功能的情况下提高其产量，同时提高其功效。

（1）外泌体生物支架

MSCs 通常在二维塑料组织培养皿或瓶上培养，平面培养器限制了细胞生长的表面积以及生物环境中的细胞间与细胞－细胞外基质的相互作用，这不能真正代表干细胞生存的体内条件。

天然 ECM 用于提供细胞附着和生长的三维环境，脱细胞组织的 ECM 保留了细胞外分子成分，干细胞可以通过其表面受体与这些分子结合，促进其功能。天然 ECM 可制备成水凝胶、片或多孔支架的形式，用于 MSCs 培养以产生外泌体。通过比较水凝胶、藻酸盐溶液的多孔支架（来自褐藻）和组织培养塑料器，发现多孔支架条件培养基中骨髓 MSCs 产生的碱性成纤维细胞生长因子、胰岛素样生长因子、肝细胞生长因子和白血病抑制因子的浓度更高，这也提示了一种有助于找到增加 MSCs 外泌体产量的新方法。此外，基质支架还可用作外泌体的递送载体。在糖尿病大鼠模型中，壳聚糖－外泌体伤口敷料加速了伤口部位的再上皮化、血管生成和胶原成熟。

人工合成的生物材料支架也可模拟天然 ECM 结构和功能。人工合成的 ECM 不具有功能分子，但可以通过添加分子来修饰，以提供更多的生物活性。这种修改还将避免天然基质因不同批次或供体变更导致的外泌体的成分差异。已有报道通过聚乳酸和聚己内酯的聚合物制造纳米纤维支架的 ECM，同时提供特异性功能配体改善 MSCs- 外泌体的产生。此外，合成支架的另一个优点是材料的结构模式和组成可控，在壳聚糖支架中加入一氧化氮（NO），与正常人胎盘间充质干细胞相比，所得的释放一氧化氮的壳聚糖支架可使胎盘 MSCs 释放的外泌体中血管内皮生长因子浓度和 miRNA126 表达更高，更能促血管生成，这些外泌体治疗后肢缺血鼠模型时，发现缺血性肌肉组织被广泛保护。但仍然需要进一步研究以发现更明确的分子，使合成支架诱导 MSCs 产生的外泌体具有特定的生物功能。

（2）微载体和中空纤维生物反应器

对于临床使用的大规模需求来说，ECM 表面积有限，需要大量的培养基才能从干细胞条件培养基中获得大量符合临床标准的外泌体，故难以满足临床需要。

微载体（microcarriers）和中空纤维生物反应器（hollow-fibre bioreactor）都具有更大的表面积，是目前在 3D 环境中大规模扩增 MSCs 应用最广的培养器。微载体是微小的珠子，黏附在微载体上的细胞在旋转瓶中生长，旋转瓶中装有磁场推动装置，形成动态环境。使用该方法，可较大地提高细胞产量，并缩短孵育时间。该方法的缺点是细胞的代谢活性更高，消耗了更多的营养物，产生的废物也更多，需要频繁更换培养基和传代。中空纤维生物反应器的纤维是管状的，直径约为 200 μm，纤维被密封在带有输入和输出装置的玻璃圆筒中，细胞通过纤维孔实现细胞营养交换。

微载体和中空纤维生物反应器的使用，提高了干细胞外泌体的产量，为外泌体的临床应用提供了有力的保证。

干细胞外泌体通过携带脂质、蛋白质、DNA、mRNA 及 microRNA 等物质，参与细胞间信号转导、细胞存活与凋亡、血栓形成、炎症反应、纤维化、血管新生、免疫等反应，改变了受体细胞功能，促进了创面的修复，为干细胞通过非细胞途径修复创面的治疗方式开辟了新路径。但由于其传递的效应成分尚未完全清楚，以及获取的产量较少和纯度较低，限制了外泌体在临床中的应用。令人鼓舞的是，通过向可控的人工合成生物支架中添加特异分子，有望获得具有特定生物功能的外泌体，而且利用微载体和中空纤维生物反应器等 3D 细胞培养器大大提高了外泌体的产量，为其临床应用带来了巨大的潜力和优势。但在临床应用前，外泌体修复创面的具体机制、持续生物效应和有效剂量等方面也有待进一步研究和探索。

（刘青武）

三、炎症细胞

创伤后创面局部的炎症反应是创面愈合或组织修复的基础，没有创面局部的炎症反应就不可能有创伤愈合过程的启动和完成。在创面的炎症反应过程中，主要参与的细胞有中性粒细胞、巨噬细胞、淋巴细胞等，它们在炎症形成及免疫调节过程中具有决定性的作用。

1. 中性粒细胞

中性粒细胞是创伤后最早到达创面的炎症细胞，发挥抗感染和清除细胞碎片的作用。中性粒细胞凋亡异常、中性粒细胞胞外诱捕网增多和持续存在会延缓创面修复。

(1) 中性粒细胞凋亡

慢性皮肤溃疡与正常创伤愈合的不同点主要表现为炎症时相的延长、大量炎性细胞的浸润，使得创面愈合不能按时相规律有序进行。研究表明，在慢性下肢静脉溃疡病、糖尿病溃疡、放射性溃疡等的创口表面都存在炎症的持续状态。慢性创面的炎症细胞主要为大量中性粒细胞和少量巨噬细胞。生理条件下，进入组织的中性粒细胞生存周期很短，吞噬杀菌后随即凋亡，凋亡后可被巨噬细胞或组织细胞识别并吞噬，而在慢性皮肤溃疡中，炎症细胞存在凋亡延迟现象，使之持续处于活化状态，释放炎性介质，导致炎症的持续存在，而诱导炎症细胞凋亡可以降低炎症因子释放，抑制炎症反应。Brown 等发现糖尿病小鼠创面存在炎症细胞凋亡减少的现象。因此，促进中性粒细胞凋亡有利于消除慢性创面的炎症反应，促进创面愈合。中性粒细胞的凋亡可分为 Caspase 依赖性途径和非依赖性途径。Caspase 依赖的凋亡，其共同途径由 Caspase 介导，其激活途径有死亡受体途径和线粒体途径。前者由细胞膜上的死亡受体（death receptor，DR）、Fas、DR4、DR5 等介导；后者由 Bcl-2 家族促凋亡因子与抗凋亡因子参与调节。激活的 Caspase 对天冬氨酸的羧基端进行酶切使细胞具有凋亡特征而进入凋亡程序。非 Caspase 依赖性途径由癌基因 Prb、p53、Bcl-2 基因家族和 c-Fos 基因等介导。Prb、p53 控制细胞的 $G_{1/S}$ 期；Bcl-2 蛋白通过直接抗氧化作用，抑制线粒体促凋亡物质释放，抑制 Caspase 家族促凋亡蛋白酶活性和抑制促凋亡蛋白 Bax 活性等途径来调节细胞凋亡；c-Fos 则通过促进细胞色素 C 释放诱导线粒体凋亡。

(2) 中性粒细胞胞外诱捕网

近年来研究发现中性粒细胞胞外诱捕网的增多和持续存在是难愈合性创面迁延不愈的主要原因之一。2004 年，Brikmann 等首先报道了 NETs，NETs 是由中性粒细胞受到刺激活化后释放到胞外的一种网状结构（彩图 1），以 DNA 为骨架，其间镶嵌有组蛋白、髓过氧化物酶（myeloperoxidase，MPO）、中性粒细胞弹性蛋白酶（neutrophil elastase，NE）、组织蛋白酶 G、钙网蛋白、蛋白酶 3 等具有杀菌和增加通透性作用的蛋白。这些蛋白镶嵌在 DNA 骨架上大大增加了其局部浓度。NETs 主要依靠其独特的三维网状结构捕获病原体，并依靠包含的大量抗菌蛋白对病原体进行杀灭，同时 NETs 对病原体的捕捉固定可以增强其他白细胞的吞噬作用。因此，NETs 的形成被认为是固有免疫的重要事件。NETs 的形成过程被命名为 NETosis，伴随着中性粒细胞死亡的 NETosis，被称为自杀性 NETosis。创面修复中 NETosis 主要是自杀性 NETosis，多由 PMA 诱导，当核膜与胞质颗粒膜融合，NE 降解染色质内起连接作用的组蛋白 H1。肽酰基精氨酸脱亚胺酶 4（peptidylarginine deiminase 4，PAD4）催化核心组蛋白 H3 或 H4 的精氨酸进行瓜氨酸化，消除了残基上的正电荷，削弱了组蛋白与 DNS 的结合，从而解开染色质的致密结构，染色质与胞质内颗粒内容物接触形成 DNA 和抗菌蛋白混合物，最终胞膜破裂，混合物排至细胞外形成网格样结构，此时中性粒细胞死亡。

NETosis 的形成需要 Raf-MEK-ERK 通路活化，NADPH 氧化酶依赖的活性氧和 RIPK1-RIPK3-MLKL 信号通路。活性氧（reactive oxygen species，ROS）是弹性蛋白酶从苯胺蓝颗粒进入细胞质所必需的物质，是其移位到细胞核的先决条件。弹性蛋白酶通过降解组蛋白来崩解染色质。使用蛋白激酶 C（protein kinase C，PKC）激活剂（PMA 或 H_2O_2）刺激体外诱导分化成熟的人髓样白血病细胞株 PLB-985 后可生成 NETs，而刺激缺乏 NADPH 氧化酶 2（NADPH oxidase-2，NOX_2）的 X- 连锁慢性肉芽肿髓样白血病细胞株 PLB-985（X-linked chronic granulomatous disease PLB-985，X-CGD PLB-985）后无 NETs 生成，但加入 H_2O_2 可促其生成少量 NETs，由此证实 NETs 的形成依赖于 NOX_2 和 ROS。2010 年，Hakkim 等借助 1200 多种化合物明确了 Raf-MEK-ERK 通路是 NADPH 氧化酶的上游通路，在该通路中二酰甘油（diacylglycerol，DAG）可以激活 PKC，其类似物可以诱导产生 NETs，而其类似物又可以被 PKC 和 c-Raf、MEK 和 ERK 的抑制剂所抑制，抑制了 DAG、PKC 和 Raf-MEK-ERK 后阻碍了活性氧的生成。RIPK1-RIPK3-MLKL 信号通路在 PMA 诱导 NETs 过程中生成 ROS 的下游发挥作用。PMA 刺激人中性粒细胞可形成 NET，而使用 RIPK1 抑制剂（necrostatin-1，Nec-1）和 MLKL 抑制剂（necrosulfonamide，NSA）处理细胞后都未见核膜和质膜破裂，荧光显微镜下观察 Nec-1 处理后的细胞每个视野的 NETs 数量减少，而且释放 DNA 的数量减少。同时，PMA 刺激人中性粒细胞后 RIPK3 表达和 MLKL 磷酸化增加。与野生型小鼠相比，RIPK3 基因敲除小鼠的中性粒细胞经 PMA 刺激后每个视野的 NETs 数量至少减少 50%。

糖尿病激活了中性粒细胞发生 NETosis，NETs 过多或持续存在导致创面愈合迟缓。NETosis 延缓了 DFU 的创面愈合。糖尿病人的中性粒细胞被激活以后释放 NETs，随后发生死亡（suicidal NETosis）。临床研究发现难愈合性 DFU 患者 NETs 组分明显升高。伤口的高浓度 NE 与感染密切相关并随后引起溃疡加重。DFU 患者血液中 NETs 组分（弹性蛋白酶、组蛋白、NGAL 和蛋白酶 3）明显升高，血液中弹性蛋白酶和蛋白酶 3 与感染有关，血清弹性蛋白酶水平可预测伤口愈合迟缓。DFU 患者血液中中性粒细胞发生自发性 NETosis 增多，而诱导性 NETosis 受损。糖尿病小鼠模型也发现创面局部 PAD4 活性升高，组蛋白瓜氨酸化，活体镜检也发现其切除性伤口床发生 NETosis。研究发现，1 型和 2 型糖尿病人和小鼠的中性粒细胞都被激活并产生 NETs，PAD4 水平升高。糖尿病小鼠与正常小鼠相比，其创面瓜氨酸化的 H3 升高（H3Cit），并且创面愈合延迟。因此，糖尿病人的中性粒细胞更易于产生 NET，从而导致创面愈合迟缓。

巨噬细胞可以清除发生 NETosis 的中性粒细胞，呈表型依赖和时间依赖调控 NETosis。NETosis 在体内受到双机制的调控，包括 DNase1 的消化和巨噬细胞的吞噬作用。巨噬细胞可以吞噬发生 NETosis 的中性粒细胞。体外把巨噬细胞和发生 NETosis 的中性粒细胞共培养发现，NETs 降解后巨噬细胞呈表型依赖性应答，相互作用几个小时后，M2 型巨噬细胞转化为 M1 型，M1 型巨噬细胞在 PAD4 的作用下释放 DNA 到细胞外，导致细胞外的 DNA 增多，这些 DNA 在 caspase 激活的脱氧核糖核酸酶（caspase-activated DNase，CAD）的作用下被降解并在 24 小时内被清除。从 NETS 是把双刃剑的角度看，细胞外 DNA 的暂时升高和随后的被清除机制非常合理。

NETs 是把双刃剑，除捕杀病原体外也损伤自身组织和细胞。NETs 和组蛋白可直接导致上皮细胞和内皮细胞损伤。高浓度的 NE 降解创面的基质导致愈合迟缓。这样的毒性环境造成野生型小鼠创面角质细胞增生缓慢。因为正常皮肤不表达 PAD4，所以 PAD4 的异常表达很大程度由于其来源于浸润的中性粒细胞。对于创面修复，使用 NETosis 来防御微生物可能并不非常有效，比如糖尿病创面经常感染的葡萄球菌属，可以降解 NETs 来逃避捕获。

抑制 NETosis 或破坏 NETs 可减轻 NETs 引起的慢性炎症从而促进糖尿病性创面愈合。野生型小鼠切除性皮肤创面产生大量的 NETs，而 PADi4$^{-/-}$ 小鼠却没有产生 NETs。和野生型小鼠相比，PADi4$^{-/-}$ 小鼠创面愈合加快，并不受糖尿病影响。使用 PAD4 抑制剂处理可减少小鼠创面结网的中性粒细胞数量，促进伤口愈合。用 DNase 作用于 NET 后，可导致 NET 结构的解体，其失去抗菌作用。用 DNase1 处理可促进糖尿病和正常血糖小鼠创面愈合。抑制 PAD4 或者通过 DNase1 裂解 NET 可能成为创面愈合新的治疗靶点。

（3）中性粒细胞与前炎症因子 Cyr61（CCN1）

Cyr61（cysteine-rich 61）是一种细胞外基质蛋白，作为结缔组织生长因子（connective issue growth factor，CCN）家族第一个被发现的分子，也称为 CCN1。Cyr61 基因最早从小鼠成纤维细胞中分离出来，因其表达产物富含半胱氨酸残基（10%），所以命名为富含半胱氨酸蛋白 61。Cyr61 为相对分子质量为 42 kDa 的分泌型蛋白，含 38 个保守的半胱氨酸残基，形成 4 个不同的结构域，分别为胰岛素生长因子结合蛋白结构域、VWC 因子结构域、血小板反应 I 型蛋白结构与和 C- 末端结构域。Cyr61 的受体是整合素，能够与细胞表面整合素如 $\alpha_6\beta_1$、$\alpha_v\beta_3$、$\alpha_v\beta_5$、$\alpha_2\beta_3$ 和 $\alpha_2\beta_1$ 等结合，调节细胞的增殖、分化、迁移、黏附、生存与凋亡、血管生成等。中性粒细胞是迁移至病变部位的炎症细胞，也是 IL-17 的重要来源，研究发现 Cyr61 能促进中性粒细胞迁移至类风湿关节炎（rheumatoid arthritis，RA）的病变关节部位，是炎性微环境的重要启动和维持者。

近年来研究发现，Cyr61 可调控创面炎症反应。Cyr61 基因敲除的小鼠创面愈合延迟且持续停留在炎症阶段，中性粒细胞在创面异常过度堆积，同时促炎细胞因子 1L-1β 与 TNF-α 表达也较正常创面增多。研究发现，Cyr61 于创面炎症阶段与整合素 α_v 相结合发挥其功用，研究者使用 Ccn1^{D125A} 小鼠，特异性地阻断 Cyr61 与受体整合素 α_v 的结合，与 Cyr61 基因敲除鼠类似，Ccn1^{D125A} 小鼠创面愈合延迟，肉芽组织形成减弱，炎症细胞异常浸润，伤口中性粒细胞过度聚集。体外实验显示，Cyr61 通过 $\alpha_v\beta_3/\alpha_v\beta_5$ 诱导形成 p130Cas/Crk II 信号复合物，使得 FAK 磷酸化，进一步激活 Rac1 信号通路促进中性粒细胞的胞葬作用，从而降低创面的炎症反应，加速愈合。此外，Cyr61 蛋白在糖尿病溃疡创伤形成后 9 天内的表达均低于正常对照组，而外源性干预重组 Cyr61 蛋白能够使得溃疡面 MPO 活性降至正常对照水平，炎症细胞聚集与中性粒细胞浸润程度均得到改善。

研究 Cyr61 与中性粒细胞之间的关系，可能为慢性难愈合创面的治疗寻找到潜在的作用靶点。

（何秀娟　林燕）

2. 巨噬细胞

在参与创伤修复的众多细胞中，巨噬细胞一直是国内外学者研究的焦点。

巨噬细胞被认为是创伤愈合和组织修复过程的"总指挥"，对整个愈合过程具有不可替代的调控作用，其功能和作用与伤口愈合的关系已经得到肯定，一方面巨噬细胞能调控炎症反应，吞噬并清除凋亡细胞、组织碎片和外源性微生物，清理创面，限制炎症反应强度；另一方面能释放各种生长因子调节肉芽组织的形成。伤口巨噬细胞的浸润、活化及功能受损会严重阻碍伤口的修复。

（1）巨噬细胞的分类

巨噬细胞在创面修复的不同阶段呈现不同的表型和功能，通常分为两种类型，M1型即经典活化的巨噬细胞，M2型即选择性活化的巨噬细胞。M1型巨噬细胞，由LPS或IFN诱导，主要分泌IL-6和TNF-α等促炎因子及活性氧等，参与Th1型免疫应答，又被称为炎性巨噬细胞，多出现在创伤愈合的炎症期。M2型巨噬细胞，受IL-4、IL-13的作用活化，表现为抑制促炎因子的分泌，能较好地清除碎片，产生IL-10等抗炎因子和IGF-1、VEGF、TGF等生长因子的能力，故被称为修复巨噬细胞，多出现在创伤愈合的修复期。根据诱导物的不同，M2型巨噬细胞可以分为3种亚型：M2a（由IL-4/IL-13诱导）、M2b（由免疫复合物、IL-1β、LPS诱导）和M2c（由IL-10、TGF-β、糖皮质激素诱导）。M2a的表面标志物为Arg-1、CD206，分泌IL-10；M2b的表面标志物为CD4、CD80、CD86，分泌TNF-α、IL-6；而M2c的表面标志物为CD206，分泌IL-10、TGF-β。M2型巨噬细胞的不同亚型发挥着不同的功能，M2a和M2c分泌与创面修复有关的生长因子，而M2b则分泌促炎因子。创面愈合研究中所提及的M2型细胞多以M2a、M2c为主，并且其在M2型细胞中占较大比例。

（2）巨噬细胞的功能

巨噬细胞在组织修复过程中发挥着重要作用。其功能主要体现在三个方面：清除细胞碎片和坏死组织；感知病原体入侵，表达高活性蛋白酶，促进炎症反应；分泌多种生长因子，促进组织生长。巨噬细胞在创面修复的炎症期数量增多，分泌促炎因子、蛋白酶和活性氧自由基抵抗病原体对伤口组织的侵袭，然后吞噬凋亡的中性粒细胞促进组织炎症消退。在随后的重建期达到峰值，与角质形成细胞，成纤维细胞和血管内皮细胞相互作用加速伤口愈合过程，并在此后下降。伤口巨噬细胞的浸润、活化及功能受损会严重阻碍伤口的修复。特异性的耗竭组织中的巨噬细胞，可以导致创面愈合过程受损。

（3）巨噬细胞的胞葬

慢性皮肤溃疡是一个以慢性炎症为主要特征的疾病，在慢性下肢静脉溃疡、糖尿病溃疡、放射性溃疡等的创口表面都存在持续的炎症反应和促炎因子水平的升高。巨噬细胞作为炎症主要效应细胞，其功能和状态决定了炎症反应的强度和时间。胞葬作用是指吞噬细胞对凋亡细胞的吞噬及清除功能。胞葬作用通过吞饮凋亡细胞，诱导巨噬细胞表型转化，从而保护组织免受死亡细胞释放的有毒内容物如蛋白酶、活性分子的损伤，并刺激抗炎因子如 IL-10 的释放等，限制炎症反应过程，胞葬功能受损将导致慢性炎症的发生。胞葬是一个高效高通量的生物学过程，组织中凋亡细胞的大量出现往往提示胞葬功能的受损而非凋亡过程的增加。

创面愈合过程中，巨噬细胞的胞葬作用主要体现在对溃疡面凋亡中性粒细胞的吞噬及清除上。炎症早期，大量中性粒细胞进入组织，吞噬杀菌后随即凋亡，伤口凋亡中性粒细胞的清除是创面修复由炎症期到增殖期的一个先决条件。最新研究表明，在人和动物模型的慢性创面中凋亡细胞数量增多，尤其是中性粒细胞，巨噬细胞胞葬功能受损伴随促炎因子水平的升高，创面炎症持续存在使得创面愈合不能按时相规律有序地进行，成为慢性皮肤溃疡难以愈合的重要原因。在老年性难愈合溃疡创面也发现了巨噬细胞吞噬凋亡细胞的功能降低。

巨噬细胞的胞葬作用在生物学进化过程中是高度保守的，识别及清除凋亡细胞主要涉及以下几个步骤：①"Find-me"阶段。早期凋亡细胞释放信号如 ATP/UTP\CX3CL1\lysoPC 等，与巨噬细胞受体 P2Y2\CX3CR\G2A 等结合，诱导巨噬细胞至凋亡细胞附近。②"Eat-me"阶段。凋亡细胞通过"eat-me"信号分子与巨噬细胞的吞噬受体识别并结合，其中凋亡细胞表面外翻的磷脂酰丝氨酸（phosphatidylserine，PtdSer）基团是关键的"eat-me"信号分子。PtdSer 既可以与巨噬细胞表面的 PtdSer 受体如 Bai1、Tim-4、Stabilin-2 直接结合，也可通过一些可溶性的桥接分子将 PtdSer 与巨噬细胞表面的受体 MFG-E8/αvβ3/5、Gas6/MER 间接结合。③胞吞阶段。PtdSer 与巨噬细胞表面受体结合后即启动一系列胞内信号转导系统，包括 GTPase/Rac 激活、细胞骨架的重排及吞噬杯的形成，介导巨噬细胞的胞葬作用。

（4）巨噬细胞的表型转化

研究发现，糖尿病 db/db 小鼠创面巨噬细胞由炎性（M1 型）到修复性（M2型）表型转化的障碍，是其愈合迟缓的原因之一。Sindrilaru 等证明，人和动物创面 M1 型巨噬细胞及促炎因子的大量存在与创面的愈合障碍有关。巨噬细胞表型转化功能降低也成为老年性溃疡难以愈合的重要因素。

巨噬细胞由炎性（M1 型）到修复性（M2 型）表型的过渡被认为是创面愈合程序从炎症转为修复所必需的。创面炎性巨噬细胞（M1 型）持续存在成为慢性炎症的关键介导者。慢性创面中巨噬细胞表型转化功能障碍，其抗炎及促修复功能难以发挥，导致创面修复困难。

（5）胞葬功能与表型转化

巨噬细胞的胞葬功能与表型转化并不是两个独立的生物学过程，二者之间存在着必然的联系。吞噬凋亡细胞可诱导巨噬细胞由炎性（M1 型）到修复性（M2 型）表型的过渡。M2 型巨噬细胞高表达精氨酸酶、清道夫受体（CD36）和甘露糖受体（CD206）。研究证实，巨噬细胞与凋亡细胞的结合足以诱导其表型的改变，胞葬作用可提高巨噬细胞精氨酸酶、鸟氨酸脱羧酶、TGF-β 的表达。而慢性炎症中，持续表达 M1 型的巨噬细胞分泌 TNF-α 又反过来抑制巨噬细胞对凋亡中性粒细胞的吞噬作用，使炎症反应处于一个失控的状态。CD36 与凋亡细胞结合介导胞葬作用，研究发现，在糖尿病溃疡模型中 CD36 表达降低，巨噬细胞对凋亡细胞的吞噬功能减弱，反过来又抑制了巨噬细胞的表型转化。巨噬细胞及其细胞因子一直是国内外学者研究如何提高慢性皮肤溃疡愈合的治疗靶标。虽然大家对巨噬细胞来源的生长因子（PDGF、bFGF 等）调节创伤愈合的作用进行了广泛的研究。但是由于慢性创面各种蛋白酶活性的增高，生长因子在临床上取得的疗效很有限，并且某些生长因子促进创伤愈合的作用还需要巨噬细胞介导，因此在伤口局部激活、提高巨噬细胞促修复功能逐渐替代了分子治疗。局部使用 α–半乳糖苷酶脂质体可快速募集巨噬细胞和激活其吞噬功能，加速伤口的愈合。在动物和细胞模型上，洛伐他汀均可通过提高巨噬细胞的胞葬功能调控炎症，提示其在慢性炎症及胞葬功能障碍疾病中的治疗作用。研究发现，伤口注射间充质干细胞可诱导巨噬细胞向 M2 型转化进而促进皮肤伤口愈合。14S，21R–羟基廿二碳六烯酸（14S，21R–diHDHA）通过诱导糖尿病小鼠溃疡模型创面巨噬细胞分泌 IL–10、VEGF 和 PDGF，提高其促修复功能，达到伤口愈合的目的。

在正常的创面愈合早期，巨噬细胞在局部微环境刺激下，极化为 M1 型，感知病原体入侵，分泌促炎因子，启动创面修复过程，在创面愈合后期，巨噬细胞逐步向 M2 型极化，清除组织碎片，分泌生长因子，促进组织生长。炎症反应是创面修复的必需阶段。在慢性创面中，一些细菌附着并包埋于创面，与细胞外基质形成膜型结构，即细菌生物膜，研究表明，60% 以上的慢性创面可以检测到细菌生物膜的存在，故创面感染是影响伤口愈合的主要原因。而糖尿病等全身性疾病由于神经血管功能障碍、组织缺氧及高糖环境等原因，致使慢性皮肤溃疡患者易发生感染。炎症反应的持续存在，导致巨噬细胞向 M1 型极化增多，分泌促炎因子增多，进而扩大炎症反应，形成恶性循环，创面难以愈合。研究表明，手术伤口模型小鼠，阻断 M2 型分化后，M1 型和中性粒细胞持续存在，伤口愈合的炎症阶段时间明显延长，说明 M1 型向 M2 型的转化是消除创面炎症反应的过程。而糖尿病创面和慢性静脉溃疡患者 M1 型巨噬细胞过度分化，创面持续处于炎症反应阶段，无法过渡到修复阶段。此外，研究发现，糖尿病人和小鼠的伤口 M1 型巨噬细胞分泌 IL-1β，阻断了 M2 型巨噬细胞的激活。创面愈合过程中，新募集的循环单核细胞可以引起 M2 型巨噬细胞的分化增多，而单核细胞趋化功能障碍，则影响正常的修复过程。

伤口巨噬细胞主要来源于血液循环中的单核细胞，在组织损伤后，单核细胞浸润到损伤部位，在不同时间被募集到创面组织中的单核细胞遇到不同的微环境信号，可以分化成不同的巨噬细胞表型。单核细胞前体在 CSF-1 的刺激下，分化为巨噬细胞，CSF-1 与受体的结合，导致 cFMS 的自磷酸化，激活 M2 型细胞增殖的下游通路。对于 M2 的诱导作用的研究表明，PPARγ 激活剂可以促进单核细胞向 M2 型巨噬细胞转化。M2 型巨噬细胞参与伤口愈合的过程时，是由巨噬细胞重新编程或 / 和新募集的单核细胞分化而来的。

创面愈合过程中，单核细胞趋化功能障碍，可导致修复功能障碍。研究表明，基因组敲除 CX3CR1 的小鼠伤口愈合明显延迟，并发现在此种小鼠伤口组织中缺少 M2 样细胞因子（TGF-β_1 和 VEGF）的表达。糖尿病创面小鼠骨髓衍生的巨噬细胞在基因水平表达正常水平的 CCR2，但存在 MCP-1 的趋化轴受损。实验研究表明，AMD3100 可以动员大量的单核细胞，清除伤口的异物碎片，通过巨噬细胞启动修复功能而促进伤口愈合。这些研究从病理及治疗上证明，作为 M2 型巨噬细胞由外周及骨髓动员的重要来源，单核细胞在组织修复中发挥着重要的作用。

循环中的单核细胞进入创面后，受局部环境影响，极化为 M2 型巨噬细胞，已知典型的 M2 激活通路包括 IL-4 或 IL-13 通过 IL-4 受体 α（IL-4α）激活 STAT6 通路和 IL-10 通过受体（IL-10R）激活 STAT3 通路。M2 分化的信号通路受多种信号分子调控。PPAR 是一组由配基活化的转录因子，属于核内受体家族，已经被公认与糖脂代谢及 M2 巨噬细胞成熟有关。PPAR 在 IL-4 诱导的 M2 型巨噬细胞内显著上调，PPAR 基因敲除后 M2 活化的功能性标志 Arg1 合成被抑制 50% 以上。进一步研究发现，Arg1 合成所必需的增强子区域中有一个 PPAR γ/RXR 反应元件，通过和该元件结合，显著促进了 Arg1 合成及 M2 的极化。Kruppel 样因子 4（KLF4）是一个在造血形成过程中的重要转录因子。KLF4 不仅可以抑制 M1 极化，还能促进 M2 巨噬细胞活化，机制是 KLF4 协同 STAT6 促进 M2 基因的表达，同时还抑制 NF-κB，抑制 M1 极化。故 IL-4 诱导的 M2 定向分化是在 STAT6/KLF4/PPAR γ 轴级联作用下发生的。

巨噬细胞的不同表型分泌细胞因子对成纤维细胞的增殖、迁移、胶原的合成和降解等细胞生物学功能有着不同的影响。M1 型巨噬细胞分泌的炎症因子使成纤维细胞的 MMP-2 和 MMP-9 升高，促炎症基因 CCL2、CCL7 和 IL-6 表达上调，引起成纤维细胞促炎表型和 ECM 降解。M2 型巨噬细胞分泌生长因子 TGF-α、TGF-β 和 bFGF 可刺激成纤维细胞向创伤部位迁移，并刺激成纤维细胞增殖及诱导其合成胶原和纤维连接蛋白等 ECM 成分，以形成肉芽组织来促进创面愈合。

基于单核 / 巨噬细胞在伤口愈合中的作用，现代医学利用骨髓动员，调整 M2 型分化尝试治疗组织损伤类疾病。骨髓来源细胞经动员后可促进心脏、肝脏等组织损伤的修复。运用 G-CSF 对心梗小鼠进行骨髓动员，发现新生心肌细胞增多，明显减小梗死面积。骨髓移植小鼠发生心肌梗死后，梗死面积减小，血管生成增加，原因在于骨髓移植后心肌中单核细胞募集增加，M2 型巨噬细胞选择性活化增多，可以更加有效地去除坏死细胞和组织，促进血管生成，运用骨髓动员剂 AMD3100 局部应用于糖尿病创面小鼠，可以增加巨噬细胞活性，并且间接地动员骨髓细胞进入循环，通过刺激 M2 型细胞因子产生，促进伤口愈合。G-CSF 骨髓动员能够促进巨噬细胞募集，引起 M2 型细胞因子 VEGF 分泌增多，促进皮肤损伤修复。鉴于单核细胞与 M2 型巨噬细胞定向分化的关系，并且已经有小样本的临床研究证实了骨髓来源细胞对创面愈合的治疗作用，故促进骨髓来源单核细胞向 M2 型转化可以作为慢性难愈合创面的治疗新途径。

(6) 巨噬细胞的线粒体代谢

巨噬细胞极化的调控机制非常复杂，研究发现巨噬细胞极化与细胞代谢存在着密切联系，而其中线粒体发挥了至关重要的作用。线粒体是细胞内氧化磷酸化和合成三磷腺苷（adenosine triphosphate，ATP）的主要场所，为细胞活动提供能量。然而，随着医学的发展，对线粒体功能的认识已经从单纯的能量供应拓展到免疫调节，其在炎症反应中所起的作用与糖酵解和三羧酸循环的破坏有关。

线粒体电子传递链（electron transport chain，ETC）是线粒体代谢的主要形式，静息状态的巨噬细胞利用这种有效形式进行氧化代谢而生成ATP，巨噬细胞一旦被激活，线粒体氧化磷酸化受到明显的抑制，ATP生成明显减少，从而有利于糖酵解的进行。巨噬细胞中线粒体、活性氧及代谢改变决定了细胞的炎症状态，这些过程都是依靠电子传递链中的电子转移串联进行。LPS的刺激使巨噬细胞的线粒体进行重新编程，由ATP产生到依赖琥珀酸的ROS生成，进而糖酵解成为ATP生成的主要方式，使线粒体维持高膜电位。琥珀酸在细胞内通过两种形式发挥作用：一是通过抑制脯氨酰羟化酶（prolyl hydroxylase，PHD）功能来增强HIF-1α活性，二是作为线粒体琥珀酸脱氢酶（SDH）氧化的产物。糖酵解中产生的ATP促进线粒体膜电位增加，增加的线粒体膜电位和琥珀酸氧化改变HIF-1α活性，促进ROS的形成，促进IL-1β产生，抑制IL-1RA和IL-10的生成。

巨噬细胞在外界环境刺激下，线粒体进行糖酵解则极化为M1型，而线粒体进行氧化磷酸化则极化为M2型，这种线粒体的代谢特征，直接决定了巨噬细胞极化的表型。线粒体代谢功能障碍时，体内巨噬细胞一旦极化为M1型，线粒体功能受到抑制，其向M2型的极化则明显受损。在巨噬细胞向M1型极化过程中，除了糖酵解增加外，三羧酸循环的两个环节受到破坏：第一个环节是异柠檬酸脱氢酶1（isocitrate dehydrogenase 1，IDH1），M1细胞内IDH1的缺乏导致柠檬酸盐蓄积，其转移到细胞质促进了脂肪酸和NO的产生。柠檬酸盐还可以产生亚甲基丁二酸，后者可以抑制琥珀酸脱氢酶（succinate dehydrogenase，SDH）的活性，从而导致琥珀酸盐蓄积而破坏第二个环节的功能，引起ETC复合物减少，ATP的合成下降。ETC由两种电子载体和四种呼吸复合物（C I～Ⅳ）组成，并且这些复合物（除C Ⅱ外）可以组装成超强复合物，从而稳定地增强ETC速率。因此，巨噬细胞的线粒体代谢改变不仅反映了不同表型的特征，更是其正常分化和炎性调控的先决条件。

由于线粒体代谢对巨噬细胞极化的调节作用，调控线粒体代谢已经逐渐应用于各类创伤修复性疾病。巨噬细胞线粒体代谢的改变导致过量的ROS生产，引起氧化应激，从而对伤口愈合产生不利影响，故有研究把通过调控ROS的功能，改善线粒体代谢，作为创面修复的潜在治疗靶点。研究表明，老年小鼠溃疡模型存在线粒体代谢功能障碍，而通过抗氧化剂调控线粒体功能，可以促进其创面愈合。亚甲基丁二酸可以通过抑制 SDH 的活性，调控被 LPS 激活的巨噬细胞线粒体功能，引起促炎因子产生减少，发挥抗炎作用。实验研究表明，辅酶 Q10 作为膜性电子运载体，可运转线粒体复合物Ⅰ、Ⅱ和Ⅲ，可提高角膜上皮细胞线粒体生物能量的活力，提高角膜伤口的愈合率。体外实验也表明，运用一氧化氮合酶抑制剂可恢复线粒体的代谢功能，促进 M1 型巨噬细胞向 M2 型的转化。

（赵京霞 林燕 张金超 何秀娟 李萍）

四、细胞因子

细胞因子可通过内分泌、旁分泌、自分泌或细胞内分泌途径到达其靶细胞，并在结合细胞表面受体后激活靶细胞应答并激活特异性信号通路和非刺激状态的沉默基因。由于靶细胞和受体不同，一种细胞因子可以发挥多种作用。20 世纪 80 年代开展了细胞因子在创伤修复中作用的研究，目前已公认多种细胞因子参与调控创伤修复的全过程，细胞因子在伤口愈合的各个阶段都非常重要，使其成为治疗慢性创面的重要靶点。

1. 生长因子

生长因子可促进多种细胞的分裂增殖，应用于临床上已有 20 余年历史，可促进创面的组织修复及再生，从早期的表皮生长因子到后来的碱性成纤维细胞生长因子（basic fibroblast growth factor，bFGF），临床使用显示出它们对组织损伤具有修复作用。参与伤口愈合的主要有 PDGFs、bFGF、EGF、VEGF、HGF 和 TGF-β 等。

（1）血小板源性生长因子（platelet-derived growth factors，PDGFs）

PDGFs 是 1974 年发现的一种刺激结缔组织的多肽类调节因子，最初从血小板分离，后又证实存在于成纤维细胞、星形角质细胞、角质化细胞、上皮细胞等多种细胞中，并可由许多细胞合成并释放。PDGFs 通过二硫键连接形成二聚体，包括 PDGF-AA、PDGF-BB、PDGF-AB、PDGF-CC 和 PDGF-DD，其通过结合 αα、αβ、ββ 等 3 个跨膜酪氨酸激酶受体发挥作用。PDGFR 是 α 和 β 链的同源二聚体或异源二聚体，α 受体与 A、B 和 C 链结合，β 受体与 B 和 D 链结合。PDGF 和 PDGFR 结合后导致受体二聚化并自身磷酸化。PDGFR 使用酪氨酸磷酸化位点为各种含有 Src 同源结构域 2（Src homology 2，SH2）的蛋白质提供结合位点。这些蛋白质包括信号酶（磷酸酯酶 C-γ（phosphoinositide-specific phospholipase-γ，PLC-γ）、磷脂酰肌醇 3-激酶（phosphatidylinositol kinase 3-kinase，PI3K）、Src 家族成员（Src family kinases，SFKs）、Ras-鸟苷三磷酸酶激活蛋白（Ras-GAPase activating protein，Ras-GAP）和 SH2 功能域蛋白酪氨酸磷酸酶（Src homology domain-protein tyrosine phosphatases，Syp/SH-PTP2），衔接分子 SH2 和生长因子受体结合蛋白 2（growth factor receptor binding protein 2，GRB2）。这些信号分子聚集到特殊的酪氨酸磷酸化位点上，从而激活细胞内细胞核因子-κB（nuclear factor kappa B，NF-κB）、PI3K 和丝裂原活化蛋白激酶（mitogenactivated protein kinase，MAPK）等信号通路，进而影响细胞增殖、分化、迁移和基因表达等。PDGF 及 PDGF 受体的表达方式是旁分泌的作用机制。

PDGF 是首个被批准用于治疗人体溃疡的生长因子，可刺激中性粒细胞和巨噬细胞，是成纤维细胞和平滑肌细胞的促分裂原和趋化剂，刺激血管生成和胶原合成。糖尿病 db/db 小鼠和糖皮质激素治疗小鼠的创面中 PDGF 及受体表达减少，老年鼠的创面愈合不良常伴随 PDGF-A 和 B 亚族及 α 和 β 受体表达延迟。人难愈合创面 PDGF 水平明显降低，表明一定表达水平的 PDGF 对于正常创面修复是必要的，但是 PDGF 产生过多可导致增生性瘢痕。其中 PDGF-D 是一种强力促有丝分裂剂，只与 PDGFR-β 特异性结合，进而激活其下游信号通路或靶基因而发挥生理功能，可以促进血管平滑肌细胞增殖和分裂，促进新血管形成。相反，下调 PDGF-D 将会抑制血管形成。局部应用 PDGF 可促进经久不愈的创面和急性外科伤口的愈合，通过促进成纤维细胞的趋化、增殖和上皮细胞增殖、爬行从而促进创面的缩小和愈合。重组人 PDGF 的局部应用可显著增加糖尿病鼠细胞增殖，促进创面的愈合，明显提高愈合质量。因此，美国 FDA 已批准重组人 PDGF 进入软组织损伤和糖尿病溃疡方面的临床治疗。

最新研究发现，PDGF-AA 是脂肪来源的 ASCs 和 EPCs 增强伤口愈合能力的重要因素。该研究表明 ASCs 移植可以促进伤口愈合，PDGF-AA 敲低的 ASCs 移植组伤口改善程度远低于野生型 ASCs 处理组。在 ASC 中 PDGF-AA 的调节可以通过 PI3K/Akt/eNOS 信号转导途径促进伤口愈合。数据表明 PDGF-AA 可能在 ASC 和 EPC 中起重要作用，可能通过对血管生成的作用来促进伤口愈合。使用 PDGF-AA 进行慢性伤口的临床治疗将是一种潜在的方法。

（2）成纤维细胞生长因子（FGF）

FGF 于 1974 年被分离纯化，目前已发现其家族有 23 个成员，虽然 FGF 家族成员的功能相近，但各自有其独特的功能。FGF 是成纤维细胞、内皮细胞和其他间充质细胞的趋化因子和促有丝分裂分子，是血管生成的刺激物。FGF 分为碱性成纤维细胞生长因子（bFGF）和酸性成纤维细胞生长因子（acidic fibroblast growth factor，aFGF）。

bFGF：是含 155 个氨基酸的促有丝分裂的阳离子多肽，它能与受体结合，从而激活蛋白酶，通过不同的信号通路，参与细胞的增殖、生长及分化，刺激伤口收缩，上皮形成和胶原蛋白、纤连蛋白和蛋白多糖的生成。bFGF 在创面修复中的应用越来越广泛，研究涉及最多：①创面愈合：联合应用重组牛 bFGF 与胰岛素治疗压疮创面有显著疗效；在糖尿病大鼠创面中使用 bFGF 可缩短创面愈合时间。②细胞趋化：bFGF 能加速创面组织细胞的基因转录复制和蛋白质合成，促进纤维母细胞以及上皮细胞有丝分裂、增殖和分化。bFGF 可通过 c-Raf1-MEK-MAPK-c-Myc 信号通路趋化血管内皮细胞和骨髓间充质干细胞。③血管生成：bFGF 主要是通过毛细血管基底膜降解，内皮细胞增生和胶原合成等促血管生成。bFGF 作用于缺血组织中，组织的缺血环境明显改善，新生血管增多；bFGF 参与 VEGF 介导的诱导细胞向血管内皮细胞分化。④细胞迁移：bFGF 作为趋化因子和有丝分裂原促使巨噬细胞、间质细胞、内皮细胞和成纤维细胞等向创伤部位迁移，可能是通过 PI3K-AKT 途径来调控血管再生与细胞迁移；bFGF 调节 MAPK 参与血管内皮细胞的迁移延迟，促进伤口愈合过程中的细胞迁移。⑤促进肉芽生长：bFGF 能促使成纤维细胞往创面趋化、聚集，从而促进创面的肉芽生长和血管形成，加速细胞的分裂增殖，缩短创面愈合时间。

aFGF：1984 年首次从牛脑中分离纯化，生理状态下主要分布于心脏、脑、肾上腺、垂体、神经组织、视网膜、骨等器官或组织中。aFGF 具有促进损伤修复、促血管生成、保护和营养神经元等作用。其结构特点：①受体多，是目前已知唯一能与所有受体蛋白有较强亲和力的 FGF；②更亲和酸性创面环境；③ aFGF 在创面酸性环境下带负电荷，更容易与带正电荷的细胞膜表面受体结合，发挥其温和持久的生物学活性。aFGF 对皮肤黏膜损伤修复的作用尤为显著。aFGF 可促进中胚层及外胚层来源的细胞有丝分裂，促进表皮中上皮细胞的增殖，有助于创面的上皮化；同时通过调控肉芽组织中胶原蛋白、胶原纤维及成纤维细胞等的增殖，促进血管内皮细胞的增殖与分化，aFGF 可以促进新生毛细血管形成，增加创面的血液供应，加速肉芽组织生长，有利于组织修复与表皮再生。aFGF可促进临床上因放疗、化疗所引起的口腔溃疡、皮肤溃疡等医源性损伤创面的愈合。一项多中心组织的随机对照研究证实，rhaFGF不仅具有显著的促进创面愈合的作用，而且在加速溶痂、降低白细胞水平和减少渗出方面，对深Ⅱ度烧伤创面的临床疗效也显著优于bFGF。今后对aFGF的研究应聚焦于探索合理的给药方式及时机。

aFGF与bFGF的异同：目前临床上使用较多的bFGF与aFGF结构相似，二者之间有55%的同源性，都能与四种受体结合发挥作用。不同点在于：bFGF和细胞表面的FGFR1c和FGFR2b亲和力较高，且亲和力高于aFGF；由于创面环境呈酸性，bFGF为碱性物质，会与酸性环境发生反应，影响其分子结构的稳定；无论有无肝素影响，aFGF促创面修复的作用都较bFGF更高效。此外，aFGF与bFGF对间充质干细胞的总体诱导率无差异。

（3）转化生长因子（TGF-β）

TGF-β含有112个氨基酸残基，有6个表型（TGF-β1-6），其中哺乳动物有三个亚型（TGF-β_1、β_2和β_3）。TGF-β可由血小板、巨噬细胞和成纤维细胞等多种细胞分泌，TGF-βR包括TGF-βRⅠ和TGF-βRⅡ。Smad蛋白家族是TGF-βR直接作用底物。TGF-β是伤口愈合中的多功能细胞因子，根据其表达的时间和位置决定其作用是增加或减轻伤口炎症。TGF-β_1可以抑制MMPs蛋白的活性，促进TIMPs蛋白的表达，进而抑制了胶原等细胞外基质（extracellular matrix，ECM）的降解。TGF-β_1还可诱导成纤维细胞的增殖及表型转化。TGF-β_1主要通过TGF-β_1/Smad信号转导通路来调控成纤维细胞向肌成纤维细胞转化。TGF-β_1通过细胞膜上的Ⅰ型和Ⅱ型受体，将细胞外信号转给胞质内效应分子Smad3蛋白，活化后的Smad3再进入细胞核，与靶基因结合后调节这些靶基因转录。Smads经TREs可以介导转录因子AP-1（c-Fos和c-Jun的二聚体）的转录活性，它们的结合位点相互重叠。在TGF-β诱导Smads活化后，Smad3/Smad4可以与JunB、c-Jun、JunD和c-Fos结合；c-Jun和Smad3可以同时与TRE上的重叠顺序结合，c-Fos氨基末端的结构变化可允许Smads/AP-1复合物与一个AP-1位点发生作用，这可能是Smads信号转导途径和MAPK/JNK信号转导径交联的一个重要位点。TGF-β_1和TGF-β_2在诱导成纤维细胞向肌成纤维细胞转化，细胞基质沉积、收缩及瘢痕形成中起重要作用，TGF-β_3则抑制瘢痕形成。M1型巨噬细胞向M2型转化后，细胞分泌的TGF-β_1

显著升高，可促使成纤维细胞向肌成纤维细胞转化，从而提高成纤维细胞的细胞外基质合成和细胞收缩的功能，促进创面愈合。局部使用 $TGF-\beta_1$ 可促进糖尿病小鼠伤口愈合和使巨噬细胞极化恢复正常。在创面修复早期，$TGF-\beta_1$ 高表达可有效趋化多种细胞迁移和增殖，促进生长因子发挥作用；在创面修复后期，$TGF-\beta_3$ 高表达同时 $TGF-\beta_1$ 回落，提高创面愈合质量，减少瘢痕形成。$TGF-\beta_1$ 及其受体的表达异常与糖尿病难愈合创面存在极大的相关性，外源性 $TGF-\beta_1$ 的应用可有效加速创面愈合。研究发现，臭氧联合 $TGF-\beta$ 治疗糖尿病溃疡，同单用臭氧组比较，VEGF 和 PDGF 水平升高，创面面积缩小。

然而应用外源性 $TGF-\beta$ 及受体治疗慢性创面时存在如下问题：① $TGF-\beta$ 信号通路极其复杂，细胞类型及生长因子浓度均会影响其发挥作用；②慢性创面中 $TGF-\beta R$ 表达下调，可影响其对 $TGF-\beta$ 的有效应答；③应用 $TGF-\beta$ 等相关蛋白时需要注意其与瘢痕的相关性；④大量生长因子共同协调作用于创面修复，因此应用的单一因子可能没有理想的疗效。

(4) **表皮细胞生长因子** (epidermal growth factor, EGF)

1962 年 Cohen 首次从成年小鼠颌下腺中分离出 EGF，因其能直接刺激表皮的生长和角化，故将其命名为表皮生长因子。1975 年 Gregory 首次从人尿中分离得到人 EGF。EGF 家族包括：EGF、TGF-α、肝素结合 EGF（heparin binding EGF，HB-EGF）、双调蛋白、乙胞素、外调蛋白、表皮细胞分裂素同系物和神经调节蛋白等，虽然家族成员都含保守的六个半胱氨酸，但它们之间蛋白质序列的相似性不高，大约只有 25%。EGF、TGF-α 和 HB-EGF 在创面修复中发挥积极作用。EGF 是上皮细胞、内皮细胞和成纤维细胞的有效促分裂原，可刺激纤连蛋白合成、血管生成、纤维组织增生和胶原酶活性。创伤后，EGF 的大量表达有助于伤口早期的上皮细胞修复。人表皮细胞生长因子（hEGF）是由 53 个氨基酸组成的小肽，能刺激细胞增殖、分化和迁移，可以促进上皮细胞和成纤维细胞的增殖，调节人体皮肤的新陈代谢，增强皮肤细胞活力，延缓皮肤细胞老化，使之成为保持皮肤最佳生理状态的优化成分。hEGF 受体包括：EGFR/ErBb-1、Her2/c-neu（ErbB-2）、Her 3（ErbB-3）和 Her4（ErbB-4）。EGF、TGF-α、AR、HB-EGF 和 BTC 是 EGFR/ErBb-1 的配体，NDF /HRG 是 ErbB-3 和 ErbB-4 的配体。hEGF 与 EGFR 结合后，引起受体二聚化，激活激酶，引起自身酪氨酸磷酸化，从而激活下游信号通路。目前 hEGF 已被广泛应用于医药和化妆品中。hEGF 临床上应用广泛，例如在促进外科手术后伤口的愈合、烧伤创面的愈合、胃肠道溃疡和糖尿病引起的体表溃疡治疗中具有重要作用。20世纪80年代末，EGF被首次用于皮肤养护，随后广泛用于护肤化妆品。

(5) 血管内皮生长因子 (vascular endothelial growth factor, VEGF)

VEGF家族包括VEGF-A、VEGF-B、VEGF-C、VEGF-D、VEGF-E及胎盘生长因子 (PLGF)。VEGF是血管新生的重要调节因素，可刺激血管内皮细胞分裂增殖从而增加微血管新生，又可提高血管通透性从而促进创面愈合。VEGF主要由角质细胞和巨噬细胞分泌，通过与内皮细胞表面的特异性膜受体结合，激活受体内的酪氨酸激酶，引起一系列的信号转导，导致内皮细胞增生。目前发现其受体有5种类型，其中血管内皮生长因子受体VEGFR-1，又称为Flt-1和VEGFR-2，也称激酶插入结构域受体/胎肝激酶-1 (kinase insert domain-containing receptor/fetal liver kinase-1，KDR/FIk-1)，主要表达在血管内皮细胞。VEGFR-2是血管系统形成最早的标志。在皮肤创伤愈合过程中，尤其在肉芽组织形成期，VEGF/VEGFR-2所介导的信号通路可以调控血管内皮细胞增生、迁移、存活和通透性，从而促进血管新生。正常组织中VEGFR一般呈低表达，但创伤过程中VEGFR表达可上调。VEGF的表达水平与烧伤创面的血管生成密切相关。补充VEGF可提高糖尿病足的治疗效果。但也有报道提出，糖尿病足患者VEGF的表达水平高于健康人群，抑制VEGF的表达有利于糖尿病足创面的愈合。因此，VEGF对创面的作用还需要深入研究。皮肤创面愈合过程中除了形成新血管，也产生淋巴管。淋巴管的形成由VEGFR-3及其配基VEGF-C和VEGF-D调控。人慢性创面中淋巴管相对缺乏也可能是创面愈合迟缓的原因之一。

(6) 肝细胞生长因子 (HGF)

作为肝细胞的促有丝分裂素而被命名，主要由间充质起源的细胞产生，刺激角质细胞迁移和增殖、调节血管生成、基质沉积和降解、促进伤口再上皮化、减少瘢痕形成。HGF过度表达可增强肉芽组织形成和创面血管新生。

2. 趋化因子

趋化因子是小肝素结合蛋白，通过与特异性膜结合受体的相互作用诱导循环炎性细胞移动到损伤部位。趋化因子分为CC、CXC、CX3C和XC系列，取决于4个保守半胱氨酸残基的数量和间距。其中CXC是伤口愈合的关键参与者，该亚家族可以分为含有与前两个半胱氨酸相邻的Glu-Leu-Arg (ELR) 基序的亚家族和不含该结构域的亚家族。ELR 促炎性趋化因子在化学吸引白细胞中起重要作用。例如，CXCL8（IL-8）和角朊细胞衍生的趋化因子（CXCL1）在受伤后数小时内产生并且是中性粒细胞的强化学吸引物。CXCL8 通过共同选择 VEGFR2 刺激内皮细胞通透性，从而促进中性粒细胞外渗，然后 CXCL8 与白细胞上的受体 CXCR1/CXCR2 结合，促进白细胞对伤口的化学吸收，清除感染和细胞碎片。CXCL8 水平在难愈合性伤口中随着时间逐渐降低，而在可愈合性伤口中明显升高，提示 IL-8 升高伴随着伤口的修复。CXC 趋化因子在炎症消散过程中起着决定性作用。慢性伤口的角朊细胞和内皮细胞上调致炎因子和趋化因子的能力也受损，CXCL-1 功能受损可能导致伤口延期愈合。在慢性下肢静脉溃疡难愈合性伤口渗出液中巨噬细胞炎症蛋白 MIP-1α（CCL-3）水平逐渐降低，而在可愈合性伤口却一直维持较高的水平；而 MIP-1δ（CCL-15）结果与之截然相反。趋化因子在肉芽组织形成、早期血管生成和成纤维细胞分化为肌成纤维细胞中也起作用。研究发现，病人慢性伤口成纤维细胞（CWF）和正常皮肤成纤维细胞（NF）相比，五种 CXCL 趋化因子（CXCL-1、CXCL-2、CXCL-3、CXCL-5 和 CXCL-6）基因表达降低。CWF 组成型表达 CXCL-12 也同样降低。

SDF-1 是一种炎性趋化因子，系统命名为 CXCL12（CXC chemokine ligand 12，CXCL12）。SDF-1 是唯一能与 CXC 趋化因子受体（CXC chemokine receptor，CXCR）4 结合并激活的天然趋化因子，SDF-1 与 CXCR4 特异性结合，称为 SDF-1/CXCR4 轴。在创伤愈合过程中，SDF-1/CXCR4 轴在 MSCs 向损伤部位迁移中具有重要作用，因为当 SDF-1 信号受损时，迁移活动将无法进行。在 SDF-1 的作用下，MSCs 表达 30 多种差异基因，其中 11 种都参与了细胞运动。同时，SDF-1/CXCR4 信号轴诱导 MSCs 迁移到创伤部位，并诱导其分泌 VEGF、促纤维生长因子和 TGF-β 等多种生长因子，形成许多血管网，参与伤口的修复，而阻断 CXCR4 后这种作用减弱。在组织修复过程中，SDF-1 主要由 MSCs 和损伤组织分泌，其受体广泛表达于内皮细胞、巨噬细胞、干细胞及损伤组织等。MSCs 来源的 SDF-1 具有抗细胞凋亡、促进干细胞分化、诱导迁移、募集内皮细胞和巨噬细胞的作用，并且 MSCs 来源的 SDF-1 通过自分泌的方式可显著提高创面局部 MSCs 的存活和分泌功能。而损伤部位来源的 SDF-1 可募集和加速 MSCs 向损伤部位迁移，进一步放大 MSCs 的旁分泌效应。磷酸肌醇 3-激酶（phosphoinositide 3-kinase，PI3K）/Akt 可以激活 SDF-1，从而使 MSCs 迁移增多并分泌细胞因子。在伤口修复过程中，PI3K/Akt 信号通路活化使更多的 MSCs 归巢并发挥促修复功能，而 PI3K 抑制剂渥曼青霉素和 LY294002 可以抑制此效应。CXCR4 基因修饰过 MSCs 后，磷酸化 Akt 和磷酸丝裂原活化蛋白激酶（mitogen-activated protein kinase，MAPK）水平达到最大，经 CXCR4 特异性拮抗剂 AMD3100 阻断后，激酶降到基础水平，然而，阻断 PI3K 和 MARK 后，CXCR4-MSCs 的迁移及分泌功能减弱。因此，SDF-1/CXCR4 轴诱导 MSCs 迁移及分泌主要通过 PI3K/Akt 和 MAPK/ ERK 两种转导途径。

使用纳米 SDF-1 脂质体处理糖尿病小鼠伤口可促进真皮细胞增殖和增加肉芽组织形成从而加速伤口愈合。脂质体可保护 SDF-1 不被蛋白酶和丝氨酸外肽酶降解。然而伤口床的硫酸肝素可引起 SDF-1 脂质体发生二聚化，从而降低其生物利用度。今后更有效的药物递送方法可能会提高 SDF-1 治疗的有效性。

3. 粒细胞 – 巨噬细胞集落刺激因子

粒细胞 – 巨噬细胞集落刺激因子（granulocyte-macrophage colony stimulating factor，GM-CSF）可促进角质细胞分裂和刺激内皮细胞迁移、增殖；可促进造血干细胞向粒细胞和巨噬细胞分化，在伤口愈合中起关键作用。过表达 GM-CSF 转基因小鼠创面上皮再生加速。GM-CSF 通过促进再上皮化，募集白细胞、促进血管生成和上调促炎介质如 IL-6 和巨噬细胞趋化蛋白 -1（macrophage chemoattractant protein-1，MCP-1），从而加速糖尿病小鼠的伤口愈合。这项研究与促炎介质长时间存在可加重慢性伤口的观点相矛盾。然而许多其他研究支持 GM-CSF 治疗慢性伤口的有效性。其临床转化仍然没有实现，因为大部分研究使用皮内或皮下注射将 GM-CSF 运送至伤口部位引起了注射性疼痛、毒性、副作用和分布不均匀。在临床试验中，使用海藻酸盐递送 GM-CSF 可加速伤口愈合和缓解疼痛。总之，GM-CSF 是治疗慢性伤口的有效细胞因子，但是其临床应用仍然需要更有效的递药系统。

4. 炎性因子

参与伤口愈合的炎症调控因子主要有 TNF-α、IL-1、IL-6 和 IL-10 等。

TNF-α：在组织损伤后由嗜中性粒细胞释放，引发早期炎症。嗜中性粒细胞从血小板衍生微粒中获得功能性血小板膜糖蛋白 Hb/ Ⅲa（GP Ⅱb/ Ⅲa）受体。这些不在嗜中性粒细胞上内源表达的受体被掺入细胞膜中，同 GM-CSF 的受体复合物合作导致 TNF-α 生成增多，激活中性粒细胞诱导的炎症。通过 TNF-Rp55（TNF-α 受体）敲除小鼠证实 TNF-α 信号缺失有利于伤口闭合，尽管数据显示迁移到伤口的白细胞显著减少，但血管和胶原生成、再上皮化和伤口闭合都增加，可能是由于生长因子生成增多引起。TNF-α 是导致慢性伤口状态的促炎因子，也是成纤维细胞的有丝分裂原。在小鼠切口部位中和 TNF-α 可减少炎症细胞浸润和抑制促炎巨噬细胞活化，从而加速慢性伤口愈合。长期高血糖可能导致大量晚期糖基化终末产物（advanced glycation end products，AGEs）的产生。创伤晚期 AGEs 的积累诱导巨噬细胞生成过量的 TNF-α，损害上皮形成并导致难愈合性伤口。Dong 等发现激活 α_7 烟碱型乙酰胆碱受体（α_7 nicotinic acetylcholine receptor，α_7 nAChR）可以通过抑制 AGE 诱导的 TNF-α 产生来促进糖尿病伤口愈合，这可能与阻断巨噬细胞的 NF-κB 活化密切相关。

IL-1：在伤后 12~24 小时达到高峰，在增殖期结束后恢复到基础水平。慢性下肢静脉溃疡病人动态研究发现，难愈合性伤口 IL-1β 一直维持较高的水平，IL-1α 的水平要高于同期的可愈合性伤口，而可愈合性伤口 IL-1α/β 显著降低。IL-1β 参与形成促炎的正反馈环从而维持伤口巨噬细胞促炎表型，导致糖尿病患者的慢性伤口愈合迟缓。皮肤伤口愈合期间巨噬细胞表型的转化与 PPARγ 及其下游靶标的上调以及线粒体含量增加有关。Miraz 等报道糖尿病小鼠和人类伤口中 IL-1β 的持续表达削弱了 PPARγ 活性的上调。Mirza 等研究显示，使用抗体抑制 IL-1β 可显著促进糖尿病小鼠伤口愈合，可下调促炎的巨噬细胞和上调促愈合的巨噬细胞。使用 IL-1β 受体拮抗剂（IL-1Ra）是另一种阻断 IL-1 信号通路的方法，IL-1β 和 IL-1Ra 与 IL-1R 之间的相互作用对于上皮伤口愈合至关重要，并且在可愈合伤口分泌物中 IL-1Ra∶IL-1 比值比其在慢性伤口中高（480∶1 和 7∶1）。使用 IL-1Ra 阻断 IL-1 可加速糖尿病小鼠角膜的创面愈合。最新研究发现，MSCs 产生和分泌 IL-1RA，以通过 Fas / Fas 相关的磷酸酶 -1（Fap-1）/caveolin-1（Cav-1）级联维持牙龈中的快速伤口愈合。TNF-α 作为激活剂通过核因子 κB 途径上调 Fas 和 Fap-1 表达以促进 IL-1Ra 释放。

IL-6：通过 IL-6 敲除小鼠证实其通过 Jak 信号转导和 Stat 通路由角质形成细胞产生。IL-6 敲除小鼠创面的炎症受到抑制而且愈合减慢。在损伤时使用重组 IL-6 可促进炎症来加速伤口愈合。STAT3 缺陷小鼠呈现与 IL-6 敲除小鼠相同的伤口表型。

IL-10：一种抗炎因子，以往认为其阻碍伤口愈合，在限制和终结炎症反应中起主要作用，还调节多种免疫细胞及角质细胞、内皮细胞的生长和分化。由于肌成纤维细胞分化增加，IL-10 缺陷小鼠的伤口愈合加速。近年来发现 IL-10 可促进巨噬细胞极化，因此重组 IL-10 已经被制成纳米凝胶治疗慢性伤口，但临床试验结果并不乐观。

其他细胞因子也显示出治疗慢性创面的前景。令人惊讶的是 IL-22，一种促炎细胞因子，通过诱导角质形成细胞增殖和信号转导及激活 STAT3 有助于治疗糖尿病小鼠慢性创面。此外，抗炎的细胞因子广泛用于巨噬细胞极化。巨噬细胞活化脂肽（macrophage-activating lipopeptide，MALP-2）本身不是细胞因子，但其促进巨噬细胞浸润并直接向抗炎表型极化从而加速糖尿病小鼠伤口愈合。MALP-2 在体内刺激巨噬细胞合成炎症蛋白 -1α（MIP-1α）、MIP-2 和 MCP-1。使用 MALP-2 治疗 12 名糖尿病患者伤口的 I 期临床试验结果也很有前景。

细胞因子信号转导抑制因子（suppressors of cytokine signaling，SOCS）家族的成员涉及一系列细胞过程的调节。SOCS-3 的过表达导致人角质形成细胞（HaCaT）的增殖率显著降低，并且还增强了人内皮细胞（human endothelial cell，HEC）的血管形成能力。SOCS-4 敲低显著降低 HaCaT 迁移和 HEC 细胞血管形成。抑制 SOCS-4 影响 HaCaT 和 HEC 细胞对 EGF 和 TGF-β 的反应性，并导致 HaCaT 细胞中磷酸化蛋白表达的失调。SOCS-3 和 SOCS-4 似乎在与伤口愈合过程相关的许多角质形成细胞和内皮细胞性状中起调节作用，并且还能够调节这些细胞对 EGF 和 TGF-β 的反应性。这意味着在伤口愈合过程中具有潜在的调节作用，因此突出了它们作为新疗法的潜力。

正常创面修复过程中，大量细胞因子协调有序地相互作用，共同协调损伤修复过程，故单一应用细胞因子可能不是最佳选择。因为促炎细胞因子持续存在可能会阻碍愈合，而促炎和抗炎细胞因子是急性伤口愈合所必需的，因此促炎和抗炎细胞因子的序贯给药可能是促进慢性创面愈合的有效策略。目前已有研究对这一概念进行探索并取得一些成功。例如要促进骨修复，把依次释放 IFN-γ 和 IL-4 的脱细胞骨植入老鼠受伤部位，可促进巨噬细胞从促炎向抗炎表型极化来促进伤口愈合。目前还没有基于细胞因子的慢性创面疗法进入临床试验，临床应用细胞因子还需要更有效的递药方法。

（何秀娟）

五、细胞外基质和基质金属蛋白酶

1. 细胞外基质

细胞外基质（extracellular matrix，ECM）是由细胞合成并分泌到细胞外，分布在细胞表面或细胞之间的大分子物质，支持并连接组织结构，调节组织的生长和细胞的生理活动，在机体发育、组织动态平衡和创面修复中起着重要作用。

（1）细胞外基质的结构和作用

ECM 是由纤维形成结构分子、非纤维形成结构分子和基质 - 细胞蛋白所构成的复杂三维网状结构，构成支持细胞的框架，负责组织的构建，而且能通过其信号转导功能对细胞的形态、生长、分裂、分化和凋亡起到调控作用（图1-2）。皮肤中最常见的纤维形成结构分子主要有胶原蛋白、纤维蛋白、弹性蛋白、纤维连接蛋白和玻璃粘连蛋白，其决定组织的硬度和弹性，此外还包括层粘连蛋白和整合素，也是与细胞黏附和迁移相关的重要结构蛋白。非纤维形成结构分子主要是蛋白聚糖和糖胺聚糖，包括透明质酸、硫酸软骨素、硫酸皮肤素、硫酸乙酰肝素、肝素、核心蛋白聚糖、多功能蛋白聚糖、光蛋白聚糖、皮连蛋白、双糖链蛋白多糖和聚集蛋白聚糖，占据了大部分的组织空间，在组织中起分散和缓冲压力作用。基质－细胞蛋白主要为骨桥蛋白、骨连接素、结缔组织生长因子、细胞黏合素、扣针蛋白，其不参与 ECM 的机械结构，而是作为细胞旁分泌的信号分子发挥作用。

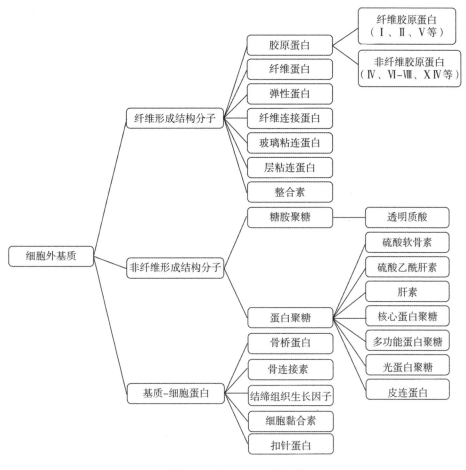

图 1-2 皮肤 ECM 的组成

1）纤维形成结构分子

①胶原蛋白（collagen）：是皮肤细胞外基质的主要成分，占人体皮肤无脂干重的77%，被认为是体内最丰富的蛋白质。大多数胶原蛋白形成超分子组装的矩阵，也以可溶形式存在。目前胶原蛋白家族已鉴定出28种，具有机械张力作用，形成组织愈合伤口的结构支架，促进细胞黏附、趋化和迁移，有助于组织修复。皮肤中常见的胶原纤维主要为Ⅰ型、Ⅲ型和Ⅴ型，其中Ⅰ型胶原蛋白含量最丰富，但一些不常见的胶原蛋白如Ⅳ、Ⅶ、ⅩⅦ型等也是与皮肤病生理相关的重要组成成分。

胶原蛋白可分为纤维胶原蛋白和非纤维胶原蛋白。纤维胶原蛋白主要为Ⅰ型、Ⅲ型和Ⅴ型，与皮肤和韧带抗拉伸有关。特定胶原类型的比例改变会影响成纤维细胞的功能。

Ⅰ型胶原蛋白：分子长约300nm，直径约1.5nm，呈棒状，由三条肽链形成独特稳定的三股超螺旋结构。其主要分布在真皮、筋膜、肌腱和纤维软骨等组织中，构成致密并有横纹的粗纤维，且具有很强的抗拉力作用。MorrisJ.L等发现Ⅰ型胶原蛋白最初是由基底表皮细胞沉积在随机排列的细小丝状物中，在胚胎发育的第四天，排列成一个交叉的上皮网状结构。在皮肤受损后，皮下胶原蛋白在受损区重新合成，最初是随机排的一束，随后与受损的胶原蛋白结合，重新排列沉积。

Ⅲ型胶原纤维：主要形成网状纤维，分布在血管、肌肉、皮肤、内脏等部位，维持组织结构。KnasM发现胰岛素和二甲双胍治疗糖尿病，可增加Ⅲ型胶原蛋白合成，从而改善糖尿病患者的皮肤质量。

Ⅴ型胶原蛋白：其结构主要由2条 α_1 链和1条 α_2 链或三条 α_1 链组成，富含羟赖氨酸，主要分布在皮肤、胚胎绒毛膜、羊膜、肌肉、腱鞘等部位。Martin P认为Ⅴ型胶原蛋白的异常表达使皮肤增厚，导致系统性硬化病的发生。DeNigris J发现突变的Ⅴ型胶原蛋白与埃勒斯 – 当洛斯综合征（Ehlers–Danlos syndrome，EDS，又称为皮肤弹性过度综合征）有关，导致伤口愈合率下降。

非纤维胶原蛋白包括Ⅳ、Ⅵ ~ Ⅷ和ⅩⅦ型胶原蛋白，不形成经典的胶原纤维，而是形成网状结构，连接细胞和基底膜，其任何一种发生病变，均会影响创面愈合。Ⅳ型胶原蛋白细小且呈线性分布在组织内部，是连接表皮和真皮的主要蛋白。MuhlS研究发现Ⅳ型胶原蛋白的缺失可能是皮肤出现水疱的原因之一，Theocharidis G认为其可使皮肤变薄。Ⅶ由角质形成细胞和成纤维细胞共同产生、分泌，可参与表皮细胞动力学，缺乏可以导致表皮细胞癌变。GuerraL 研究发现，Ⅶ型胶原蛋白的缺乏，导致 ECM 微环境的改变，是鳞状细胞癌发生的基础。ⅩⅦ型胶原蛋白（COL17）是一种位于表皮基底膜区的跨膜蛋白，缺乏可导致毛发过早老化和形成结缔组织大疱型表皮松解征。WatanabeM 研究发现，COL17 以不同的方式调控新生儿和老年人的卵泡间表皮的增殖，预测 COL17 可能是抗皮肤衰老的重要靶点。

②纤维蛋白：在组织修复的止血早期形成临时的凝块基质，成纤维细胞利用收缩的基质迅速在组织表面迁移、重塑，促进皮肤创面愈合。高宇航等在实验中使用纤维蛋白黏合剂（以纤维蛋白原和凝血酶为主要成分的黏合剂，又称纤维蛋白胶）黏合犬的皮肤切口，与缝合的创口相比，除切口的粘连强度比前者差外，切口愈合时间、局部疼痛程度和瘢痕宽度等均优于后者。欧思琳等在实验中使用猪源性的纤维蛋白黏合剂治疗大鼠皮肤创面，与凡士林组相比，能明显促进创面胶原沉积，缩短愈合时间。黄敏等使用脂肪间充质干细胞条件培养液联合富血小板纤维蛋白治疗小鼠皮肤创面，创面白细胞及成纤维细胞聚集、血管新生、肉芽组织重塑、上皮化均比单用组明显，伤口愈合效果最好。纤维蛋白治疗糖尿病皮肤溃疡也具有较好效果。汪新伟等发现富血小板纤维蛋白可以明显促进糖尿病兔的皮肤创面愈合，其形成立体网状支架结构且含有多种生长因子，加快缩小溃疡面，治疗难愈性溃疡具有显著优势。

③弹性蛋白：为非糖基化的纤维状蛋白质，由成纤维细胞、大动脉平滑肌细胞和软骨细胞等产生，是构成弹性纤维的主要成分，主要存在于韧带、肺、大动脉血管、子宫等伸展性较大的组织中。其在皮肤结缔组织中特别丰富，与胶原纤维同时存在，赋予组织弹性和抗张力能力。紫外线辐射可导致皮肤弹性蛋白合成减少。

④纤维连接蛋白（fibronectin，FN）：以不溶的纤维存在，成纤维细胞分泌的相关细胞因子影响 FN 的合成，且紫外线照射可以使其合成减少。烧伤后 FN 可以与破碎血管中渗出的纤维蛋白结合，形成网架结构并包埋血小板，成为细胞迁移的支架，促进成纤维细胞向创面移行、胶原沉积、恢复组织结构。

⑤玻璃粘连蛋白（vitronectin，VN）：又称玻连蛋白，与纤维连接蛋白相同，是血浆中主要的黏附蛋白之一，且能促进伤口最大收缩。MiyamotoY 研究发现，唾液酸酸化的 VN 通过肝素结合位点调控真皮成纤维细胞的迁移和纤维形成。

⑥层粘连蛋白（laminin fiber，LN）：为基底膜中含量最丰富的糖蛋白，其 3

条多肽链形成的十字形结构与黏着于基底膜的细胞内骨架相连，有助于维持组织结构和促进细胞黏附、分化，使细胞固定在基膜上，抑制细胞迁移。UrbanoJ. M认为LN参与基底膜和器官的形成。

⑦整合素（integrin）：又称整联蛋白，是一组跨膜糖蛋白，属于细胞黏附分子，为最常见的细胞表面受体，由不同基因编码的α、β链组成，目前α亚基有18种，β亚基有8种。整合素能介导细胞间黏附，参与细胞信息传递、生长和分化等生理过程，促进上皮细胞黏附和增殖。Kenny F.N发现整合素可能是改善创伤修复和组织再生的潜在治疗靶点；DuperretE.K认为整合素对于新生组织的生成必不可少。

2）非纤维形成结构分子：糖胺聚糖（glycosaminoglycan，GAG）：GAG由含己糖醛酸（角质素除外）和己糖胺成分的重复复合单位构成，是带有阴离子呈酸性的长链聚合物。除透明质酸外，GAG在体内与相应的核心蛋白质共价连接以蛋白聚糖（proteoglycan，PG）的形式存在。GAG主要分布于高等动物的结缔组织中，与细胞识别、分化、增殖、连接及游走有关，能适应细胞压力改变。按单糖残基、残基间连键的类型以及硫酸基的数目和位置分类，常见的GAG和PG如下：

①透明质酸（hyaluronic acid，HA）：又名玻尿酸，是一种高分子质量的糖胺聚糖，具有促进成纤维细胞的迁移、抑制其分化、增强生长因子活性等作用，附在关节上的HA具有黏滞性，从而对关节有润滑和保护作用。人类皮肤成熟和老化过程，伴随着HA的含量和新陈代谢的变化。管峰等使用海豚链球菌诱变发酵法制备透明质酸水凝胶，发现其对创面修复具有明显促进作用，能减轻皮肤炎症和创面伤口瘢痕的形成。楼敏铭等使用脐带间充质干细胞条件培养液联合透明质酸凝胶修复小鼠全层皮肤切除创面，两者联合组比单用组效果好，并发现创面组织的血管内皮生长因子、转化生长因子等明显升高。HA联合细胞支架促进创面愈合，结合抗菌物质优化创面敷料等已经是现代研究的热点。

②硫酸软骨素（chondroitin sulfate，CS）：是广泛存在于ECM中的PG，别名鲨鱼软骨素、软骨素、硫酸软骨素钠、硫酸软骨素钙等，糖链由交替出现的葡萄糖醛酸和N-乙酰半乳糖胺（又称N-乙酰氨基半乳糖）二糖单元组成，并通过一个似糖链连接区连到核心蛋白的丝氨酸残基上，与细胞表面和ECM中其他大分子物质关系密切。CS的药用制剂主要含有硫酸软骨素A和硫酸软骨素C两种异构体，不同品种、年龄等动物的软骨中硫酸软骨素的含量不同，不仅对细

胞具有支持和保护作用，同时对细胞的分化、发育、运动也有一定的影响。CS和硫酸皮肤素联合作用可促进伤口愈合。Bhowmicks 将 CS 制成人工皮肤治疗 II 度烧伤患者，组织相容性好，刺激间充质干细胞、角质形成细胞和成纤维细胞的生长，恢复皮肤组织功能和提高伤口愈合率，对烧伤患者创面护理具有潜在价值。

③硫酸乙酰肝素（heparan sulfate, HS）：是最为硫酸化的 GAG，广泛存在于细胞膜、胞外基质和某些细胞器中，具有抗凝血、增加血小板的通透性、调控血管新生、调血脂、抗炎、抗过敏等作用，在烧伤治疗中应用最广。HS 作为一种重要的信息分子，对细胞的增殖、分化、结合、识别发挥重要的调控作用，促进创面愈合，改善皮肤愈合质量，主要包括以下几个方面：通过抑制凝血酶的激活、血小板的聚集，降低血液黏度，防止血栓形成，改善创面微循环，避免了创面的加深。在创面中加速胶原蛋白产生、沉积和重吸收，抑制其积累和瘢痕形成。HS 中含有多种生长因子结合位点，促进细胞的增殖、组织修复和再生。创面愈合是成纤维细胞增殖、血管新生和再表皮化的过程，在组织修复中，需要 FGF 和高度硫酸 HP/HS 的硫酸类肝素蛋白多糖（HSPGS）的存在。研究表明 2 个分子水平的 FGF 以顺时针或逆时针的方向结合于肝素螺旋体，从而促进FGF 信号；HP/HS 结构中的硫酸基团在 FGFR-1 的激酶活动中起到关键作用，特定的 5 个糖单元结构序列中 IdoA 的 2-O 硫酸基团和 GleN 的 N- 硫酸基团促使 bFGF 与 HP/HS 高度结合，形成稳定的复合物，保持生长因子的活性，从而有利于 FGF 结合到高亲和力的受体上。增强吞噬细胞活性、抑制补体系统、中和炎性分子、降低细胞通透性、干扰血管新生，从而减轻创面炎症。

④肝素（heparin, HP）：首先从肝脏发现而得名，由葡萄糖胺、L- 艾杜糖醛苷、N- 乙酰葡萄糖胺和 D- 葡萄糖醛酸交替组成的 PG，是动物体内一种天然抗凝血物质。天然存在于肥大细胞，现在主要从牛肺或猪小肠黏膜中提取。作为一种抗凝剂，是由 2 种多糖交替连接而成的多聚体，在体内外都有抗凝血作用。临床上主要用于血栓栓塞性疾病、心肌梗死、心血管手术、心脏导管检查、体外循环、血液透析等。周滇等使用负压封闭引流术联合肝素治疗 II 度烧伤，与观察组相比，能降低炎症水平，改善凝血功能，提高治疗效果，且研究表明，HP 外用没有增加全身的血液凝固时间，也没有出现出血问题，提示 HP 外用是安全的。朱毅等应用贝复济和喜辽妥治疗儿童小面积深度烧伤，与对照组相比，类肝素药物和成纤维细胞生长因子联合应用加快伤口愈合并减轻瘢痕。董玉兰

等使用肝素结合的成纤维细胞生长因子治疗小鼠皮肤Ⅱ度烧伤，结果显示其明显促进伤口毛细血管、成纤维细胞增生，胶原蛋白、细胞外基质生成，肉芽组织增生和创面修复。周广良等使用负压封闭引流结合低分子肝素治疗手掌皮肤逆行撕脱伤，经外敷换药处理，患者手掌耐磨能力增强，无明显色素沉着，皮肤质地柔软，基本恢复原有功能。

⑤核心蛋白聚糖（decorin）：为富含亮氨酸的蛋白多糖，其核心蛋白含有亮氨酸重复单位，侧面连接富含半胱氨酸的二硫酸化结构域和1条CS或DS糖胺聚糖，与人的第12染色体有关，并在内质网中合成。核心蛋白聚糖的核心蛋白和糖胺聚糖每一部分对于其生物功能都非常重要，Decorin的核心蛋白与表皮增长因子（epidermal growth factor，EGF）相互作用可调节EGF的信号转导途径，和糖胺聚糖可调控胶原纤维组装，是成人皮肤中最常见的蛋白聚糖。Jeon E.Y利用核心蛋白聚糖制成的胶原靶向胶，可有效促使细胞再上皮化生、新生血管生成和快速胶原合成，加速了创面的初始再生。

⑥多功能蛋白聚糖（versican）：是一种软骨素硫酸盐蛋白聚糖，分布在多种组织中，与多种细胞外基质、细胞表面蛋白相关联，具有促进细胞生长分化、增生转移和促进血管生成的功能。Yang W发现versiccan 3非翻译区通过调节微小核糖核酸的活动来促进成纤维母细胞向创面迁移，促进创伤修复。Merrilees M.J认为V3（versican-3）可使组织弹性蛋白含量增加。

⑦光蛋白聚糖（lumican）：是一种半透明富含亮氨酸的蛋白聚糖，在角膜中含量丰富，在皮肤、肌肉和软骨等的基质中也有表达，在组织修复过程中表达增加。研究发现，光蛋白聚糖缺乏使胶原纤维增粗、纤维之间侧向融合增多、空隙增加等。ZhaoY发现光蛋白聚糖上调可有效减小瘢痕面积，抑制成纤维细胞的增殖，减少肥厚性瘢痕的形成。

⑧皮连蛋白（dermatopontin，DPT）：即皮肤桥蛋白，是最近被描述的SLRP（富含亮氨酸低分子蛋白聚糖）蛋白多糖，可增加皮肤弹性纤维和胶原纤维的形成。WuW发现在纤维蛋白形成的过程中，DPT与纤维蛋白单体结合，加速纤维蛋白原纤维形成结构修饰的纤维。在DPT作用下形成的纤维蛋白原加强了内皮细胞的附着能力。

3）基质-细胞蛋白：为被整合到ECM框架中的分泌蛋白，不能决定ECM的结构，通常低水平存在，可与基质蛋白、细胞表面受体和细胞表面的其他分子（如生长因子、蛋白水解酶等）相互作用。主要为骨桥蛋白、骨连接蛋白、结缔组织生长因子、细胞黏合素 C、扣针蛋白。

①骨桥蛋白（osteopontin，OPN）：也称为骨涎蛋白 1（BSP-1 或 BNSP）或分泌型磷蛋白 -1（secreted phosphoprotein-1，SSP1），为分子量 34kDa 带负电荷的磷酸化糖蛋白，于 1986 年首次在成骨细胞中被发现，其生物学活性取决于三个特异性结构，精氨酸 - 甘氨酸 - 天冬氨酸序列。凝血酶裂解位点及钙离子结合位点在骨组织细胞、巨噬细胞、平滑肌细胞、内皮细胞、生皮细胞等多种细胞上表达，介导细胞增殖、趋化、聚集、黏附和迁移，促进骨组织重建，参与免疫调节和信号转导，促进真皮组织纤维化。

②骨连接蛋白（secreted protein，acidic and rich in cysteine，SPARC）：即富含半胱氨酸的酸性分泌蛋白，也称骨连接素。其最早是在 1981 年由 Termine 等人鉴定出并作为一种骨的主要非胶原成分被描述和纯化，为单基因产物，具有高度保守性，有 3 个模块结构，分别为：氨基末端酸性钙离子结合区域（Ⅰ区），与卵泡静止素同源的铜离子区域（Ⅱ区），细胞外钙离子结合区域（Ⅲ区），是一种在骨头中常见的糖蛋白，与骨桥蛋白类似，SPARC 的增加与皮肤和组织的纤维化有关。

③结缔组织生长因子（connective tissue growth factor，CTGF）：是 1991 年 Bradham 等首先在人脐静脉内皮细胞的条件培养基中发现的，它是一种由 349 个氨基酸组成，分子量为 34~38KDa 的富含半胱氨酸的分泌肽。CCN1 和 CCN2 均为 CTGF 家族成员，Jun J 发现表达突变的 CCN1 和 CCN1 基因敲除小鼠均存在中性粒细胞胞葬作用缺陷，导致创面大量中性粒细胞浸润，延缓创面的愈合，从而证实 CCN1 在皮肤损伤中是一种关键的调理素。CCN2 是一种有效的趋化因子，参与炎症反应。Elliott C.G 外用骨膜素和 CCN2 可以抑制炎症反应，使伤口进入修复重塑阶段，促进糖尿病小鼠创面愈合。

④细胞黏合素 C（tenascin-c，TNC）：是细胞黏合素（tenascin，TN）家族成员，为存在于 ECM 中的六聚糖蛋白，六个相同的亚基通过二硫键在其 NH_2 端相连形成独特的六臂体空间结构。含有类似于表皮生长因子、FN Ⅲ型和纤维蛋白样结构域和钙离子结合域。Esmat S.M 发现白癜风患者的成纤维细胞在两种黑色素生成抑制产物（tenascin-C 和 DKK1）的表达显著上调，提示成纤维细胞功能失调，为白癜风的治疗提供思路。

⑤扣针蛋白 5（fibulin-5，FBLN-5）：广泛分布于富含弹性蛋白的组织中，含 448 个氨基酸，主要包括 C 端 fibulin 样结构域和 6 个串联排列的离子结合表

皮生长因子（cb EGF-like）模块，可通过与其他胞外蛋白相互作用而调节基质的结构。HouX 发现过表达 Fibulin-5 可以通过 TRPV1 通路 /CGRP 通路减轻炎症反应，促进创面修复，可能为过度炎症烧伤患者提供潜在的治疗靶点。

ECM 占真皮组织的 70% 以上，成分复杂，在治疗创面修复中发挥重要作用，为临床治疗提供新靶点，但仍有较多 ECM 成分作用机理不明确，临床疗效有待进一步提高。

（2）ECM 生物支架

大量研究指出，ECM 影响着干细胞／祖细胞的细胞极性、屏障功能及其微环境，以适应细胞间通信、细胞迁移等不同需求。ECM 组分中的蛋白质家族可以相互作用，比如，纤维粘连蛋白具有与其他蛋白质结合的位点，而诱导细胞内信号通路及细胞功能的改变。在急性皮肤创伤时，胶原蛋白、蛋白聚糖和糖胺聚糖取代临时 ECM，参与肉芽组织的形成，大量 ECM 的聚集，刺激表皮细胞迁移，促进伤口再表皮化。ECM 是皮肤细胞生存的微环境，不仅对组织细胞起支持保护和营养作用，还与细胞的增殖、分化、代谢、识别、黏着及迁移等基本生命活动密切相关。因此，ECM 的组分可调节生长因子的释放、血管再生、组织病理改变和炎症应答等，对于机体修复和再生有非常重要的作用，是决定修复质量的关键因素之一。

在广泛的烧伤及其他全层皮肤伤口中，如糖尿病溃疡、严重烧伤和莫氏手术治疗恶性肿瘤等，往往涉及皮肤移植，比如自体、同种异体、异种皮肤移植物等。但由于自体皮肤有限、移植后产生继发缺损、瘢痕，异体移植物免疫反应、各种疾病风险等缺陷，引起了临床对更先进皮肤替代品的需求。ECM 可来源于人体或动物（牛、猪等）、植物等，这些材料被称为生物支架。随着基因工程、组织工程的迅速发展，利用基因技术、组织工程皮肤技术将 ECM 用于修复全层皮肤创口，已经成为创伤领域的研究热点。

1）脱细胞组织或器官来源的 ECM：脱细胞组织或器官来源的 ECM 的机械结构及生物功能与天然组织非常相似，而脱细胞的目的就是去除潜在的免疫应答的细胞组分，为宿主细胞和血管的生长，提供良好生物相容性的生物支架。因此，脱细胞生物材料可更好地刺激局部环境修复组织，无须基于细胞疗法的监管和科学挑战。目前，组织或器官脱细胞的方法包括化学法、酶法和机械法，化学法是用表面活性剂或酸碱破坏细胞形态而去细胞，机械法通过冻融、超临界二氧化碳或提供高静水压的方式使组织细胞膨胀破裂，留下基本上由 ECM 成分组成的材料。不同的脱细胞方法决定了 ECM 保留成分及数量的不同，影响 ECM 的生物学活性。但普通化学法、酶法和机械法脱细胞的方法存在着遗传物质（DNA）去除不完全，或 ECM 成分损失或生物活性受损等缺点。郭宝林等使用磷脂酶 A2- 脱氧胆酸钠（phospholipase A2-sodium deoxycholate，PLA2-SDC）复合脱氧核糖核酸酶（deoxyribonuclease，DNase）、核糖核酸酶（ribonuclease，RNase）的去细胞方法，制备的 ECM 无遗传物质保留，而且胶原、层连蛋白和纤连蛋白等保存良好，该方法的优点是操作时间短，ECM 成分暴露时间短，对 ECM 的生物活性影响小，这种改良的酶脱细胞法为 ECM 支架的提取提供了新的思路。

①人胎盘来源的 ECM：人胎盘含有丰富的 ECM 成分和保存完好的多种内源性生长因子，如胰岛素样生长因子 -1（IGF-1）、EGF、PDGF、FGF-2、VEGF 和 TGF-β 等，这些细胞因子通过胎盘传递给胎儿，在促进胎儿发育中起重要作用。此外，胎盘的抗炎、抗菌、低免疫原性、抗痉挛和伤口保护等生物学特性，使其成为治疗烧伤皮肤、腿部溃疡和眼科疾病的理想材料。

Choi 等利用人胎盘制造多孔的脱细胞 ECM 片，其中含有来自胎盘的各种保存完好的蛋白质和生物活性分子，并将其用于治疗兔全层皮肤伤口。在早期阶段，ECM 片有效地吸收伤口渗出物，并紧密附着在伤口表面。植入后数周，伤口完全闭合，表皮细胞排列整齐，表皮和真皮的双层结构恢复，并形成新的毛囊和微血管。总体而言，ECM 片是具有与正常皮肤组织相似的真皮替代物，人胎盘衍生的 ECM 片提供有利于细胞生长和分化的微环境，从而促进全层伤口的愈合。Rameshbabu 等在胎盘 ECM 中加入丝素蛋白，改进其机械性能，制成的多孔复合 ECM 海绵。在体外实验中，多孔复合 ECM 海绵能促进人包皮成纤维细胞、人表皮角质形成细胞和人羊膜来源的干细胞的黏附、渗透、增殖和迁移。此外，在大鼠全层伤口模型中植入多孔复合 ECM 海绵，能明显促进血管生成，增强肉芽组织形成和早期再上皮化，改善表皮 - 真皮连接的愈合。另外，皮下植入的多孔复合 ECM 海绵，对宿主没有严重的免疫应答。说明具有优异物理机械性质和细胞因子装饰的多孔复合 ECM 海绵，可以是全厚度皮肤伤口的合适皮肤替代物。

②胆囊来源 ECM：胆囊细胞来源的 ECM 是一种新型的无细胞蛋白质可降解生物材料，该基质富含胶原蛋白。胆囊源性 ECM 被证明可用于胃肠切除术和吻合术，还具有类似于心脏瓣膜的微结构，支持瓣膜内皮细胞和间质细胞的增殖。

Poonam 等从猪胆囊中提取了胆囊源性 ECM，并比较了其与市售胶原片，在大鼠全厚皮肤创面的愈合潜力，发现胆囊源性 ECM 通过增加切除伤口中的细胞增殖、新血管形成、胶原合成及上皮形成，增强伤口愈合活性，对大鼠全层皮肤创伤的修复效果优于市售胶原片。Shakya 等使用阴离子生物洗涤剂制备源自牛脱细胞胆囊 ECM，并发现牛脱细胞胆囊 ECM 比空白组创面能更显著地促进伤口收缩，以及促进表皮及新血管、纤维组织的增生，再次证明胆囊源性 ECM 具有修复全层皮肤伤口的潜力。

③猪皮来源 ECM：郭宝林等将脱细胞猪皮 ECM 用于小鼠全层皮肤损伤模型，经组织学检查发现生理盐水组小鼠第 28 天时，创口愈合，而猪皮 ECM 创口在 14 天时愈合，猪皮 ECM 组创伤愈合速度有显著提高。证实了 ECM 在创伤愈合中的促进作用，脱细胞猪皮 ECM 也可以作为一种良好的皮肤支架材料。

④绵羊膀胱来源 ECM：Zihayat B 等从绵羊膀胱中提取 ECM，观察了绵羊膀胱 ECM 在链脲佐菌素诱导的糖尿病大鼠创面愈合中的作用，并与外用凡士林组及对照组比较，ECM 处理的动物创面面积和创面愈合率均有显著改善（$P<0.01$），伤口上皮化速度更快。这与绵羊膀胱 ECM 所含的透明质酸（HA）、胶原蛋白、弹性蛋白和生长因子增加了角质形成细胞的增殖和迁移而促进再上皮化有关，但需要进一步的研究来阐明 ECM 伤口愈合的确切机制。

⑤牛胎儿来源 ECM：Neill 等用胎牛胶原（bovine fetal collagen，BFC）治疗 9 名难愈性全层皮肤伤口的患者，并观察了植入 BFC 后取得的活检标本中 BFC 的生物反应。结果在植入 2 周后，BFC 中见成纤维细胞增生、新血管形成及疏松的嗜酸、淋巴细胞浸润，未见中性粒细胞。随着植入时间的增长，在 27 天时，BFC 中的成纤维细胞数量明显增多。患者移植 BFC 治疗时间最长的是 9 个月，BFC 的胶原结构已经与正常胶原类似，移植区域未见明显瘢痕。但与其他患者不同的是，一名患有凝血功能障碍的肝衰竭患者的移植物，由于受患者机体环境的影响，在 20 天时可见急性炎症反应。说明 BFC 在大多数情况下，对宿主的组织耐受性较好，允许炎性细胞的迁移，支持肉芽组织的形成，有助于慢性伤口的愈合，但宿主和伤口因素也可能通过尚不清楚的机制导致 BFC 的功能障碍。所以，Neill 建议在临床使用 BFC 时，BFC 组织学的特征应当由参与患者创面治疗的病理学专家评定。

2）ECM 作为干细胞载体：干细胞疗法提供了一种有希望的新技术来促进伤口愈合，但干细胞移植后，常常出现死亡或从伤口部位迁移，大大降低了治疗效果。而局部应用具有抗氧化作用的化合物，可显著改善伤口愈合过程并保护组织免受氧化损伤。脱细胞 ECM 可能是一种抗氧化治疗方法，可以预防移植的间充质干细胞的氧化损伤，对伤口愈合具有良好的效果。

猪小肠黏膜下层细胞外基质作为一种运载工具，具有天然的 ECM 成分，包括其胶原纤维网络，可为干细胞提供合适的生存环境。Lam 等使用源自猪小肠黏膜下层的 ECM 贴片材料，将脂肪来源的干细胞引入小鼠皮肤切口，并使用生物发光体内成像证实，单独移植至皮肤伤口的干细胞在移植后不能存活，相反，使用贴片进行递送，则使干细胞增殖和存活显著增加，并且与未治疗的伤口相比，在贴片上用干细胞处理的伤口中纤维化的区域（表明瘢痕形成）显著减少。由于贴片是一种非侵入性提供干细胞治疗的方法，可以进一步尝试与各种干细胞联合治疗其他类型的伤口。

3）ECM 凝胶：人类脂肪组织来源丰富，并含有丰富的 ECM 蛋白和可溶性生长因子，故用作 ECM 来源。

Kim 等报告了于人脂肪来源的可溶性 ECM（soluble ECM，sECM）和甲基纤维素（methylcellulose，MC）形成的热敏水凝胶，可通过注射以递送干细胞。将提取的 sECM 与 MC 混合，可以改善热敏水凝胶的机械性能。sECM-MC 水凝胶的特征在于 sECM 含量、变性质和嵌入干细胞的能力。在小鼠全厚皮肤伤口中单次注射干细胞水凝胶后，通过重新上皮化和新生血管化而迅速愈合，瘢痕形成最小，表明 sECM-MC 水凝胶一种很有前途的干细胞递送和组织再生的可注射载体，代表了水凝胶可以作为一种的生物支架方法。Zhu 等通过将透明质酸和羧化壳聚糖加入人类胶原中制成剂，发现水凝胶促进了小鼠成纤维细胞的黏附、增殖和迁移，有利于促进。其表现出良好的皮肤修复、药物递送的潜力。但关于水凝胶刺激伤口愈制，仍需要进一步研究。

4）大豆蛋白/纤维素纳米纤维支架仿制的皮肤 ECM：ECM 的生物支架，具有能够支持参与再生的细胞生长的生物活性分子。大豆从大豆中提取的一种膳食蛋白，具有类似于人体组织 ECM 蛋白的生物活性 ECM 模拟肽可以促进细胞黏附、增殖和迁移，支持组织再生。大豆蛋白物雌激素，可作为雌性激素的结构和功能类似物。大豆蛋白中的生物活性加皮肤 ECM 合成，促进创面再上皮化。大豆植物雌激素通过雌激素受体介导的信号通路，加速愈合过程，它还具有抗菌、抗炎和抗氧化特性。大豆蛋白质和植物雌激素的口服摄入，可加速老年女性和烧伤患者的皮肤再生。

Ahn S 等利用旋转喷射纺丝技术，开发一种由醋酸纤维素（cellulose acetate，CA）和大豆蛋白水解物（soy protein hydrolysate，SPH）组成的完全植物纳米纤维敷料。纺丝纳米纤维成功地模拟了天然皮肤 ECM 的理化性质，并表现出高保水性能。由于其非动物来源，可避免动物源性蛋白的免疫原性、疾病传播和病原体污染等缺点。体外实验表明，与聚己内酯和 CA 纳米纤维相比，CA/SPH 纳米纤维可促进成纤维细胞的增殖、生长、迁移、浸润和整合素 β_1 的表达，并表现出低细胞毒性。在体内，CA/SPH 纳米纤维比 CA 纳米纤维或未处理的对照组相比，能加速伤口愈合和组织再生，并以类似于其他纤维支架的方式减少瘢痕形成。这些结果证实了 CA/SPH 纳米纤维作为一种新型伤口敷料的愈合潜力，来源于植物基质的可再生支架可能成为下一代可再生敷料的研究方向。

ECM 含有多种有益于细胞增殖的成分，在皮肤创面修复过程中具有重要作用，目前通过基因工程，特别是组织工程皮肤技术，已能够将同种、异种或植物成分 ECM 用于人或动物的创面修复，并显示了较好的修复效果。但是，关于 ECM 修复人的皮肤创面的研究仍较少，需要广大学者进一步探索。

（刘青武　陈佳　张甘霖）

2. 基质金属蛋白酶及其抑制剂

基质金属蛋白酶（MMPs）能降解细胞外基质成分，炎症期消除损伤的蛋白质和临时细胞外基质，增殖期分解毛细血管基底膜，重塑期能收缩和重塑组织，参与创面愈合中细胞迁移和血管生成。创面的高酶活性是导致慢性创面不易愈合的重要原因，MMP 与基质金属蛋白酶组织抑制剂（TIMPs）的失衡是形成慢性创面的必要因素。

（1）MMPs 分类和功能

MMPs 属于 Zn^{2+} 依赖金属蛋白酶超家族，广泛分布于植物、脊椎动物、无脊椎动物中，几乎能降解细胞外基质的所有成分。根据其结构及作用底物的不同 MMPs 可分为以下几类：①胶原酶：间质胶原酶（MMP-1）、中性粒细胞胶原酶（MMP-8）、MMP-13 及 MMP-18；主要降解Ⅰ、Ⅱ、Ⅲ型等多种类型间质胶原和蛋白多糖的核心蛋白。②明胶酶：包括明胶酶 A（MMP-2）和明胶酶 B（MMP-9），降解明胶和Ⅳ、Ⅴ、Ⅵ、Ⅹ型基底膜胶原。③间充质溶解素类：包括 MMP-3、MMP-10 和 MMP11，降解弹性纤维、纤维连接蛋白、层粘连蛋白等基质糖蛋白和蛋白多糖的核心蛋白。④膜型基质金属蛋白酶（MT-MMP）：包括MT1-MMP（MMP-14）、MT2-MMP（MMP-15）、MT3-MMP（MMP-16）、MT4-MMP（MMP-l7）、MMP-24 和 MMP-25，除能降解细胞外基质（ECM）外，也能活化其他 MMPs，主要为 MMP-2。⑤基质溶解素类：MMP-7、MMP-26。⑥其他：MMP-11、MMP-12、MMP-19、MMP-20、MMP-21、MMP23A、MMP23B、MMP-27 和 MMP-28。

胶原酶：胶原酶可以切割胶原蛋白，降解真皮胶原蛋白。MMP-1 影响创面边缘角化细胞的迁移。伤口边缘的 MMP-1 降低了 $\alpha_1\beta_2$ 整合素和 I 型胶原之间的亲和力，从而使伤口边缘的角质形成细胞迁移来闭合创面。一旦疤痕组织形成，胶原酶有助于清除过量的胶原蛋白。DFU 患者比非糖尿病患者 MMP-1 高 65 倍，高蛋白水解环境导致糖尿病患者皮肤创面愈合不良。MMP-1 在慢性创面中比在急性创面中高，治疗后 MMP-1 的含量逐渐下降。研究发现 α_2M 是 MMP-1 活化不可缺少的因素，慢性创面中发现大量 α_2M 和 MMP-1 的复合物。MMP-8 主要由中性粒细胞表达和储存，能有效切割 I 型胶原。相比于非糖尿病患者，DFU 患者 MMP-8 明显升高。慢性创面中 MMP-1 和 MMP-8 升高，TIMP-1 下降，但是 MMP-8 比 MMP-1 增高，说明慢性创面 MMP-8 是主要的基质降解酶。MMP-13 影响创面愈合中角质形成细胞的迁移和血管生成。MMP13 敲除小鼠的成纤维细胞形成减少，创面收缩减小。Pincus 等建立雌激素缺乏的糖尿病创面模型，发现局部应用 17β - 雌二醇治疗后 MMP-1 活性降低，创面愈合加速。

明胶酶：MMP-2 和 MMP-9 释放 VEGF、TNF-α 可诱导 ECM 及血管生成因子的释放，促进创面肉芽组织的纤维蛋白形成。MMP-9 能影响角质形成细胞迁移和上皮再生，在糖尿病损伤组织中表达增高。使用 MMP-9 抑制剂局部治疗 db/db 糖尿病小鼠创面，可使创面愈合加速、再上皮化增多、细胞凋亡显著减少。DFU 患者受损皮肤中的 MMP-9 水平高于健康患者和糖尿病患者的健康皮肤，且 MMP-9 上调程度与定植细菌数呈正相关。研究发现难愈性糖尿病性溃疡 MMP-9 基因表达异常，糖尿病创面具有显著的非甲基化 MMP-9 基因启动子状态。使用 siRNA 技术降低了糖尿病小鼠伤口 MMP-9 的表达，可显著加速伤口愈合过程并改善所形成组织的质量。Guillemin 等使用壳聚糖及硫酸软骨素溶液加入 I 型胶原制成的基质 GBT013 敷料，作用于糖尿病小鼠慢性伤口模型，能够降低 MMP-9 酶活性，改善糖尿病创面愈合。Krisp 等发现慢性 DFU 渗出物中

MMP-2 增高，对降解胶原蛋白和组织破坏具有显著影响。高血糖可增加血管细胞中 MMP-2 活性，刺激细胞外基质降解并在糖尿病中引起失衡。

间充质溶解素类：MMP-3 参与组织重塑，降解胶原纤维，并激活其他 MMPs。MMP-10 在创面边缘表达，在体外可以降解弹性蛋白、非原纤维胶原蛋白、蛋白聚糖、明胶和酪蛋白。

膜型 MMPs：MMP-14 位于细胞表面，切割细胞周围的胶原纤维。

基质溶解素类：MMP-26 能切割纤连蛋白、玻连蛋白、纤维蛋白原、Ⅳ型胶原、明胶、α_2- 巨球蛋白和 α_1- 蛋白酶抑制剂，还可激活 proMMP-9，促进切割蛋白。

通常所有 MMPs 大都含有 4 个结构域，从氨基端到羧基端依次为信号肽结构域、前肽结构域、催化结构域（含高度保守的 Zn^{2+} 结合位点）以及 C- 末端区。信号肽结构域由 17~29 个氨基酸组成，紧接着是由 77~87 个氨基酸组成的前肽结构域（MMP-23 除外），这个结构域中存在一个高度保守的氨基酸序列 PRCGVPD，其中的半胱氨酸对酶原形式的维持起重要作用。在酶原的激活过程中，这个结构域被水解掉。在所有的催化结构域中都含有一段保守的氨基酸序列 HEXXHXXGXXH，其中的三个组氨酸被认为可以与活性中心 Zn^{2+} 形成配位键，从而对酶的催化活性起重要作用。C- 末端区为血红素结合蛋白（MMP-7、MMP -23、MMP -26 的 C- 末端区血红素结合蛋白缺失），通过铰链区与催化结构域相连。此外，MMP-2 和 MMP-9 含有 Ⅱ型纤维结合素插入片段，膜型 MMPs 于 C- 末端区后有一个跨膜区。

MMPs 家族各成员具有以下一些共同特征：①属蛋白酶类，可降解多种细胞外基质成分。②结构上有 40%~50% 同源性，各种分子均含有引导序列区（1eader sequence）、催化区（catalytic domain）、前区（"pro" domain）等功能域。前区内由 78~84 个氨基酸残基组成的高度保守的 PRCGVPD 序列，是 MMPs 家族特征性功能域。③在分子第 212~225 位氨基酸残基之间有一个锌离子结合部位。④发挥活性时需要同时有锌离子和钙离子存在。⑤以酶原形式分泌至细胞外基质中，在适当条件下在该部位被激活而发挥生理作用。⑥体内存在它们的天然激活剂和抑制剂（TIMPs 和 α_2- 巨球蛋白）。

（2）MMPs 活性的调节

MMPs 活性在基因转录、mRNA 稳定性、酶原分泌与激活以及 TIMPs 内源性抑制等水平上受到精密调控。这些阶段中任何一个阶段发生改变都会使 MMPs

组成和活性的平衡被打乱，导致疾病发生。

1）基因表达：细胞因子、激素、生长因子、化学药物、生理应激、肿瘤细胞转化等都可以增强 MMPs 基因的表达。如 TNF-α、PDGF、bFGF、IFN-α、IFN-γ、IL-1α、IL-1β 等；而增强的基因表达又可以被抑制因子下调，如 TGF-β、视黄酸（retinoicacids）、糖皮质激素（glucocorticoids）等。研究发现，某些生长因子的增强作用是通过原始肿瘤基因 c-Jun 和 c-Fos 实现的。在 TNF-α、IL-1β 对 MMP-l 调节过程中，c-Jun 表达增加，c-Junc-Fos 作为异二聚体与基因启动子区激动蛋白 1（activating protein 1，AP-1）结合位点结合，增强基因转录。抑制 c-Fos 基因可减少 MMP-1 基因转录。这些研究也提示存在另外的促进位点，使 MMPs 表达增加。如多瘤病毒含有核心 5'-GGAA-3' 的结构，称为 PEA3，可与核原始肿瘤蛋白 c-ets-1 和 c-ets-2 结合，增强间质胶原酶的表达。AP-1 位点也与 MMPs 的表达下调有关，MMP 基因的转录可被糖皮质类固醇和视黄醛在转录水平上通过 MMP 启动区 AP-1 结合位点有力地抑制，从而达到调节作用，在基质溶素基因 709 位点也存在 TGF-β 的抑制位点。明胶酶 -A 的启动子区与基质溶素和间质胶原酶不同，不存在 AP-1 的结合位点，这也许是明胶酶 -A 与基质溶素和间质胶原酶调节方式不同的原因。另外，尿激酶型血浆酶原激活物（urokinase plasminogen activator，u-PA）基因也有 AP-1 和 PEA 的位点。血浆酶原激活物（plasminogen plasmin activators，PA）与基质溶素原和间质胶原酶原激活有关。除可溶性因子外，细胞与基质、细胞与细胞间相互作用也对 MMPs 基因表达有重要作用。不同信号转导途径会介导不同 MMPs 基因表达：炎症因子 TNF-α、IL-1 能激活酰基鞘氨醇信号途径，酰基鞘氨醇依赖的 MMP-1 的表达通过三种不同的有丝分裂原激动蛋白激酶途径，如 ERK1/2、SAPK/JNK、P38 等。Brenneisen 等用紫外线 B 照射促进人皮肤成纤维细胞 MMP-1、3、9 的表达，推测是由于激活了内皮生长因子受体和 CTP- 调节蛋白 Ras，从而使 c-Jun 和 c-Fos 增加了 MMPs 的转录。刺激 ERK、JUK 和 p38MAP 激酶通路，从而使 c-Jun 和 ATF-2 磷酸化和激活，两者的异构二聚体依次与 c-Jun 启动子结合，上调 c-Jun 的表达，并随 c-fos 水平增加，AP-1 被激活，促进 MMPs 的转录。

2）分泌和活化：机体内绝大多数细胞并不储备 MMPs，当体内有需要 MMPs 的信号时，细胞才临时合成和分泌 MMPs。除 MT-MMPs 以外，大部分 MMPs 是以无活性的酶原形式分泌的，需激活后才能降解胶原和其他基质蛋白，这是控制细胞外基质降解的重要的调节机制。

分泌到细胞外的酶原可以被体内存在的天然激活剂激活，如纤溶酶和胰蛋白酶，其中纤溶酶可能在体内酶的活化中具有极为重要的作用。酶原也可在体外被特定的化学物质所激活，如 SDS、APMA、NASCN、二硫化物等。关于MMPs 激活的分子机制，目前较公认的是 Van wan 等提出的"半胱氨酸开关"学说。该学说认为当 MMP 以酶原的形式存在时，其活性中心部位的 Zn^{2+} 除了与催化结构域保守序列中的三个组氨酸上咪唑基形成配位键外，还与前肽结构域保守序列中的半胱氨酸形成一个配位键，此时前肽段将酶的活性中心覆盖住，因而没有催化活性。某些激活剂可直接打断 $Cys-Zn^{2+}$ 之间的配位键，使前肽移位，一个水分子进入并与催化结构域保守序列中的谷氨酸结合，然后该水分子再与 Zn^{2+} 结合形成配位键，即水分子取代了半胱氨酸，从而使酶的活性中心暴露，底物进入该疏水区域而被催化降解。有些激活剂可以将前肽段水解掉，或裂解掉前肽中的一段，然后酶本身进一步自动裂解而使前肽去掉，即 $Cys-Zn^{2+}$ 打开，使酶活性中心暴露而激活。另外，有些激活剂还能将 MMPs 的羧基末端水解掉一个小肽段，从而使其进一步被激活而形成分子质量更小的超活性形式。另一种激活机制可能是某些激活剂可以改变 MMPs 的空间构象，使其发生某种程度的扭曲，当扭曲产生的张力大于打开 $Cys-Zn^{2+}$ 的键能时，$Cys-Zn^{2+}$ 打开，导致酶原的自发蛋白溶解，酶被活化。

MMPs 酶原可以被其他已活化的 MMPs 激活，也可以被一些丝氨酸蛋白酶激活。例如，MMP-3 可以激活 pro-MMP-1、pro-MMP-7、pro-MMP-8、pro-MMP-9、pro-MMP-13；MMP-2 可以激活 pro-MMP-1、pro-MMP-9、pro-MMP-13；MMP-11 和 MT-MMPs 可以在细胞内的分泌高尔基体网络中被弗林蛋白酶激活。MMP-2 不能被大多数酶所裂解，它活化的特殊机制涉及 MT-MMP和 MMP-2 的组织抑制因子（TIMP-2）。另外，活化的蛋白酶 C（APC），一种具有抗炎活性的生物抗凝剂，可以不依靠 MT-MMPs 直接迅速地抑制 MMP-2 的活性。

（3）MMPs 抑制剂

基质金属蛋白酶组织抑制因子（TIMPs）是一种内源性的 MMPs 组织特异性抑制剂，是一个低分子量分泌型蛋白质家族，目前已确定了 4 种 TIMPs（TIMP-1、TIMP-2、TIMP-3 和 TIMP-4），每一种都可与几种 MMPs 以共价键形式生成 1：1复合物，对活性 MMPs 具有专一的抑制作用。TIMP-l、TIMP-2、TIMP-4 为可溶性分泌蛋白，TIMP-3 是一种结合 ECM 的非可溶性蛋白。TIMPs 对 MMPs 活性的抑制作用是 MMPs 活性的重要调节机制。从不同组织中分离出来的 TIMP 在蛋白质水平有高度保守的二级结构，通过 6 个保守的二硫键相连。TIMP 分子包括 2 个区域：一个大三环，即 N 端区域拥有 MMPs 抑制活性；一个小三环，即 C 端区域，与明胶酶原的蛋白定位或复合物的形成有重要作用。

TIMP-1 是相对分子质量为 29kDa 的 N- 乙酰糖基化蛋白，其基因座位于人第 10 号染色体短臂 Xpl1.23-Xpl1.4，由巨噬细胞、角质生成细胞、成纤维细胞、平滑肌细胞和内皮细胞合成。TIMP-1 能抑制绝大多数的 MMPs，可与 MMP-9 前体及有活性的 MMP-1、MMP-3、MMP-9 形成高度亲和的、非共价键结合的复合物，优先抑制 MMP-1。TIMP-1 广泛存在于组织和体液中，能被多种细胞因子诱导产生，其表达增加能引发多种肾脏疾病。TIMP-1 主要在烧伤创缘强表达。

TIMP-2 相对分子质量为 22kDa，其基因座位于人第 17 号染色体长臂 17q23-17q25，其 40％ 的序列与 TIMP-1 一致。TIMP-2 与 MMP-2 有很强的亲和力，主要抑制 MMP-2 活性，对 MMP 家族其他成员的活性也有抑制作用，能阻断所有被激活的 MMP 的水解酶活性。TIMP-2 多随 MMP-2 的表达而表达，很少受细胞因子的诱导。TIMP-2 在焦痂下基质中大量表达，在迁移上皮创面边缘缺乏。

TIMP-3 是一个相对分子质量为 21 kDa 的非糖基化蛋白，其基因座位于人第 22 号染色体长臂 22q12-22q13。TIMP-3 具有与其他 3 个成员不同的特性，它只存在于细胞外基质中，是一种结合 ECM 的非可溶性蛋白。TIMP-3 是全功能 MMP 抑制剂，对 MMP-2、MMP-9、胶原酶 -1 及基质溶素的抑制作用相似，也是 MMP-14 和 TNF-β 转化酶的抑制剂。TGF-β、PDGF、bFGF、EGF 均可诱导 TIMP-3 的表达。TIMP-4 是相对分子质量为 22 kDa 的蛋白类抑制剂，在成人的心脏中有较高的转录水平，在肾脏、胰、结肠、睾丸有低水平的表达，它抑制 MMP-2、MMP-7 作用稍强于 MMP-1、MMP-3、MMP-9。TIMP-4 在真皮创伤中作用较小。

TIMPs 可在多个环节抑制 MMPs 的作用，如阻碍 MMPs 介导的内皮细胞移动；抑制基质中促血管生成因子的释放，进而抑制血管生成；防止 ECM 的降解等。在创伤修复中 TIMP 有如下功能：①对于组织修复过程中的 ECM 重塑意义重大；② MMPs 与 TIMPs 的失衡与在创伤愈合纤维形成期与异常的 ECM 积聚和降解有关；③调节一些与修复相关细胞因子的活性；④促进成纤维细胞、角质细胞等修复细胞的有丝分裂的活性。

血浆 α_2-巨球蛋白是一种普遍存在的蛋白酶抑制剂，相对分子质量为 7.50×10^5，是通过构象变化阻止酶和其蛋白底物的靠近来抑制酶的活性。由于 α_2-巨球蛋白分子较大，故其对间质细胞释放的 MMPs 的抑制作用甚微，但在毛细血管通透性增加并允许血浆蛋白渗出的炎症部位，由于 α_2-巨球蛋白可渗出到血管外，再加之炎症时浸润的白细胞释放的丝氨酸蛋白酶对 TIMPs 的破坏作用，此时 α_2-巨球蛋白对 MMPs 的抑制作用十分重要。

（4）MMPs 在正常创面愈合中的作用

在创伤之后，MMPs 被诱导表达，并且在时间空间上表现出精确的表达模式，这对创伤的正常愈合至关重要，如果 MMPs 这种平衡被打乱，通常可以导致创面迁延难愈。MMPs 在创伤修复的各个时相都发挥重要作用，包括炎症期、再上皮化、血管形成期和组织重塑期。

炎症期：炎症反应受到抗菌肽、脂质介质、归巢受体、趋化因子、细胞因子以及 ECM 片段等的影响。这些因子的产生和活性受包括 MMPs 在内的效应蛋白的控制。创面组织中的炎症细胞、上皮细胞和间质细胞都可以表达多种 MMPs，包括 MMP-1、MMP-2、MMP-3、MMP-7、MMP-9、MMP-10 和 MMP-28。不同的 MMPs 可以直接水解或影响趋化因子成分的形成，调节趋化因子的活性。Schonbeck 等发现，MMP-9 可以在 IL-1β 转化酶（interleukin-1β converting enzyme，ICE）作用位点裂解 IL-1，使无活性的前体 pIL-1β（33 kDa）向有活性的 IL-1β（17/28kDa）转化。平滑肌细胞和成纤维细胞可以分泌 pIL-1β，而二者均不含有 caspase-1。故 Schonbeck 等认为，非 caspase-1 依赖的 pIL-1β 裂解方式在这些细胞中占主要地位，在许多有平滑肌细胞和成纤维细胞参与的病变，如类风湿性关节炎，MMP-9 在其发生发展过程中起至关重要的作用。Philippe 等还发现，MMP-9 可在氨基末端的一个特异性位点（丝氨酸 - 丙氨酸 Ser-Ala）裂解 IL-8，使其功能大大增强：趋化活性变为原来的 27 倍，CXCR 结合能力为 14 倍，同时 MMP-9 的释放能力是原来的 10 倍。IL-8 与 MMP-9 之间形成正反馈调节，加剧炎症反应。IL-1β、IL-8 是重要的炎症细胞因子，所以，MMP-9 被视为炎症反应的调节者。MMP-9 可以裂解、活化和释放肥大细胞和巨噬细胞表面的 TNF-α。TNF-α 一旦释放就可以刺激其他细胞因子的合成和释放，促进更多的白细胞向创面聚集。MMP-9 和 MMP-8 可以调节人粒细胞趋化蛋白 -2/CXCL6（GCP-2）和鼠 GCP-2（LIX）的生物活性，这种作用类似于 IL-8 的作用。在抑制炎症方面，MMPs 也发挥了重要作用。MMP-2 可以裂解单核细胞趋化蛋白（MCP）-3，其裂解产物与它们各自的受体 CCR-1、CCR-2 或者 CCR-3 结合，抑制了白细胞的迁移。MMP-1、MMP-3 和 MMP-8 可以裂解 MCP-1、MCP-2 和 MCP-4 调节他们的活性。MMP-8 同样具有抗炎作用，它可以调节炎症细胞的凋亡，抑制粒细胞变应原引起的气道炎症。MMPs 可能是在中性粒细胞浸润之后发挥抗炎作用，促进创伤的愈合。

血管形成和再上皮化期：在创伤愈合过程中，角质形成细胞与周围组织脱离，溶解基质而发生迁移。MMPs 家族中的各成员对不同的基质底物进行水解，参与了角质细胞迁移这一过程。正常皮肤组织无 MMP-1 的表达，在急性皮肤创伤愈合过程中基底角质形成细胞和成纤维细胞均可表达 MMP-1，迁移中的角质形成细胞产生的 MMP-1 有助于细胞从真皮的胶原性基质中解离出来，并促进其在真皮和基质中的运动。但是，过度表达 MMP-1 的转基因小鼠表现为表皮过度增殖、表皮过度角化、创面愈合迟缓，表明 MMP-1 对于创面愈合过程中再上皮化至关重要。MMP-7 在上皮化过程中也发挥重要作用，MMP-7 是外分泌如顶浆分泌汗腺等表皮的基本产物，正常皮肤内呈现中等水平的表达，成人皮肤 MMP-7 蛋白集中并持续定位于腺上皮处。在肉芽组织形成和构建过程中 MMP-7 持续表达可能主要与伤口周围上皮结构的再生密切相关。MMP-7 基因缺陷的小鼠的气管损伤的再上皮化几乎完全停止。在急性损伤的皮肤中，MMP-28 在创缘和远离创缘的呈增殖状态的基底角质形成细胞中表达明显增加。在创伤修复过程中，MMP-28 的表达受到严格的时空调节，当用 TNF-α 刺激原代培养的角质形成细胞 1~2 天后，MMP-28 表达上调，其在基膜的重建和降解角质形成细胞之间的黏附蛋白中可能发挥重要作用。MMP-10 位于迁移角质形成细胞的前沿，通过降解非胶原性基质分子来促进角质形成细胞的迁移。在含有能够持续表达活性 MMP-10 的角质形成细胞的转基因小鼠中，其皮肤结构和皮肤伤口的愈合率正常，然而在迁移前缘的角质形成细胞被分散在全身许多部位，同时伴有 MMP-10 的高水平表达，新生基质沉积减少，层粘连蛋白 -5 降解增加，进一步提示 MMP-10 的精确调控在基质降解和角质形成细胞的迁移中起重要作用。血管形成要求 ECM 的降解以利于内皮细胞的增殖与迁移。血管内皮细胞可以分泌 MMPs，特别是 MMP-2、MMP -9，它们主要降解基底膜使内皮细胞迁移，形成新生毛细血管。MT1-MMP 基因敲除小鼠表现出血管生成的障碍，MMP-2 基因敲除小鼠视网膜细胞生成减少。

重塑期：在创伤修复的最后阶段，ECM 合成、沉积、收缩以及重塑，这一过程持续几个月。此时修复的关键细胞是成纤维细胞，MMP-1、MMP-2 和 MMP-9 对 ECM 的降解促进了成纤维细胞穿过 ECM 向创面迁移。马马司他是一种 MMPs 强有力的抑制剂，它可以抑制成纤维细胞介导的胶原收缩，这表明 MMP 活性有利于成纤维细胞介导的胶原收缩。MMP-9 基因的敲除可以引起小鼠皮肤创伤模型中的胶原过度沉积以及重塑障碍。正常皮肤组织没有 MMP-3 表达，急性创伤中 MMP-3 主要表达于远离伤口边缘的增殖态基底角质形成细胞，其对上皮再生可能作用不大，但对新形成的基底膜的重构是必需的。MMP-13 在慢性皮肤溃疡创面的成纤维细胞中表达，在正常愈合的伤口中没有表达。但是 MMP-13 可以由成人牙龈和胎儿皮肤伤口中成纤维细胞产生，使伤口愈合表现为胶原迅速重塑，形成无瘢痕愈合。Mervi 等发现 MMP-13 可以促进三维胶原基质中人皮肤成纤维细胞的存活与增殖，也可以促进胶原的收缩与重塑，提出 MMP-13 可能是慢性皮肤溃疡中成纤维细胞存活的机制，也是胎儿皮肤和成人牙龈无瘢痕愈合的原因。

(5) MMPs 和 TIMPs 的失衡与慢性创面

正常创伤愈合过程是坏死组织清除和新生组织形成的平衡过程。MMPs 精确的调控在创伤愈合过程中尤为重要。当 MMPs/TIMPs 的平衡被打破时，就可能导致慢性皮肤溃疡的发生，与正常愈合的创面相比，慢性皮肤溃疡中 MMPs 的水平显著升高。虽然慢性皮肤溃疡创面局部的缺血缺氧状态使胶原合成增加，但升高的 MMPs 活性可以大量降解胶原，使胶原的降解大于合成，创面难以愈合。MMPs 与 TIMPs 的表达和酶活性异常与创面的不正常愈合密切相关。Wysocki 在 1993 年首先报道了与急性创面相比，慢性创面创伤液中含有 5~10 倍增高的明胶酶 MMP-2 与 MMP-9，而且活性与无活性并存，首次揭示并分析了慢性创面中组织大量丧失可能的原因。2 年后 Bullen 不仅证实了 Wysocki 的结论，而且还发现了 TIMP-1 的降低，从而使 MMP 与 TIMP 在慢性创面中的失衡成为研究的热点，之后研究者不断有新的发现：慢性创面中，MMP-1 和 MMP-8 水平升高，且处于活性状态，创面渗液的过度胶原分解活性归功于存在的大量活化的 MMP-8。通过转基因处理的小鼠切口模型实验提示，表皮细胞中 MMP-1 的表达增加会延迟创面愈合。MMP-13 对 II 型胶原的降解效率较 I 型、III 型强，其明胶分解活性比 MMP-1 和 MMP-8 大 50 倍，在正常皮肤和正常愈合的急性创面并无表达，主要由慢性创面的基质细胞大量表达，在慢性创面的真皮基质塑型中起作用。Rayment 等提出慢性创面渗出液中 MMP-9 活性升高的程度与临床慢性皮肤溃疡严重程度呈正相关。压力性溃疡的伤口液和活检标本中同样发现 pro-MMP-2、MMP-2 与 MMP-9 的增高，TIMP-1 含量的下降。随着慢性压力性溃疡的愈合，创面渗出液中 MMP-9/TIMP-1 比值明显下降，而且在治疗开始前 MMP-9/TIMP-1 比值越低则伤口越容易愈合，证实了高水平的 MMPs 活性和低水平的 MMPs 抑制剂的活性不利于慢性压力性溃疡。慢性压力性溃疡患者的肉芽组织中有大量的中性粒细胞浸润，伤口灌洗液中 95% 为中性粒细胞和少量巨噬细胞。在糖尿病和非糖尿病患者来源的皮肤成纤维细胞中，糖尿病来源的成纤维细胞 MMP-2 和 MMP-3 的表达明显增加。Lateeft 应用器官培养的方法研究出在糖尿病患者皮肤中，全顺式维 A 酸对细胞和生化特性的影响，研究发现其具有改善糖尿病患者皮肤结构和功能的特性，而其最主要的影响在于抑制 MMPs 合成。进一步证实了慢性创面的愈合应该通过降低 MMPs 浓度和提高TIMPs 水平来完成。石冰等在研究封闭负压引流对人慢性创面中基质蛋白酶的影响时指出，负压引流通过抑制 MMP-1、MMP-2、MMP-13mRNA 的表达，促进 TIMP-1、TIMP-2mRNA 的表达，使更多的 MMPs 与 TIMPs 形成复合物，进而抑制胶原和明胶的降解，促进慢性创面的愈合。Mouës 等也发现负压引流可以显著减低慢性创面中 MMP-9 的水平，也可以降低 MMP-9/TIMP-1 的比例。这些发现也反向证明慢性创面形成过程中，MMP-1、MMP-2、MMP-9、MMP-13 表达增加以及 TIMP-1、TIMP-2 表达下降是重要因素。

研究发现，糖尿病皮肤组织和糖基化终末产物处理的人成纤维细胞中TIMP-1 的表达均显著降低；TIMP-1 可促进人成纤维细胞生长，减少细胞凋亡；采用 TIMP-1 载体介导基因治疗糖尿病大鼠创面后，创面愈合明显改善，提示TIMP-1 促进糖尿病创面愈合。采用激光照射体外培养的糖尿病患者皮肤成纤维细胞，可增加 TIMP-1 表达，减少基质降解，促进糖尿病创面愈合。最近一项关于腿部静脉性溃疡的探索性研究把患者炎性伤口和肉芽伤口渗出液中 9 种MMPs 和 4 种人 TIMPs 水平进行比较；使用髓单核细胞系（THP-1）分析炎性或肉芽伤口液中诱导 MMP 的倍数变化；舒洛地昔是一种糖胺聚糖（GAGs）的组合，被批准用于治疗腿部静脉性溃疡，研究测试其是否影响了体外 THP-1 细胞培养物中伤口液引发的 MMP 谱变化。结果表明肉芽与炎性伤口液中 MMP-1和 MMP-13 的水平较高，而在静脉栓塞患者的炎性与肉芽伤口液中 MMP-2、MMP-9 和 MMP-12 的含量显著升高。TIMP-1 和 TIMP-2 的水平在炎性伤口渗出物中较高，而在肉芽伤口液中 TIMP-4 水平较高。当用炎性或肉芽伤口液刺激人髓单核细胞 THP-1 细胞时，MMP-1、MMP-8 和 MMP-9 水平在接触炎性渗出物后增加，而用肉芽伤口分泌物刺激细胞时，MMP-3、MMP-7、MMP-12 和 MMP-13 表达水平更高。研究检测了舒洛地昔的体外有限作用，其在肉芽性伤口渗出液刺激后，MMP-2 增加，MMP-7 水平降低；在用炎性伤口液刺激后，MMP-8 表达显著降低。本研究说明了 MMP 水平的阶段特异性差异，并提供了一种筛选方法，以获得不同疾病状态的生化标志物和标准，以客观的方式评估临床治疗效果。但是因为没有慢性静脉溃疡的动物模型，这些分子和治疗方案尚未在体内进行研究。

(6) 以 MMPs 为靶标治疗慢性皮肤溃疡

慢性皮肤溃疡过程中，炎症反应持续存在，创面周围的白细胞和成纤维细胞持续分泌包括 MMPs 在内的蛋白酶。尽管 MMPs 在创伤愈合过程中必不可少，但是这些酶的过度沉积抑制了细胞的迁移，干扰了基质的重塑。所以，抑制慢性创面高 MMPs 活性状态成为治疗慢性皮肤溃疡的一个重要靶点。Lobmann 等用 OCR（oxidised regenerated cellulose）胶原（一种具有蛋白酶抑制作用的调节基质）敷料治疗糖尿病足，发现 ORC 胶原可以增加创面的愈合率，降低 MMP-9/TIMP-2 的比值。提出局部应用蛋白酶抑制剂，能够促进创面的愈合。纳米低聚糖因子（nano-oligosaccharide factor）是一种新型复合物，它主要通过抑制 MMPs 的活性来促进创伤的愈合，Schmutz 等进行随机对照试验评价其对下肢静脉性皮肤溃疡的治疗作用，发现外用这种复合物能显著促进陈旧性大面积的溃疡愈合。

慢性伤口 MMP 的增多导致病理性基质降解。因此需要功能性生物材料来恢复 MMP 和 TIMP 之间的平衡以促进伤口愈合。硫酸化糖胺聚糖 GAG 衍生物具有抗炎和免疫调节作用，天然 GAG 与 TIMP-3 相互作用，前者是功能化生物材料的有希望的候选者。通过结合实验和分子建模方法鉴定了 TIMP-3 的 GAG 结合位点，并揭示 GAG 衍生物比天然 GAG 具有更高的螯合 TIMP-3 的能力而不改变其对 MMP 的抑制潜力。因此，含有 GAG 衍生物的生物材料可以保护组织免于过度的蛋白水解降解，通过重建 MMP 和 TIMP 平衡来治疗慢性伤口。

(7) MMPs 抑制剂的研究

1）MMPs 的非选择性抑制剂：MMPs 和 TIMPs 失衡与多种疾病的病理过程有关，如肿瘤、骨关节炎和类风湿性关节炎等，目前已经针对这些疾病人工合成了许多 MMPs 抑制剂，并进入了临床试验阶段。但是到目前为止，这些抑制剂仅表现出有限的治疗作用，并且产生了许多没有预想到的毒副作用。这类抑制剂大部分是含有金属离子结合基团的多肽，包括巯基、羧基、氨基羧酸和异羟肟酸基团，这些基团可以非选择性地结合 MMPs 活性中心的 Zn^{2+}，从而抑制其活性。尽管这些抑制剂表现出强有力的抑制作用，但是它们的生物利用度很低，必须频繁给药才能维持治疗量的血药浓度。虽然局部应用 GM-6001 能够促进角膜溃疡的愈合，但是，在皮肤创伤中它抑制角质形成细胞的迁移、收缩，同时抑制肌样成纤维细胞的形成。在大鼠慢性皮肤溃疡模型中，局部应用 GM-6001 抑制中后期伤口的愈合。BB-3103 是另一种 MMPs 的广谱抑制剂，它也表现出抑制人皮肤表皮愈合的作用。所以，这类 MMPs 的广谱抑制剂不适合长期应用以治疗慢性皮肤溃疡，这可能是由于 MMPs 在正常创伤愈合过程中发挥重要作用，非选择性地抑制 MMPs 活性反而阻碍创伤愈合。但是，在 MMPs 活性过高的阶段，短期应用这类抑制剂可能有利于创伤的愈合。阿伦膦酸钠水凝胶可以抑制慢性创面渗出液中 MMPs 的活性，可是它在三维立体人皮肤模型中表现为无活性形式，这就将它对 MMPs 的广谱抑制作用只限制在抑制创面渗出液中 MMPs 的活性，而不影响创面上层细胞中的 MMPs 活性，所以不影响 MMPs 在创伤愈合过程中发挥积极作用，这也是 MMPs 广谱抑制剂的新型使用方法。因为 TIMPs 能够特异性地抑制 MMPs 的活性，同时促进角质形成细胞和皮肤成纤维细胞的增殖，所以应用 TIMPs 也是治疗慢性皮肤溃疡的一个途径。除了 TIMP-1 抑制 MT1-MMP 的活性外，其他 TIMPs 几乎抑制所有的 MMPs 的活性，所以应用野生型 TIMPs 治疗慢性皮肤溃疡同样会遇到特异性差的问题。其他作为治疗慢性皮肤溃疡制剂的天然 MMPs 抑制剂在不断被研究，例如，绿茶成分儿茶素可以抑制大鼠颈动脉损伤模型中 MMPs 的产生和活性，抑制新生内膜的过度增生。

2）MMPs 的特异性抑制剂：治疗慢性皮肤溃疡理想的 MMPs 抑制剂能够选择性抑制升高的 MMPs 活性，而不影响对创伤愈合有利的 MMPs 的活性。对 MMPs 的正确认识以及对 MMPs 特异性抑制剂的研究是治疗慢性皮肤溃疡的关键所在。对于酶 – 抑制剂复合物详细结构的认识，使研制具有更高选择性的 MMPs 抑制剂成为可能。羧酸类 MMPs 抑制剂能够高度选择性地抑制 MMP-2 和 MMP-9 的活性，只能中度抑制 MMP-3，而不能抑制 MMP-1 的活性。2，4，6-嘧啶三酮已被证明是 MMP-2 和 MMP-9 的强抑制剂。在慢性皮肤溃疡患者的创面渗出液中加入合成的 MMP-2/MMP-9 抑制剂可以促进血管生发模型中血管的形成，这一结果提示应用 MMP-2/MMP-9 抑制剂也许是治疗慢性皮肤溃疡的一个有效治疗方式。UK-370、UK-106、UK-7 是 MMP-3 的强抑制剂，其对 MMP-3 的抑制效力比对 MMP-1、MMP-2、MMP-9 的抑制效力强 1200 倍，在不影响细胞迁移的情况下，它能抑制 MMP-3 介导的细胞外基质的降解，从而促进慢性皮肤溃疡模型的创面愈合。α-抗胰凝乳蛋白酶是 MMP-9 的抑制剂，它可以抑制由 TNF-α 诱导的皮肤组织中 proMMP-9 的活化，而不影响 proMMP-2 和 proMMP-13 的活化，在急性创伤中 α-抗胰凝乳蛋白酶大量表达，而在慢性皮肤溃疡中大量失活。这些 MMPs 选择性抑制剂的详细作用机制还不是十分明确，具有高选择性、高生物利用度，显著临床疗效及低副作用的 MMPs 抑制剂有待更深入研究。

(8) 以 MMPs 的其他调节因子为靶点治疗慢性皮肤溃疡

除了通过直接干预 MMPs 活性的方式来治疗慢性皮肤溃疡外，对 MMPs 上游的调节因子的干预也是治疗慢性皮肤溃疡的有效靶点。EMMPRIN/CD147 是分子量为 58kDa 的跨膜糖蛋白，属于免疫球蛋白超家族，由肿瘤细胞和正常细胞表达，它能够刺激人成纤维细胞表达 MMP-1、MMP-2、MMP-3 和 MT1-MMP。EMMPRIN 抗体能够剂量依赖性地抑制由 EMMPRIN 诱导的肺和皮肤成纤维细胞 MMP-1、MMP-2 的表达。所以，有研究者认为调节 EMMPRIN 是治疗慢性皮肤溃疡和其他 MMPs 失衡疾病的可能方法。MMPs 可以调节许多细胞因子和生长因子的生物活性，如 TNF-α、IL-1β、IL-6 和 TGF-β。这些细胞因子同样可以调节 MMPs 在许多细胞中的表达。所以，以这些细胞因子为靶点，同样可以特异性地抑制 MMPs 的活性。降低已升高的细胞因子的治疗策略已经受到关注，特别是在炎症领域，应用抗 TNF-α 的方式成功治疗类风湿性关节炎，证明了这一策略的可行性。α-硫辛酸可以通过下调炎症因子和生长因子的表达而降低慢性创面中 MMPs 的水平，从而发挥治疗慢性皮肤溃疡的作用。直接抑制 TNF-α 和 IL-1β 的活化是另一有效治疗策略。TNF-α 转换酶（TACE）以及 IL-1β 转换酶分别是 TNF-α 和 IL-1β 活化所必需的酶，它们已经成为治疗慢性炎症疾病的新靶点。TACE 抑制剂 Ro 32-7315 能显著抑制大鼠和人全血中由脂多糖（LPS）诱导的 TNF-α 的释放和活化。口服 Ro 32-7315 能抑制由佐剂诱导的大鼠脚肿胀。这些结果支持这类复合物治疗炎症疾病的潜力，这类复合物是否有利于降低慢性皮肤溃疡中升高的 MMPs 活性有待进一步研究。除了细胞因子选择性抑制剂的研究外，降低细胞因子的水平也可以通过阻断它们的表达来实现。反义寡核苷酸链已经用于降低 TGF-β 的表达，这可以引起角质形成细胞和成纤维细胞中 MMP-1 和 MMP-9 mRNA 表达的减少。内皮细胞中 MMP-1 的 mRNA 表达减少而其他 MMPs 未改变，使辐射诱导的慢性皮肤溃疡成纤维细胞分泌 MMPs 下降。这种反义寡核苷酸链技术可能被用于抑制慢性皮肤溃疡创面组织的水解。据报道，另一种新的包含金属离子和枸橼酸的敷料能够减少氧化应激反应，并能减少体外 MMP-2 的产生，有望用于慢性溃疡的治疗。Varelias 等给下肢慢性溃疡患者局部应用促有丝分裂的牛乳清提取物，观察其对慢性创面中 MMP-2、MMP-9 和 TIMP-2 表达的调节作用，发现提取物成分中富含的生长因子可能有潜在的调整慢性皮肤溃疡中蛋白水解酶失衡的能力。

(9) MMP 基因敲除动物模型的研究

到目前为止，大多数 MMP 基因敲除的老鼠研究涉及伤口的急性炎症，并不能说明 MMP 对慢性皮肤创面的作用。例如，MMP-3$^{-/-}$ 动物发生皮肤接触超敏反应受损，而在 MMP-9$^{-/-}$ 动物中这种现象持续时间较长。MMP-7$^{-/-}$ 小鼠上皮细胞凋亡降低，中性粒细胞迁移减少，而 MMP-9$^{-/-}$ 动物皮肤炎性细胞浸润减少和清除细菌效率降低；MMP-12$^{-/-}$ 小鼠皮下植入巨噬细胞后基质降解减少。中性粒细胞胶原酶 /MMP-8 缺乏的小鼠出现创面延迟愈合。在受伤后的最初几天，中性粒细胞浸润延迟，随后可观察到持续炎症。MMP-9 已知是维持慢性皮肤伤口的因素，因此是有害的。然而这些分子有许多其他功能，比如在急性炎症中的血管生成能力，甚至可能是有益的。这说明对于愈合迟缓性皮肤伤口和其他慢性疾病，MMPs 的作用取决于疾病或治疗阶段。

（梁雅慧 何秀娟）

六、修复细胞

成纤维细胞、角质形成细胞和血管内皮细胞是参与创面修复的主要修复细胞。其功能正常与否直接影响创面肉芽组织生成、血管新生和上皮化。以往成纤维细胞增殖障碍是研究的热点，近年来成纤维细胞的异质性及其与其他细胞间的通讯正逐渐引起重视。血管内皮细胞作为血管新生的关键细胞，其表型的差异对寻找药物靶标和明确血管新生机制都具有决定性的作用。

1. 成纤维细胞

成纤维细胞是真皮中的主要细胞，其负责细胞外基质蛋白的合成和重塑，被认为是相对"被动"的细胞。然而，真皮成纤维细胞群由异质和不同的细胞类型组成，在愈合伤口环境的应激条件下，成纤维细胞通过分泌多种信号分子参与调节正在进行的炎症和细胞增殖，通过细胞与细胞的直接通信以及自分泌和旁分泌相互作用调节免疫细胞、角质形成细胞、内皮细胞和肥大细胞的功能。

(1) 成纤维细胞起源和表型

成纤维细胞是间充质细胞，存在于大多数组织中，迄今尚未有公认的标记物。成纤维细胞在组织结构支持中起主要作用，并且也能够分泌和应答细胞因子，还参与包括伤口愈合在内的几个过程的编排。成纤维细胞主要来源于原代间充质细胞，然而，它们也可能来自通过上皮－间充质转变的上皮细胞，通过内皮－间充质转变的内皮细胞和在血液循环中的称为成纤维细胞的前体细胞。成纤维细胞构成多样化的细胞群，根据所处的不同组织具有不同的功能。此外，已发现多个成纤维细胞亚群存在于单个组织中。

正常皮肤成纤维细胞由至少两个不同的细胞亚群组成，如乳头状成纤维细胞和网状成纤维细胞，它们在真皮中占据独特的位置，在生理学和功能特征方面有所不同。乳头状真皮由位于表皮下方的薄层（300~400 μm）组成。网状真皮比乳头状真皮厚得多，并呈现出更高密度的 ECM 纤维。乳头状成纤维细胞是在真皮浅层的、小的、纺锤形的、更快速增殖的细胞，网状成纤维细胞是在真皮深层的、大的、星状的、增殖更缓慢的细胞，由更厚的 ECM 包围。这两层在几种细胞外基质成分（包括胶原蛋白、核心蛋白聚糖和氟尿嘧啶）的分泌方面不同。这两个亚群在对生长因子的应答以及分泌细胞因子、生长因子、蛋白酶、MMPs 和 TIMPs 等方面也存在差异。

乳头状成纤维细胞在长期体外培养中失去其特征性标志物并分化形成网状成纤维细胞。乳头状成纤维细胞主要参与免疫反应，而伤口愈合期间网状成纤维细胞的主要功能包括细胞骨架组织和细胞运动。乳头状成纤维细胞对体外表皮形态发生发挥积极作用。与乳头状成纤维细胞相比，源自脂肪组织的成纤维细胞对血管化和再上皮化的高度促进是由于更高水平的 ECM 沉积，其可以作为血管和组织向内生长的支架，用于生长因子的储库和用于预防生长因子失活的蛋白酶的底物。还有证据表明，参与人类皮肤伤口愈合的成纤维细胞主要来自网状真皮。

成纤维细胞表型的差异影响了 ECM 的合成、降解和组成以及细胞间通讯，可能导致伤口微环境向慢性化发展，显著影响愈合过程。

(2) 伤口愈合过程中成纤维细胞表型的变异

那些在增殖期开始时迁移到伤口形成肉芽组织的成纤维细胞来自皮下伤口床（脂肪来源的成纤维细胞），而不是来自周围未受伤的真皮，这些细胞的收缩能力不同。但是，皮下伤口床并不是迁移的成纤维细胞的唯一来源，例如成纤维细胞也可能来源于血源性循环祖细胞，即从正常循环转移到组织损伤部位的纤维细胞。随后在增殖期的后期，一个称为原始纤维母细胞的成纤维细胞分化亚群出现，其代表大多数体内条件下的中间阶段，影响机械张力并经历 $TGF-\beta_1$ 转化以形成具有包含 $\alpha-$ 平滑肌肌动蛋白（$\alpha-SMA$）的应力纤维的肌成纤维细胞。这种类型的成纤维细胞合成并沉积 ECM 成分替代临时基质，随后减少伤口的程度，并在肉芽组织的成熟中发挥重要作用。

(3) 成纤维细胞与其他细胞之间的通信

成纤维细胞是重要的源细胞和信号分子的靶标，因此，在伤口愈合一系列生理和病理过程中起重要作用。伤口微环境由不同类型的细胞组成，每个细胞都专门扮演特定的角色。因此，为了在愈合过程中表现出适当的行为，各种细胞类型之间必须存在通信。事实上，细胞间通讯是通过成纤维细胞和免疫细胞、肥大细胞和角质形成细胞之间的直接接触，或通过来自免疫细胞、肥大细胞、角质形成细胞和内皮细胞的信号分子介导的，其以自分泌或旁分泌方式发挥作用。

(4) 成纤维细胞之间的自分泌信号

真皮成纤维细胞之间的自分泌信号包括 $TGF-\beta$ 刺激后合成结缔组织生长因子（connective tissue growth factor，CTGF），其在非病理条件下促进胶原蛋白合成和成纤维细胞增殖。自分泌介导的胶原合成和成纤维细胞收缩性增加进一步由慢性伤口真皮成纤维细胞产生的一氧化氮（NO）介导。皮肤成纤维细胞在非生理条件下通过 $TGF-\beta$/Smad 信号转导途径过表达 VEGF。增强的 VEGF 水平可导致血管形成或血管损伤和过度的成纤维细胞活化，进而发展为病理性纤维化。

多年来，皮肤成纤维细胞的各种功能被低估。目前已知成纤维细胞能够通过分泌细胞因子和生长因子感知和应答组织损伤，这两者都在参与伤口愈合的周围细胞之间产生了连接网。目前已经鉴定了几种表现出不同活化状态的成纤维细胞亚群，并且不同的成纤维细胞表型的不同行为似乎对伤口的愈合状态产生显著影响。迄今为止，尚未确定一个亚群是否仅参与愈合过程的各个阶段，也未确定亚群是否有助于伤口闭合。今后如能确定参与愈合过程的不同亚型的真皮成纤维细胞的详细表征，将有助于阐明其在皮肤慢性伤口中的调节作用。

(5) 慢性伤口中的成纤维细胞

一些慢性伤口的研究提到了上皮边缘过度增生堆积导致无法再上皮化。沿着非愈合创面边缘的角质形成细胞不仅显示出延迟的迁移和增殖速率，而且它们也丧失了与其他细胞通信的能力。慢性伤口的表面容易细菌附着并形成生物膜，从而导致炎症期的延长。 事实上，高达 60% 的慢性伤口标本被发现含有生物膜。通常的肉芽组织中，可以明显看到由纤维蛋白袖口包围的血管，其中一些是出芽血管，以及少量的肌成纤维细胞。 慢性伤口中存在的大多数成纤维细胞过早衰老，形态异常以及迁移和增殖能力下降。增殖能力降低是由 p38-MAPK 通路上调引起。此外，间隙连接蛋白 43（Cx43）含量在慢性伤口中升高。体外实验结果表明，Cx43 的表达增加可能是成纤维细胞迁移破坏的原因，导致伤口闭合延迟和更大的瘢痕。在慢性而非急性伤口中观察到更多的脂肪组织，其被认为限制成纤维细胞的组织和迁移。重要的是，慢性伤口的成纤维细胞对生长因子无反应；信号级联中的生长因子及其受体和下游组分的数量减少。慢性伤口 MMPs 活性增强进行肽片段化是生长因子信号转导和成纤维细胞反应性降低的原因之一。因此，尽管慢性伤口中生长因子的产生升高，但是可用性较低。TIMPs 水平的降低有助于伤口慢性化程度。衰老成纤维细胞表现出和正常成纤维细胞不同的分泌蛋白质谱，例如，促炎细胞因子和Ⅲ型胶原水平升高，Ⅰ型胶原和纤维连接蛋白水平降低。

慢性伤口能量需求与氧气供应之间的不平衡尤其对增殖期产生显著影响。通过再生组织消耗大量氧气，吞噬细胞过量生成 ROS 以及血管系统向伤口输送氧气的能力有限导致伤口局部缺氧。慢性伤口的氧分压明显低于急性伤口，低氧分压值会降低角质形成细胞增殖并损害角质形成细胞合成信号分子。ROS 产生过量导致成纤维细胞产生的抗氧化剂失活，例如超氧化物歧化酶，过氧化氢酶和谷胱甘肽过氧化物酶。此外，高浓度的 ROS 会导致 DNA 损伤，端粒缩短（引发细胞衰老）和细胞反应受损。缺氧环境与营养供应不足导致伤口缺血和皮肤成纤维细胞的胶原合成减少。反过来，胶原合成减少会阻止血管的形成，血管的生长需要 ECM。此外，慢性伤口中胶原产生减少导致愈合伤口的拉伸强度降低。

（6）成纤维细胞增殖障碍

细胞增殖是修补创伤缺损的重要环节，是创伤愈合过程中最重要的细胞活动之一。表浅的损伤主要通过上皮细胞的增殖、迁移，覆盖创面完成，大多数软组织损伤修复则需通过肉芽组织生成的形式进行。成纤维细胞是构成肉芽组织最重要的功能细胞之一，多数学者认为，创伤愈合中成纤维细胞主要来自伤口边缘未受损伤的成纤维细胞、间充质细胞，或由静止的纤维细胞活化而来，然后迁移到伤口部位，产生胶原和细胞外基质并沉积在受伤部位以修复缺损。成纤维细胞在创伤及组织修复中的数量及功能状态是决定和影响创面修复进程和预后的关键因素，而其数量由其增殖和凋亡的平衡状态决定。

屈纪富等研究合并全身放射损伤对皮肤伤口成纤维细胞增殖及凋亡的影响时，发现全身放射损伤可抑制伤后早期细胞周期 G_1 期到 S 期的转变而抑制细胞增殖，并且使创伤局部成纤维细胞凋亡增加，从而导致伤口局部成纤维细胞数量减少，这可能是合并全身放射损伤时创伤难愈的重要原因。周萍等研究细胞周期紊乱和凋亡在 X 线照射损伤后创伤愈合延迟中的作用，发现局部照射后创伤愈合与细胞周期、细胞凋亡的改变密切相关，主要引起 G_1 期阻滞和 S 期延长、有丝分裂受到抑制及细胞凋亡早期增加。因此，纠正成纤维细胞增殖与凋亡失衡状态可能是治疗慢性溃疡的重要途径之一。付小兵等根据中国人群体表慢性难愈合创面流行病学特征，提出组织修复细胞支架改变、修复细胞过度凋亡、生长因子与靶细胞受体间信号转导"失偶联"以及多种因子间网络调节"失控"，是体表慢性难愈合创面的发生机制，建立并改进了相关生长因子治疗方法，使许多久治不愈的慢性溃疡创面得到愈合。

细胞增殖取决于增殖细胞在细胞外信号影响下细胞周期的有序进展。如果细胞周期本身的调控机制障碍及调节细胞周期的细胞外信号紊乱都会导致病态的发生。在细胞周期进展的过程中，存在着一些转折点。如 $G_{1/S}$ 和 $G_{2/M}$ 转折点的调节，都是由细胞周期蛋白（cyclin）和细胞周期蛋白依存性蛋白激酶（CDK）组成的复合物进行的。Cyclin 是参与细胞周期正性调节的蛋白质家族，是细胞周期蛋白质依赖性激酶的活性辅助因子。CyclinD1 在细胞周期中最早被合成，于 G_1 中期达高峰，多与 CDK4/CDK6 组成合酶发挥作用，该复合物磷酸化关键底物 PRb，释放出结合的转录因子 E$_2$F，促进 DNA 转录，加速细胞周期进程。CDK4 的活性受多种因素的影响，CyclinD1 蛋白是影响 CDK4 活性的重要因素之一。CyclinD1 蛋白作为 CDK4 的调节亚基，与催化亚基 CDK4 结合组成 CyclinD1-CDK4 复合物，行使 CDK4 蛋白激酶的功能。

成纤维细胞的增殖过程中，生长因子及其介导的信号传递起着重要的作用。生长因子参与了炎症反应、细胞的增殖与分化和细胞的退变与改建等所有的愈合过程，多种生长因子被释放后，能促进各类型的细胞迅速增殖。近期研究发现，在早期糖尿病大鼠深Ⅱ度烫伤的难愈创面模型中，某些重要的生长因子的水平并未下降，而且局部应用 bFGF 并不是对所有糖尿病难愈创面都有效；在人下肢静脉曲张性慢性溃疡创面分泌液或肉芽组织中 bFGF 及 TGF-β 等含量无明显变化，有时甚至较正常增多，而 TGF-β Ⅱ型受体表达明显下降；用表皮生长因子（EGF）刺激慢性糖尿病性溃疡来源的成纤维细胞，在高浓度生长因子存在下其细胞分裂反应都明显低于正常对照组。同时，慢性溃疡成纤维细胞还需要更多的 EGF 刺激才能达到该反应，而此时 EGFR 呈弱阳性表达，蛋白含量也明显降低；而临床运用外源性生长因子来促进创面愈合却没有取到良好效果，提示在这种高浓度生长因子存在下，创面延迟愈合的根本原因在于生长因子活性改变或修复细胞生长因子受体或其下游信号分子表达和功能发生改变，以及生长因子与其受体作用发生障碍，导致修复信号不能正常传递和核内的基因异常表达。

关于生长因子如何通过信号通路来调控成纤维细胞的增殖，目前较为清楚和受关注的是丝裂原激活蛋白酶（mitogen activated protein kinases，MAPKs）通路和转录中的信号转导子和激活子（signal transducer and activator of transcriptions，STATs）通路。MAPK 级联途径通过生长因子和细胞因子受体将细胞外多种刺激信号转导到细胞核，是多种细胞产生反应的共同通路，可以激活核内转录因子，调节原癌基因和应激蛋白基因的表达，如 c-Fos、c-Myc、c-Jun、egr-L 等，促进有关蛋白的合成，完成对细胞周期的调控，影响细胞的增殖与分化、生长停滞与凋亡。慢性静脉曲张性下肢溃疡成纤维细胞中 TGF-β Ⅱ型受体的低表达以及对外源性 TGF-β 的刺激呈低增殖反应的同时，伴随着 MAPK 通路中转录激活因子 Smad 2、Smad 3 和 p42/44MAPK 不能被磷酸化，表明慢性溃疡成纤维细胞涉及 MAPK 的下游信号通路出现了异常。

原癌基因 c-Fos、c-Jun、c-Myc 在细胞增殖和分化网络调节过程中的作用也逐渐受到重视。其基因产物是刺激信号和调节基因之间的纽带，参与了多种生长因子的信号转导通路，通过对细胞内生长调控系统中多环节的作用而影响细胞生长、增殖和分化全过程。c-Fos 表达的癌蛋白 FOS，是在细胞核内起作用的蛋白质，它是一种反式作用因子，不直接与 DNA 结合，而是与其他一些转录因子如 c-Jun 表达的癌蛋白结合，形成 AP-1，进而由 AP-1 与基因序列中的 TRE 位点结合，启动这些基因的转录，导致一系列生物学效应的产生，促进细胞的分裂增殖。bFGF 基因的启动子区就有 TRE 位点，故 AP-1 可与之特异性结合，从而启动 bFGF 基因的转录和翻译，提高胞内 bFGF 的表达和蛋白含量。bFGF 与受体结合后，诱导胞内酪氨酸激酶磷酸化后，通过 MAPK 信号通路，促进 c-Myc 基因转录和翻译，启动成纤维细胞进入 S 期，加速细胞增殖。与此同时，c-Fos 又被激活并出现一个明显的表达。因此，在创伤修复过程中，原癌基因与生长因子以及组织修复成分基因之间表达的相互作用影响和调控着组织修复的进程。

细胞内游离钙作为细胞内重要的第二信使，对 DNA 修复、基因转录、核蛋白磷酸化和细胞增殖等过程均有影响。Ca^{2+} 的细胞效应包括促进细胞黏合与胞间通讯、改变酶活性、调节细胞膜的通透性、控制细胞分裂和影响细胞代谢等多方面。bFGF 能通过 MAPKs 通路系统对细胞的增殖和迁移等产生影响，同时也能通过钙离子浓度的变化发挥作用，钙离子浓度的增加能使 MAPKs 家族主要成员 Erk 活性上升 10 倍。另外，可通过钙依赖性钙调蛋白激活 Ras，从而对 MAPKs 系统产生影响。Ca^{2+} 活化某些启动子，使 c-Fos 活化，是其影响 MAPKs 的又一方式。同时 MAPKs 信号系统对胞内 Ca^{2+} 代谢也有影响，当抑制 MAPKs 各通路时，都能对成纤维细胞内游离 Ca^{2+} 的表达产生抑制。

可见，对成纤维细胞增殖调控是由多基因控制，在多因素参与下通过复杂的调节网络实现的。细胞因子、MAPKs 家族、Ca^{2+}、原癌基因家族等因子在其中发挥了重要的作用。

（赵京霞　张颖　何秀娟）

2. 角质形成细胞

成纤维细胞和角质形成细胞之间的通信在组织完整性重建阶段非常重要，在此期间，成纤维细胞的存在刺激角质形成细胞分化和增殖并且改善表皮形态。成纤维细胞衍生的可溶性因子，包括 KGF、HGF、GM-CSF、IL-6、IL-19 和 FGF-10，扩散到表皮中并影响角质形成细胞的生长和分化。作为回应，角质形成细胞分泌 IL-1 和甲状旁腺激素相关肽（PTHrP），其刺激成纤维细胞产生 KGF，从而形成旁分泌环。此外，由活化的角质形成细胞释放的 IL-1α、IL-1β、IL-6 和 TNF-α 上调真皮成纤维细胞中 KGF 的表达。角质形成细胞与成纤维细胞的共培养可促进角质形成细胞 IL-1 的表达。IL-1 增强真皮成纤维细胞的增殖、胶原沉积和 G-CSF 分泌，促进糖尿病小鼠伤口的再上皮化。角质形成细胞分泌的 IL-1α 被认为是皮肤成纤维细胞中 IL-6 和 IL-8 产生的诱导剂。表皮和真皮共培养增加了成纤维细胞产生的前列腺素 E_2，该过程由环氧合酶 2 介导，环氧合酶 2 在用 IL-1α 前体刺激后由角质形成细胞分泌。前列腺素 E_2 参与伤口愈合在内的各种重要的生理和病理过程，是炎症的关键介质之一，能增强角质形成细胞的增殖和分化。因此，角质形成细胞和成纤维细胞之间的旁分泌功能不仅在增殖期而且在炎症期也是必需的。

调节 MMPs 和 TIMP 的表达对于伤口愈合后期的愈合质量至关重要。角质形成细胞衍生的 14-3-3σ 蛋白通过 MMPs（MMP-1 和 MMP-3）的分泌促进真皮成纤维细胞对 ECMs 的降解。此外，当角质形成细胞和成纤维细胞共培养时，14-3-3 组的 stratifin 和其他成员表达上调。虽然真皮成纤维细胞和角质形成细胞均产生 MMP，但角质形成细胞主要表达 MMP-9，并且在较小程度上表达 MMP-2，而成纤维细胞主要表达 MMP-2。在角质形成细胞和成纤维细胞共培养时，MMP-2 和 MMP-9 的活性显著增强；由成纤维细胞分泌 TIMP-1 和 TIMP-2 表达增强；主要由角质形成细胞表达的 TIMP-3 水平增加。凝血酶诱导的 MMP-9 的合成是通过激活蛋白酶激活受体 1（PAR-1）并由 JAK / STAT3 信号通路介导的。

（何秀娟）

3. 血管内皮细胞

慢性皮肤溃疡临床上多为二期愈合，以肉芽组织填充为主要特征。肉芽组织的主要成分是成纤维细胞和血管内皮细胞（endothelial cell，EC），其中内皮细胞血管新生是创面修复生肌过程中的关键环节之一。伤口早期血管化包括内皮细胞增殖和迁移之后形成毛细血管以出芽方式向创面基底床生长，这对支持再生组织至关重要。大量实验已证明慢性皮肤溃疡的核心问题之一是局部血运不良，创面愈合血管化延迟，病理特点是创面细胞增殖分化水平低，不形成或很少形成肉芽组织。

（1）血管新生的过程

毛细血管由内皮细胞、基底膜和外周细胞组成。内皮细胞为多边形，大小一致。基底膜是围绕内皮细胞的黏多糖类物质构成的微细结构，新生血管一般没有基底膜，随着生长成熟，微血管逐渐形成基底膜。外周细胞围于基底膜中，主要功能是生成基底膜和胶原纤维，支持微血管，防止血管闭合。毛细血管最具特征的结构是数量不等、大小均匀的质膜小泡相互通联，形成暂时性孔道，提高内皮细胞的通透性。

血管系统的形成包括血管发生和血管形成。血管形成有两种形式：①套叠性血管形成：是指通过间质柱状结构插入已有血管内腔，使原血管腔分割，致已存在血管通过分裂的方式形成分支"子血管"。②出芽性血管形成：是指在已有血管基础上，内皮细胞以出芽形式扩增、迁移并相互连接形成新生血管内膜腔，进一步发展为新生血管。

正常组织血管新生主要有两种形式：①局部血管再生是指正常组织血管内皮细胞通过降解血管基底膜，出芽生长进入再生组织基质，经过再生形成新生血管；②干细胞血管再生则由骨髓中血管内皮细胞、干细胞在某些细胞因子刺激下游离至再生组织生成毛细血管。创伤局部再血管化主要依赖局部血管再生。

（2）内皮细胞表型异质性

血管新生过程中 EC 表型分为三种：迁移表型（顶端细胞）、增殖表型（柄细胞）和静息表型（方阵细胞）。

1）顶端细胞：顶端细胞迁移进入 ECM，感知微环境中吸引和排斥信号，将其转化为黏附和去黏附作用，引导细胞移动。它们高度极化，延伸大量伪足，极少增殖，并在运动过程中保持高度分支形态。在血管前端，顶端细胞受到 VEGF 的诱导，表达高水平的 VEGFR2 和低水平的 VEGFR1，更易获取顶端位置；此外，VEGFR3 也发生激活，并在顶端细胞中高表达，促进血管新生和 EC 迁移，并负调控 VEGFR2 通路。

血管新生的关键要素之一是 EC 迁移。EC 迁移主要受板状伪足和丝状伪足的引导。板状伪足含有高度分支的肌动蛋白网络，是很短且近似于质膜的纱状结构，推动大片质膜移动；丝状伪足含有紧密成束的 F- 肌动蛋白，由尖钉状质膜突起组成。丝状伪足向前伸展，使 EC 能够充分接受周围组织中各种血管生长因子的信号，尤其是血管内皮细胞向顶端细胞分化的必要信号分子 VEGFA。

2）柄细胞：血管新生过程中关键的一步是管腔形成，否则内皮细胞索将无法发挥运输作用，而柄细胞不可或缺。柄细胞产生伪足的数量相对较少，增殖能力强，血管新生时，顶端细胞在 ECM 间隙中形成通道，柄细胞将这个通道铺平，再通过两种形式融合形成管腔：一是细胞空心化，将胞内小空泡融合形成大空泡；二是细胞索空心化，通过水解细胞侧面细胞连接，形成细胞间腔隙。多种整合素、MMP 以及转录因子，如肌细胞增强因子 2C（myocyteenhancer binding factor 2C，MEF2C）参与空泡的形成和融合；EC 与 ECM 相互作用引发整合素下游信号级联，活化 Ras 同源性鸟苷三磷酸酶（Rashomologyguanosine triphosphatase，Rho GTP 酶）形成管腔。

在哺乳动物细胞中，DLL4-Notch 信号通路在内皮细胞特化为顶端细胞和柄细胞的过程中起到重要调控作用。Notch 在柄细胞中的活性很高，而在顶端细胞中呈低水平表达；相反，DLL4 在顶端细胞中表达较高。若 VEGF 与顶端细胞膜上 VEGFR2 和 VEGFR3 结合，促进 DLL4 表达升高，激活相邻柄细胞膜上 Notch 信号通路，从而上调柄细胞内 VEGFR1 表达，下调 VEGFR2 和 VEGFR3 表达，从而抑制顶端细胞表型来促进柄细胞特化，使两者保持合适的比例以确保血管出芽的精确性。故不同 VEGFR 水平的 EC，其芽生受限于 Notch 信号；VEGFR 活性也影响 DLL4 表达。EC 通过 VEGFR-DLL4-Notch-VEGFR 反馈环路形成顶端细胞和柄细胞，促使出芽和分支的反复形成，最终形成血管网。

3）方阵细胞：在健康成人体内，静息 EC 寿命较长，不受自分泌 VEGF、Notch、血管生成素 1（angiopoietin 1，Ang1）、FGFs 等细胞因子的干扰，排列为细胞单层，外覆周细胞，形成基底膜。血管新生过程中，EC 迁移、增殖并形成管腔，最终成熟稳定为新的功能血管。此时 EC 形成紧密单层，建立顶端 - 基底部之间的极性和细胞间接触抑制，抗凋亡，保持静息状态。EC 抑制细胞外信号调节激酶 1/2 extracellularsignal-regulated kinase 1/2，ERK1/2）活性，退出细胞周期，调节接触抑制。方阵细胞表达高水平血管内皮钙黏蛋白（vascular endothelial cadherin，VE-cadherin），通过接触抑制维持静息；VE-cadherin 的缺失会激活 VEGFR2，引起细胞增殖。另外，VEGFR1 抑制 VEGF，也促进细胞静息。方阵细胞对 VEGF 的应答是从迁移和增殖状态转变为静息状态。血管周细胞分泌的 Ang1 与 EC 的 Tie2 结合，保持血管完整性和静息状态。

(3) VEGFA/VEGFR2 作用结合对 EC 的影响

VEGF 是目前所知最重要的生理和病理状态下血管新生的调节因素，可刺激血管内皮细胞分裂增殖从而增加微血管新生，又可提高血管通透性从而促进创面的愈合。VEGFA 和 VEGFR2 结合诱导的信号是血管生成的主要控制者。VEGFA 结合 VEGFR2 后，活化 VEGFR2 使酪氨酸 1175 位点（Tyrosine1175，Y1175）发生磷酸化。Y1175 位点是 VEGFR2 的重要自动磷酸化位点，可以和磷脂酰肌醇 3 激酶（phosphatidylinositol 3-hydroxy kinase，PI3K）发生结合并直接使之活化，促进内皮细胞的增殖。蛋白激酶 B（PKB/Akt）是一种丝氨酸 / 苏氨酸蛋白激酶，是 PI3K 下游的信号蛋白。Akt 由 PI3K 通过影响三磷酸肌醇依赖性蛋白激酶（PDK）和张力蛋白同源 10 号染色体缺失的磷酸酶（tensin homologous chromosome 10 deletion phosphatase，PTEN）表达水平进行调节。活化后的 Akt 直接和结合底物西罗莫司靶蛋白（mammalian target of rapamycin，mTOR）结合，并使其发生磷酸化，形成信号级联反应，调控内皮细胞的生存增殖。VEGFA-Akt 是经典的促进内皮细胞增殖和存活信号。VEGFA 也可以间接通过黏着斑激酶（focal adhesion kinase，FAK）、硫血红蛋白（sulfmethemoglobin，SHB）和 T 细胞特异性衔接分子（T cell specific adapter protein，TSAd）激活 PI3K。Y1175 位点可以与磷脂酶 C-γ1（phospholipase C-γ1，PLCγ）的 SH2 同源结构域相结合，激活 PLCγ，导致 PIP2 水解，生成的甘油二酯作为第二信使活化 PKC，导致细胞外调节蛋白激酶（ERK1/2）信号通路激活，促进内皮细胞增殖。PLCγ 也可以通过配体生长因子受体结合蛋白 2（growth factor receptor binding protein 2，Grb2）和 Shc 直接或间接结合到 VEGFR2，激活 ERK1/2 通路刺激内皮细胞增殖。

TSAd 是 VEGFA 信号转导所依赖的配体蛋白，可以通过 SH2 结构域结合到 VEGFR2 的 Y951 磷酸化位点，或者通过脯氨酸结构结合到 c-Src 的 SH3 结构域。VEGFA 刺激内皮细胞后，使 Y951 磷酸化位点发生自身磷酸化，引起内皮细胞中 Y951 磷酸化活化 TSAd（pY951-TSAd）信号的活化，进而引起 TSAd 和 Src 的结合，激活 Src 信号，最终影响内皮细胞迁移。1214 磷酸化位点是 VEGFR2 的另外一个重要的磷酸化位点。激活 1214 位点后引发肌动蛋白重构，使细胞分裂周期蛋白 42（cell division cycle protein 42，CDC42）和 p38 分裂原激活的蛋白激酶（mitogen-activated protein kinase，MAPK）信号活化。p38 MAPK 的激活会引发 HSP27 的磷酸化，进一步引发肌动蛋白重组，最终使内皮细胞迁移；IQ 基序的 GTP 酶活化蛋白 1（IQ motif containing GTPase activatingproteins，IQGAP1）是肌动蛋白的连接点，在 VEGFA/VEGFR2 调控的细胞迁移中起着关键的作用。研究证明，当内皮细胞沉默 IQGAP1 后，由 VEGFA 引发的内皮细胞迁移现象消失。非酪氨酸激酶受体的 FAK 在调节血管内皮细胞迁移中具有重要作用。VEGFA 和 VEGFR2 结合后可以激活黏着斑激酶 FAK 和其下游底物桩蛋白（paxillin），影响内皮细胞的迁移。

（4）成纤维细胞对血管内皮细胞的影响

已知内皮细胞通过整合素黏附 ECM，这对其增殖、迁移和组装是必需的。成纤维细胞在这一过程中的作用不容小觑。成纤维细胞产生许多分子影响血管生成，包括 VEGF、HGF、FGF-2、Ang-1、Ang-2 和 IL-8。研究发现，成纤维细胞与内皮细胞体外共培养可延长内皮细胞的存活率，证实成纤维细胞和成纤维细胞条件培养基可刺激血管生成，从而证明其旁分泌机制。

VEGF 和 FGF-2 与细胞表面受体的结合导致内在酪氨酸激酶的激活和信号转导，其反过来导致转录和随后的生物学变化。VEGF 通过激活 VEGF-R1 和 VEGF-R2 刺激内皮细胞增殖，迁移和释放 NO；这些激酶在内皮细胞中启动许多信号转导途径。VEGF-R2 能够通过 Ras/MAPK 信号转导途径和 PI3K 诱导内皮细胞增殖。内皮细胞的迁移是由 Src 激酶、FAK 和 p38-MAPK 的激活介导。FGF-2 似乎参与维持血管完整性，其与 FGFR-1 受体结合后几种信号转导级联被激活，例如 Ras 途径、Src 酪氨酸激酶、PI3K 和 PLC 途径。VEGF 和 FGF-2 均是血管生成必需的分子。已经表明 VEGF、HGF 和 IL-8 通过内皮细胞改变 VE- 钙黏蛋白和 C- 连环蛋白（C-catenin）的表达，从而有助于调节血管生成。

Ang-1 和 Ang-2 均构成内皮细胞表面受体 Tie-2 的配体。Ang-1 通过 PI3K / Akt 信号转导途径起作用，而 Ang-1 作为 Tie-2 的激动剂，Ang-2 构成 Tie-2 拮抗剂。与 Tie-2 结合后，Ang-1 在体外诱导内皮迁移和存活以及管腔形成，促进血管结构完整性。已经表明，应用外源性 Ang-1 可促进伤口血管生成。Bitto 等发现 Ang-1 可增强糖尿病伤口的愈合。Ang-2 的表达在正常愈合伤口中逐渐下降，但糖尿病受损的伤口中 Ang-2 表达增多；与正常伤口相比，糖尿病患者伤口中 Ang-2 过度表达和 VEGF 表达降低，引起内皮细胞数量显著减少。外源性 VEGF 对糖尿病性受损创面具有改善作用。

Berthod 等人研究了皮肤成纤维细胞和 ECM 对内皮细胞的影响，确定 ECM 对毛细血管样管腔的形成至关重要。但是，ECM 单独存在是不够的，还需要成纤维细胞。ECM 充当毛细血管形成的支架，并成为细胞周围微环境中生长因子保留浓缩的"陷阱"；成纤维细胞通过细胞外基质的重塑和递送信号分子为血管生成提供支持，因此 ECM 和成纤维细胞是血管生成所必需的。MMP 通过降解修饰 ECM，支持内皮细胞迁移、血管发芽和切割 ECM 蛋白，从而生成抗血管生成片段。例如，MMP-9 将构成血管基底膜的 Ⅳ 型胶原蛋白切割成抗血管生成肽 tumstatin。研究证实，ECM 分子纤连蛋白、血小板反应素 1 和 2（trombospondin-1，2，TSP-1，2）以及基底膜聚糖（perlecan）在切割后也产生具有抗血管生成作用的片段。TIMP-1 仅由成纤维细胞分泌，起到抑制 MMP-9 活性的作用，从而证明其促血管生成特性。除了成纤维细胞对内皮细胞的影响之外，内皮细胞也可能影响成纤维细胞。内皮细胞和内皮衍生肽内皮素 -1 增强 α-SMA 的表达，α-SMA 刺激成纤维细胞介导的胶原收缩和分化为肌成纤维细胞，参与肉芽组织的形成和收缩。

内皮细胞并不是一个简单的由相同细胞组成的巨大集团，其表型存在明显异质性，而这可能是血管生成研究的新方向。

（何秀娟）

七、免疫细胞

近年来 T 淋巴细胞在创面修复中的作用得到关注。慢性伤口中 T 淋巴细胞较少和功能受损；iNKT 细胞是慢性伤口炎症阶段的负调节细胞，对伤口愈合具有抑制作用；伤口边缘的 Vγ3⁺γδT 细胞功能异常可造成创面迁延不愈。

1. NKT 细胞

NKT 细胞是皮肤修复的重要调节细胞，是一类天然存在的介导先天性免疫和获得性免疫的重要淋巴细胞，可调节 T 细胞和抗原提呈细胞（APC）的功能，能特异性识别 APC 表面 CD1d 提呈的糖脂类抗原，活化后可分泌 IL-4、IFN-γ、IL-10 和 IL-13 等多种细胞因子，参与机体的抗感染、抗肿瘤、移植免疫和自身免疫调节作用。NKT 可通过 Fas/FasL 途径、穿孔素途径以及 TNF-α 途径而发挥细胞毒作用。根据 TCR 类型及发育是否依赖于 CD1d 分子，NKT 细胞分为三类：Ⅰ 型 NKT 细胞、Ⅱ 型 NKT 细胞和 NKT 样细胞。小鼠 Ⅰ 型 NKT 细胞被定义为：表达非多态的 Vα14-Jα18TCR 及能被 CD1d 分子提呈的鞘磷脂 α-半乳糖酰基鞘氨醇（α-GalCer）激活的一群免疫细胞。α-GalCer 是一种由海洋海绵体中提取的 α₂半乳糖神经酰胺，是已知最有效的 NKT 细胞选择性抗原，常被用作 NKT 细胞的外源性激活剂。根据 NK1.1 分子的表达水平，小鼠 Ⅰ 型 NKT 细胞可分为两个亚群，Vα14-Jα18⁺NK1.1⁺CD1d 依赖性 NKT 细胞和 Vα14⁻

Jα18⁺NK1.1⁻CD1d 依赖性 NKT 细胞。前者又名为 iNKT（invariantNKT）细胞或经典的 NKT 细胞。这也是研究最为广泛和深入的一群 NKT 细胞。Ⅱ 型 NKT 细胞即 Vα14（人 Vα24）⁻Jα18⁻CD1d 依赖性 NKT 细胞，常存在于人体骨髓和肝脏部。小鼠体内这群细胞并不能被 α-GalCer-CD1d 四聚体所识别。NKT 样细胞即 CD1d 非依赖性 NK1.1⁺T 细胞，表达不同种类的 TCR 和 NK 标记分子。

iNKT 细胞一旦识别了糖脂类抗原 α-GalCer 而活化之后将产生高浓度的细胞因子，参与多样的免疫调节。NKT 细胞在不同的环境条件下，可分化为不同的细胞表型，影响免疫应答的类型。活化的 NKT 细胞表面上调 CD40L 激活了树突状细胞（dendritic cells，DC）细胞表面的 CD40，导致 DC 细胞产生 IL-12，DC 细胞分泌的 IL-12 又活化了 NKT 细胞，活化后的 NKT 细胞产生大量 IFN-γ，而 IFN-γ 又能活化 NK 细胞和 CD8⁺ 的细胞毒性 T 细胞（cytotoxic T cell，CTL），从而可介导抗肿瘤作用。所以活化的 NKT 细胞能趋化 DC 细胞成熟，调动 Th1 细胞的正向免疫应答反应。当 APC 产生 IL-10 或 TGF-β 等细胞因子时，NKT 细胞主要分泌 IL-4、IL-10 和 TGF-β 等细胞因子，发挥免疫抑制作用。

iNKT 细胞在皮肤伤口修复中炎症早期和增殖阶段发挥重要调节作用。在 NKT 细胞缺陷小鼠（CD1d 或 Jα281 基因敲除）切除性皮肤伤口模型中，与野生型小鼠相比早期伤口愈合明显加快，伤口局部中性粒细胞趋化因子 MIP-2，单核/巨噬细胞趋化因子 MIP-1α、MIP-1β 和生长因子 TGF-β1 显著增多，Ⅰ 型胶原生成增多。野生型小鼠皮肤损伤后 12 小时伤口就可以检测到 NKT 细胞，但数量少，占伤口浸润细胞的 0.41%，24 小时后数量可增加到 10 倍，并持续到第三天，第五天 NKT 细胞数量下降，五天后伤口检测不到 NKT 细胞。说明 NKT 细胞是伤口炎症早期的主要浸润细胞，并与中性粒细胞的浸润相一致。与野生型小鼠相比，基因敲除小鼠伤口中浸润的中性粒细胞和巨噬细胞没有统计学差异，都是在损伤后 24 小时浸润的中性粒细胞最多，而巨噬细胞浸润的高峰在损伤后 3 天，并且中性粒细胞的 MPO 也未见差异。此外，通过使用 CD1d 单克隆抗体预处理小鼠来抑制 NKT 细胞的活性也可加速伤口的愈合，改变伤口局部的炎症信号，可促进伤口上述趋化因子的生成，而血清中趋化因子未见差异说明伤口局部趋化因子的升高只是 CD1d 抗体单独作用的结果；可改变外周血和伤口 NKT 细胞表面分子 CD69 和 CXCR2 的表达；同时对伤口局部浸润的中性粒细胞和巨噬细胞以及外周血和脾脏中抗原提呈细胞（巨噬细胞、B 细胞和树突状细胞）的数量无影响。

在小鼠烫伤模型中也证明了 CD1d- 限制性 NKT 细胞是炎症早期和胶原生成的重要调节细胞。其可以抑制迟发型超敏反应，抑制体外脾和淋巴结 T 细胞的增殖，是损伤早期伤口局部 IL-4 的主要来源。iNKT 细胞是慢性伤口炎症阶段的负调节细胞。因此，通过调控 iNKT 细胞的功能可成为治疗难愈合性皮肤伤口过度或延迟的炎症反应的作用靶点。

（何秀娟）

2. γδT 细胞

表皮树突状 T 细胞（epidermal dendritic T cells，EDTC）是存在于表皮的形态呈树突状的 γδT 细胞。近年对 γδT 细胞的深入研究，提示其在慢性伤口愈合中具有重要作用。γδT 细胞有许多与 αβT 细胞不同的特性和功能。它们可直接识别结合某些靶细胞或微生物等抗原性异物所共有的特定表位分子而被激活，并通过释放大量不同类型细胞因子产生免疫反应，因此又称为固有样淋巴细胞。此类 T 淋巴细胞是连接固有免疫应答和适应性免疫应答的"桥梁"，主要分布于皮肤、肺、小肠、泌尿生殖道黏膜及皮下组织和肿瘤组织中，在外周血和外周免疫器官中所占比例很低。

γδT 细胞群体具有异质性，根据其 TCR γ 链可变区（Vγ）的不同可分为若干亚群。正常小鼠表皮中的 γδT 细胞是 Vγ3$^+$γδT 细胞，此种 Vγ3$^+$γδT 细胞是参与创面修复的固有免疫效应细胞。正常皮肤中的 Vγ3$^+$γδT 细胞呈树突状，轻度活化可分泌少量的细胞因子来维持上皮细胞的稳定。创伤发生后，伤口边缘的 γδT 细胞失去其树突状形态开始变圆，而伤口远处的 γδT 细胞还保持其树突状形态；变圆的 γδT 细胞活化后产生细胞因子（GM-CSF、IL-2、TNF-α 等）、生长因子（IGF、KGF-1/2、TGF-β 等）、趋化因子（CCL3/4/5 等）和透明质酸来促进伤口的愈合。缺失 γδT 细胞的小鼠伤口局部巨噬细胞浸润延迟，KGF 表达下降，透明质酸减少导致细胞外基质沉积下降，从而延缓伤口愈合。因此，伤口边缘的 Vγ3$^+$γδT 细胞功能异常也是造成创面迁延不愈的主要原因之一。

研究发现，γδT 细胞可识别应激或损伤的局部角质形成细胞上快速表达的抗原。所有 γδT 细胞（包括 DETC）都表达活化性受体（natural killer group2D，NKG2D）分子，其配体 H60C 分子特定表达在表皮或体外培养的角质形成细胞上，NKG2D 与 H60C 的结合可以提供有力的共刺激信号，但是没有 TCR 信号时，该信号不能激活 γδT 细胞。最新研究报道 DETC 表达共刺激分子 JAML 分子，其配体是角质形成细胞上的柯萨奇病毒和腺病毒受体（CAR 分子），JAML-CAR 的结合可以为 DETC 有效参与伤口愈合提供必要的共刺激信号。

（何秀娟）

八、组织修复的调控因素

1. miRNA

（1）参与慢性创面的 miRNA

微小核糖核酸（microRNAs，miRNAs）是一类单链非编码的 RNA 分子，主要在转录后水平通过与其靶标结合来负调控基因表达，从而导致 mRNA 的降解或翻译抑制。成熟的 miRNA 是长度 21~23 个核苷酸的非编码 RNA，不参与蛋白质编码，但能与目标 mRNA 的 3' UTR（untranslated region 非编码区）结合，抑制靶基因的转录后翻译，或使靶基因降解，通过转录后的基因沉默（post-transcriptional gene silencing，PTGS），参与细胞代谢、增殖、分化、凋亡、胚胎发育、肿瘤发生以及炎症和免疫应答等生命活动。1993 年在秀丽小杆线虫中发现第一种 microRNA，并命名为 lin-4。目前，miRNA 数据库列出 35828 种成熟 miRNA 序列，包含了 223 个物种，其中人类 miRNA 有 2588 种。

越来越多证据表明 miRNAs 在慢性创面病理过程中起着重要作用。慢性糖尿病伤口是最难愈合的伤口之一，导致高死亡率和截肢率，因此是主要的研究模型。通过对糖尿病大鼠与正常大鼠的皮肤伤口 miRNAs 比较，生物信息学分析表明差异表达的 miRNAs 可能调控参与伤口愈合重要的信号通路，例如 MAPK、TGF-β 和 Wnt 信号通路。一些 miRNAs 可导致慢性伤口细胞的异常行为（表 1-1）。与正常小鼠比较，糖尿病小鼠伤口 miR-26a 上调，直接靶向 SMAD1 和增加细胞周期的抑制因子 p27 表达。miR-26a 被抑制可诱导血管生成，促进肉芽组织形成和加速伤口闭合。miR-155 靶向 Sirtuin-1 基因可抑制人内皮细胞增殖和迁移。与之相符，使用骨髓间充质干细胞治疗糖尿病小鼠伤口可抑制 miR-155 表达从而加速伤口愈合。如前所述，miR-200b 是血管新生的开关，创伤可降低其表达。糖尿病小鼠创面炎症反应持续存在，长期大量表达 TNF-α。体外实验证实，大剂量 TNF-α 刺激 HDEMC 可导致 miRNA200b 升高，GATA2 和 VEGFR2 下调，并且管腔形成受到抑制。此外，miR-15b 和 miR-27b 已被证实在糖尿病伤口血管生成中发挥作用。其中 miR-15b 表达的增加可导致血管新生受损，而 miR-27b 可增强受损的骨髓来源的血管生成细胞的功能来加速伤口愈合。

miRNAs 在循环中以稳定的形式存在，作为介导细胞通信的信使发挥作用。通过对 2 型糖尿病患者有或无慢性伤口的血浆 miRNA 谱分析，鉴定出 41 个 miRNA 差异表达。此外，促炎性应激增加了内皮细胞或血小板分泌的 miR-191，miR-191 靶向胞质紧密粘连蛋白 1（zonula occludens-1，ZO-1）来抑制血管生成和成纤维细胞迁移从而延迟皮肤的修复。

表 1-1　参与慢性创面的 miRNAs

miRNA	功能	靶点
miR-26a	抑制血管再生、肉芽组织形成和延缓创面愈合	SMAD1
miR-155	抑制血管内皮细胞的增生和迁移	SIRT1
miR-200b	抑制血管再生	GATA2、VEGFR2
miR-15b	抑制血管再生	BCL2、HIF1A、VEGFA
miR-27b	改善受损的骨髓来源血管生成细胞的功能，加速创面愈合	TSP1、TSP2、SCC1、SEMA6A
miR-191	抑制血管再生和成纤维细胞迁移	Z01
miR-146a	生物膜感染伤口诱导产生并导致愈合迟缓	Z01、Z02
miR-106a	表皮屏障功能	

人类基因组绝大部分由非编码 RNA 组成，miRNA 具有强大的基因调节能力，对皮肤伤口愈合的所有阶段都不可缺少。研究证实慢性伤口的 miRNA 表达失调，多个 miRNA 在伤口失衡的病理过程中发挥重要作用，它们有很大的潜力作为一个新的生物标记来进行风险评估、诊断、预后以及监测治疗效果。

（2）miRNA 对血管再生的作用

血管再生（angiogenesis）在创面愈合早期阶段包括内皮细胞增殖、迁移、形成毛细血管、毛细血管出芽到创面床支持新生肉芽组织。新血管的形成可以促进创面清除残骸，为代谢活跃的创面提供营养和氧气，血管再生的调控是影响创面愈合速度的关键环节。已有研究表明，糖尿病慢性创面血管再生受到抑制，肉芽组织生成减少，创面愈合缓慢。诱导血管再生，提高创面愈合率，尤其对于合并缺血的糖尿病患者的慢性创面，具有重要意义。

正常血管再生要求 ECs 功能正常及新生血管完整，还要求基因表达各环节高度协调。研究证实 microRNA 是调控血管再生功能的主开关，是创面愈合新的潜在治疗靶点。

miRNA 对血管再生的作用最早通过 Dicer 蛋白敲除的小鼠模型获得证明。与血管再生相关的 miRNA 大体可分为两类：促血管再生 miRNA（pro-angiogenic miRs）（表 1-2）和抑制血管再生 miRNA（anti-angiogenic miRs）（表 1-3）。前者通过激活血管再生相关生长因子、促进内皮细胞迁移，参与血管再生，后者则产生相反的作用。

创面愈合早期阶段，抗血管再生 miRNA 作用减弱，促血管再生 miRNA 水平升高，最终促进血管再生。创面愈合后期，随着正常血管的形成，抑制血管再生 miRNA 作用上调，促进血管再生 miRNA 作用减弱，达到体内的平衡。

表 1-2　促进血管再生 miRNAs

miRNA	功能	靶点
miR-126	内皮细胞特异性 miRNA，维持血管再生与血管发育及 Spred-1 的完整性	PIK3R2/p85-b、VCAM-1 SPRED1
miR-17-92 簇	促进肿瘤血管再生	TSP-1、CTGF、TIMP-1、HIF-1a
miR-93	促进血管再生	VEGF-A
miR-130a	调节内皮细胞同源基因血管再生	GAX、HOXA5
miR-210	促进内皮细胞迁移、促进血管新生	Ephrin-A3、HIF-1a
miR-296	促进内皮细胞迁移、管腔形成促进肿瘤血管再生	HGS
miR-378	促进肿瘤血管再生	SuFu、Fus-1

表 1-3　抑制血管再生 miRNAs

iRNA	功能	靶点
miR-24	降低对 MI 的血管应答	mTOR
miR-15b/16	诱发细胞凋亡	VEGF、Bcl-2
miR-20a/20b	靶向调节 VEGF	VEGF
miR-92a	抑制血管再生	Integrin-α5
miR-100	降低心肌血管新生	GATA2 and PAK4
miR-199a	抑制血管再生	MMP-1
miR-200b	控制上皮细胞间充质转化，抑制血管再生	VEGF、VEGF-R1、GATA、Ets-1、VEGF-R2、ZEB-1、ZEB-2
miR-221/miR-222	抑制内皮细胞迁移、增殖	c-kit、eNOS

iRNA	功能	靶点
miR-320	受抑制后促进糖尿病小鼠内皮细胞血管再生	IGF-1、VEGF、FGF
miR-328	减少毛细血管结构的形成	CD44
miR-329	抑制表达 CD146 的内皮细胞血管再生	CD146
miR-503	抑制血管再生	cdc25A、E1

（3）miRNA-200b（miR-200b）对糖尿病慢性创面血管再生的作用

miR-200b 是 miR-200 家族的一员，该家族高度保守，通过控制细胞迁移和极性，对上皮间充质转化发挥作用。miR-200b 最早在小鼠肺和睾丸中发现，定位在 4 号染色体上。其在多种细胞中表达，包括卵巢癌细胞、乳腺干细胞、肾系膜细胞和内皮细胞等，可以调节多种细胞功能，如细胞扩散、细胞能动性和细胞凋亡等。

目前对于 miR-200b 对血管再生调控的研究比较深入，糖尿病慢性创面常处于缺氧状态，有低氧敏感特点的 miRNA-200b 表达升高，抑制了创面的正常愈合。了解 miR-200b 的作用机制可以阻断其作用通路，恢复创面血管再生，促进创面修复。另外，已有研究表明内皮细胞 miR-200b 的下调有助于皮肤创面血管再生，尤其创面局部 miR-200b 表达瞬间下调，可以对血管再生过程进行微调控，以达到促进创面愈合的目的。

生理状态下，创面 miR-200b 瞬间下降促进创面的愈合。人微血管内皮细胞（HMECs）转染 miR-200b 模拟物，细胞管腔形成能力明显减弱，转染 miRNA-200b 抑制剂后细胞管腔形成能力增强。体外划痕实验中，内皮细胞转染 miRNA-200b 迁移能力明显降低，而 miRNA-200b 缺失的内皮细胞迁移能力明显升高。

在皮肤创面愈合过程中，内皮细胞 miRNA-200b 的急性瞬间下调对血管再生作用至关重要。miR-200b 靶向调节血管再生相关因子，包括 Ets-1、VEGFR1、VEGFR2、VEGF 和 GATA 蛋白等，调控血管再生（图 1-3）。

1）miR-200b 与 Ets-1：Ets 转录因子是存在于禽类白血病病毒 E26 基因组中的序列，得名于 E twenty six，缩写为 Ets。骨髓成红细胞增多症病毒 E26 癌基因同源物 1（V-ets erythroblastosis virus E26 oncogene homolog 1，Ets-1）是 Ets 家族中具有代表性的转录因子，与细胞发育、衰老、凋亡以及肿瘤发生有关。Ets-1 调节 ECs 中几种下游靶点的表达，包括 VEGF 受体（VEGFR1、VEGFR2）、尿激酶和 MMPs，这些因子可以促进内皮细胞血管再生。同时，单层融合的 HEMECs 体外划痕实验中，在细胞迁移的边缘，Ets-1 的表达升高，划痕修复完成后即恢复基础水平。

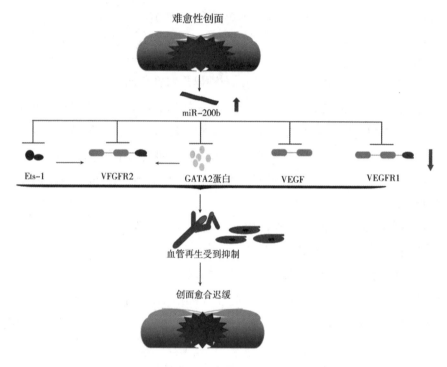

图 1-3　糖尿病慢性疮面 miR-200b 作用靶点

Ets-1 是促进血管再生的转录因子，由促血管再生因子（如 VEGF-A、血管紧张素 II 和 FGF）诱导表达。Ets-1 是 miRNA-200b 的直接靶目标，miR-200b 与 Ets-1 mRNA 的 3'端直接结合，沉默 Ets-1，起到翻译抑制的作用，抑制血管再生。同时，Ets-1 过表达可以逆转由转染 miR-200b 模拟物引起的血管再生受阻。

2）miR-200b 与 GATA 蛋白：GATA 蛋白为锌指 DNA 结合蛋白，通过激活或抑制转录，调控多种组织的发育。GATA1、GATA2 和 GATA3 是已知的造血 GATA 因子。GATA-1 可以促进红细胞、巨核细胞、肥大细胞和嗜酸性粒细胞发育；GATA3 可以促进 T 淋巴细胞增殖；GATA2 参与造血和内皮细胞发育，是微血管内皮细胞中表达量最高的 GATA 因子，也是转录激活因子。GATA-2 结合到包含 GATA-2 结合剂的基因启动子上，引起基因的转录激活。

miR-200b 启动子包含许多保守的 GATA 结合位点。这类位点与 GATA3 结合，抑制 miR-200b 表达。在人 H322 肺癌细胞，GATA-3 直接结合 miR-200b-200a-429 群的启动子区域。而 GATA2、GATA3 和 GATA6 是 miR-200b 的直接靶目标，它们之间形成了一个反馈回路。人胚肾细胞转染 miR-200b 模拟物证明 GATA2 的 3' 端有一个 miR-200b 结合位点，miR-200b 负向调节 GATA2 的表达，HMEDCs 转染 miR-200b 模拟物引起 GATA2 蛋白表达降低，体外内皮细胞中过表达 GATA2 可以逆转 miR-200b 抑制血管再生的影响。miR-200b 下调会促进 GATA2 表达，启动创面血管再生过程。但是在糖尿病创面，由于 miR-200b 表达升高，GATA2 表达减少，导致血管再生受到抑制。

3）miR-200b 与 VEGF：VEGF-A 是 miR-200b 的直接靶目标。在人类糖尿病创面边缘组织中，内皮细胞 VEGF-A 降低与 miR-200b 升高有关。高糖处理的内皮细胞中，miR-200b 上调会引起 VEGF 表达降低。对高糖处理的内皮细胞给予 miR-200b 模拟物处理后，由 VEGF 介导的促进血管再生功能受到抑制，同时，内皮 VEGF-A 的表达量下调。并且，在糖尿病创面阻断 miR-200b 表达可以使 VEGF 恢复表达水平。VEGFR1 和 VEGFR2 也是 miR-200b 的靶目标。

4）miR-200b-GATA2-VEGFR2 信号轴：GATA2 作为转录激活因子结合 VEGFR2 的启动子，调控 VEGFR2 活动，形成 GATA2-VEGFR2 作用轴。正常创面存在 miR-200b-GATA2-VEGFR2 信号轴，miR-200b 下降，GATA2 上调，VEGFR2 表达量升高，促进创面的血管再生。在 HDMECs 转染 miR-200b 模拟物后，GATA2 与 VEGFR2 蛋白表达量降低，内皮细胞转染 miR-200b 模拟物后管腔形成能力受到抑制，同时体外实验中单独沉默 GATA2 或 VEGFR2 蛋白基因获得相同的结果，而使 GATA2 和 VEGFR2 蛋白过表达可以部分恢复 miR-200b 模拟物所引起的管腔形成抑制效应。

db/db 小鼠作为 2 型糖尿病模型，常用于制备糖尿病创面，表现出创面愈合受损和创面血管再生迟缓的特点。在糖尿病创面愈合的早期阶段，创面 miR-200b 的表达瞬间下降遭到破坏。内皮细胞 GATA2 与 VEGFR2 在创面内皮细胞的表达水平下降，导致 miR-200b-GATA2-VEGFR2 信号轴遭到破坏。

糖尿病创面表现为慢性炎症，且促炎因子持续存在，糖尿病创面高表达的促炎因子诱导 miR-200b 表达上调导致创面愈合迟缓。如 TNF-α 在糖尿病创面持续高表达，用人重组 TNF-α 处理 HEMECs，在 6 小时、24 小时和 72 小时显著诱导 miR-200b 表达。在 24 小时和 72 小时，GATA2 和 VEGFR2 蛋白下降。

在糖尿病慢性创面，TNF-α 诱导内皮 miR-200b 上调，通过下调 GATA2/VEGFR2 表达来抑制血管再生。即糖尿病创面 TNF-α 表达升高，诱导 miR-200b 表达，导致 GATA2 和 VEGFR2 下降，miR-200b-GATA2-VEGFR2 信号轴破坏，导致血管再生缺陷，创面愈合缓慢。将可溶性 TNF-α 受体皮下注射到 2 天和 5 天的糖尿病小鼠创面，均导致糖尿病创面 miR-200b 的表达降低，GATA2 与 VEGFR2 的表达显著升高，中和 TNF-α 可促进创面的愈合。

糖尿病慢性创面的血管生成相关因子表达水平下降，导致血管再生受到抑制，是肉芽组织生长缓慢，创面愈合迟缓的主要原因。miR-200b 的研究为糖尿病慢性创面就血管再生障碍的干预措施提供了新视角，通过调控血管生成相关因子，促进创面肉芽组织中血管生成而达到促进创面愈合的目的。目前 miRNA-200b 对创面愈合中血管再生的调控靶点有 Ets-1、VEGF、VEGFR1、VEGFR2 和 GATA 蛋白等，为皮肤难愈性创面在分子水平的治疗提供了更多可能。然而对 miRNA-200b 的调节机制还都是建立在某一疾病、某一阶段、某一种细胞中的确切靶点上，对于整个修复过程的综合作用需要进一步的探索。

（蒙玉娇　何秀娟）

2. 间隙通讯连接

间隙连接（gap junction，GJ）是细胞膜上的通道结构，其介导的细胞间间隙连接通讯（gap junction intercellular communication，GJIC）对内环境的稳定、细胞生长调控及新陈代谢等起到重要的作用。正常伤口愈合过程是一个由可溶性介质、血细胞、细胞外基质和多种类型细胞参与的动态过程，皮肤细胞层中存在着由间隙连接蛋白组成的广泛的 GJ 网络。各种离子、营养物质、代谢物质及其他相对分子质量小于 1kDa 的物质（如氨基酸、核苷酸及钙离子等），可以通过 GJ 在细胞间交流，发挥细胞间信息及能量的传递功能。间隙连接通道是由两相邻细胞间连接子对接形成的，每个连接子又是由 6 个相同或不同的间隙连接蛋白聚合形成的六聚物。这些通道的开放或闭合能够促进相邻细胞间交流。间隙连接蛋白（connexin，CX）是一类较保守的膜蛋白家族，至今在人类中已经发现了 21 种 Cx，小鼠中发现了 20 种 Cx，根据相对分子质量的大小，将不同的 Cx 命名为 Cx26、Cx32、Cx43 等。Cx43 蛋白是分布最多且最广泛的一种间隙连接蛋白，它在内质网核糖体上合成之后，转运至高尔基体内形成由 6 个连接蛋白组成的半通道，即连接子，之后通过运输小泡被运输到质膜上，Cx43 在质膜上存在 4 个跨膜区域，其中 N 端和 C 端位于细胞膜胞质侧。生长因子、肿瘤促进因子、癌基因蛋白激酶、激素和炎症介质等，可通过磷酸化羧基端的丝氨酸和 / 或酪氨酸来调控间隙连接通道功能。Cx43 半衰期较短，只有 1~3 小时。因此，间隙连接能够很快地重塑、周转，始终处于高度动态中，间隙连接区域的成核、重塑、生长、内在化及周转对于各组织器官建立合适的细胞间交流水平起到非常重要的作用。所以，间隙连接蛋白如此短的半衰期对快速调节间隙连接通道具有重要的意义。

皮肤伤口愈合过程中，间隙连接蛋白 Cx43 的分布和表达水平会随伤口愈合各阶段的进行发生相应的动态变化，并且这种变化会影响皮肤伤口愈合的速率及质量。Cx43 是皮肤中分布最广泛的连接蛋白，在真皮中的纤维细胞、血管、汗腺、皮脂腺、毛囊等附属器及活化的白细胞、血管内皮细胞和表皮层的角化细胞中均有表达。Cx43 是表皮角化细胞最主要的连接蛋白，正常情况下，Cx43 蛋白主要存在于表皮的基底层和基底层上的棘细胞层。创伤发生后伤口边缘基底层和棘细胞层中的 Cx43 水平会显著下调，存在基底层上的角化细胞也会选择性地表达 S368 磷酸化的 Cx43，间隙连接通道也会与间隙连接蛋白一样发生相应的动态变化。与表皮层的角化细胞相同，创伤后最初 24~48 小时，伤口边缘真皮层成纤维细胞中 Cx43 表达下调，此时成纤维细胞开始向伤口处迁移，并形成肉芽组织。通过 shRNA、siRNA、反义寡聚核苷酸、模拟肽或基因敲除技术会进一步降低伤口处 Cx43 蛋白表达，显著加快伤口愈合的速率和质量，具体表现在角化细胞的迁移和增殖加快、成纤维细胞分化成肌成纤维细胞的速率加快、肉芽组织形成及提早成熟等。Cx43 水平影响伤口愈合的增殖阶段的机制可能是通过两个方面：第一，伤口愈合过程中 Cx43 表达水平及磷酸化水平可能会选择性地使一些间隙通道穿过分子通过，从而影响角化细胞的增殖和分化；第二，间隙连接蛋白除了具有组成间隙连接通道执行物质和信息交流的功能外，还能够与其他分子，如黏附分子、细胞骨架蛋白、ZO-1 等结合调控细胞的运动和迁移。所以伤口处下调 Cx43 后会改变细胞极性，降低细胞黏着，改变细胞骨架，促进细胞向伤口处迁移，进而加快细胞的迁移速率。

糖尿病小鼠伤口及人的下肢静脉溃疡周围的组织细胞中 Cx43 的表达水平上调，通过不同措施调控伤口处 Cx43 的表达水平或其介导的间隙连接通道均会明显改善伤口愈合的速率和质量。在小鼠的切除伤口模型中施加针对 Cx43 的反义寡聚核苷酸下调伤口处 Cx43 的表达水平，伤口处细胞才开始迁移，伤口闭合的速率明显加快，最后形成的瘢痕组织更加接近无创伤皮肤，Cx43 反义寡聚核苷酸治疗创伤的研究已进入临床阶段，有望成为治疗皮肤创伤的新手段。Wright 等利用 Cx43 多肽模拟物 Gap27 靶向 Cx43 胞外环来抑制细胞间隙连接通道，能够促进真皮层纤维细胞的迁移，从而促进伤口愈合。Ghatnekar 等通过临床实验表明 Cx43 多肽模拟物 ACT1 可以通过靶向 Cx43 介导的途径促进静脉性小腿溃疡（venous leg ulcers，VLUs）的愈合。

（何秀娟）

3. 神经肽

周围神经和皮肤神经免疫对于正常的伤口愈合非常重要。皮肤的神经纤维和炎症细胞都能释放神经介质来活化皮肤和瞬时免疫活性细胞上的特异性受体。神经免疫轴的介质包括神经肽、神经递质和细胞因子。通常参与免疫调节的神经肽包括 P 物质（substance P，SP）、降钙素基因相关肽（calcitonin gene-related peptide，CGRP）、神经肽 Y（neuropeptide Y，NPY）、血管活性肠肽（vasoactive intestinal peptide，VIP）和原阿片黑皮素（proopiomelanocortin，POMC）来源的肽如促黑激素（melanotropin stimulating hormone，MSH）。神经递质包括了儿茶酚胺和乙酰胆碱。IL-1、IL-6、IL-8 和 TNF-α 等细胞因子被这些神经激素所活化。皮肤感觉 C 神经纤维通过末梢释放 SP、CGRP 和其他介质对各种刺激物都能诱导炎症反应。而能直接把神经病变与伤口愈合联系起来的重要桥梁就是神经肽。神经肽通过结合各种皮肤细胞（包括免疫细胞、朗格汉斯细胞、血管内皮细胞、肥大细胞、成纤维细胞和角质细胞）上的特异性受体发挥作用。它们活化这些皮肤细胞既可以通过高亲和力受体，也可以直接活化细胞内 G 蛋白信号级联反应。伤口愈合过程涉及的神经肽主要有 SP、NPY、CGRP、皮质激素释放因子（corticosteroid releasing factor，CRF）、α-MSH 和神经降压素（neurotensin，NT）。

在糖尿病性兔耳伤口愈合过程中，糖尿病和神经缺血对伤口愈合影响最大，虽然糖尿病和非糖尿病性神经缺血伤口的愈合没有差异，但是在分子水平表现明显的差异。损伤前与非糖尿病组相比，糖尿病皮肤就呈现炎症状态，白细胞浸润增多，M1/M2 巨噬细胞比值增高，炎性细胞因子 IL-6、IL-8 和 CXCR1（IL-8 受体）基因表达升高，同时神经肽 SP 和 NPY 蛋白表达降低，二肽基肽酶（dipeptidyl peptidase，DPPIV）基因和蛋白均升高，没有中性粒细胞和 T 细胞浸润。皮肤损伤后与非糖尿病组相比，糖尿病性伤口浸润白细胞显著减少，而 M1/M2 巨噬细胞比值还是增高，浸润的中性粒细胞和 T 细胞未见差异，但是对于神经缺血性伤口，无论是否患糖尿病，这两种细胞都是最多的，而经过最初的炎症阶段还存在中性粒细胞是创面慢性化的一个标志。此外，糖尿病组 IL-6、IL-8 和 CXCR1 基因和蛋白表达升高不明显，可能是由于损伤前糖尿病导致的细胞因子上调干扰了损伤后局部更加需要的细胞因子。损伤后，不管是否是糖尿病伤口，神经肽 SP 和 NPY 基因表达都降低。

糖尿病患者由于神经肽表达下降和炎性细胞因子应答失衡导致神经病变和炎症反应异常。神经肽可以直接影响白细胞和单核细胞而造成细胞因子表达的进一步失衡。此外，神经肽和细胞因子也可以直接作用于内皮细胞和角质细胞，使其细胞增殖减少从而不利于血管生成和再上皮化。伴随着血管生成和再上皮化减弱，重塑异常和细胞外基质沉积异常，最终导致了伤口愈合迟缓。

SP 是十一肽，是一种促有丝分裂源和神经营养因子，广泛分布于外周和中枢神经系统。局部皮肤中的感觉神经肽 SP 大部分在脊髓背侧神经节合成，后由轴浆运输至感觉神经纤维末梢贮存；少部分由组织细胞自身合成。损伤后，局部释放的 SP 可以结合多种细胞，启动正常伤口愈合的一连串的反应。SP 可结合内皮细胞的 NK1 受体引起血管扩张，改变血管通透性，促进白细胞向组织迁移和聚集。T 淋巴细胞、巨噬细胞、树突状细胞和嗜酸性粒细胞都可产生 SP，同时 SP 也是淋巴细胞、单核细胞、中性粒细胞和成纤维细胞的强趋化剂。SP 可刺激皮肤 T 淋巴细胞、巨噬细胞和中性粒细胞分泌 TNF-α、IL-1β、IL-2、IL-8 和 IL-6。SP 可以增加人微血管内皮细胞上黏附分子和小鼠内皮细胞和淋巴细胞上淋巴细胞功能相关抗原 -1（lymphocyte function associated antigen-1，LFA-1）的表达，其可以通过活化 NF-AT 和 NF-Kappa B 诱导微血管内皮细胞上 ICAM 和 VCAM 的基因表达。通过促进血管舒张，趋化白细胞，白细胞和内皮细胞黏附，SP 可以确保白细胞的渗出、迁移和在损伤部位的聚集。此外，聚集的白细胞释放细胞因子形成的促炎微环境导致内皮细胞的增殖和血管生成。SP 作用基础是与其受体结合，能作用于多种类型的受体：NK1 受体、NK2 受体、NK3 受体。SP 与 NK1 受体的结合力最强，因而 NK1 受体被称为 SP 受体（SPR）。研究表明，SP 在糖尿病大鼠局部皮肤含量减少，提示其可能与糖尿病皮肤的病理改变有关。外用 SP 可促进糖尿病大鼠和小鼠伤口愈合，增加小鼠伤口局部早期白细胞和巨噬细胞的浸润；而加入其拮抗剂可延缓伤口愈合，并且起作用的主要是 NK1 受体。

SP 可以被脑啡肽酶降解。脑啡肽酶（neutral endopeptidase，NEP）分布于表达 NK1 受体细胞的细胞膜上，角质细胞、皮肤附属器、皮肤微血管系统和体外培养的皮肤成纤维细胞都表达 NEP。研究发现糖尿病人的皮肤中 NEP 表达和活性均更高，从而导致 SP 降低。而对糖尿病小鼠模型使用 NEP 抑制剂可以促进伤口愈合。因此，SP 在伤口愈合的炎症和血管生成阶段起重要作用，糖尿病 SP 通路调节障碍会明显延缓伤口愈合。

综上所述，糖尿病神经病变和炎症反应调控异常造成伤口愈合迟缓，其皮肤的神经免疫功能的平衡被打破。一些神经肽表达下降（SP、NPY 和 CGRP），另外一些神经肽表达上升，如促皮质素释放因子（corticotropin releasing factor，CRF）、α-MSH 和 NT，伴随着下游细胞因子的调节异常而带来的网络效应。因此，导致伤口愈合迟缓的原因不是细胞因子的增多或减少，而是细胞因子的平衡被破坏。目前单一的治疗方法很难取得疗效，所以未来的治疗策略要依靠伤口愈合过程中涉及的各种介质的成功整合，比如补充不足的神经肽和细胞因子，同时抑制上调的神经肽和细胞因子。以前治疗的靶点主要集中在生长因子，但目前为止获得批准治疗糖尿病溃疡的生长因子只有 PDGF。未来不同生长因子的混合物或生长因子配合神经肽治疗可能成为提高伤口高愈合率的主要手段。

（何秀娟）

九、创面愈合的影响因素

伤口愈合是一种复杂且动态的修复受损细胞结构和组织的过程，诸多因素（年龄、健康状况、营养、感染、压力、药物和其他因素）会影响这一过程，并导致伤口愈合受损，进而形成慢性创面。慢性创面多指相对于正常生理状态下的组织修复而言，创面的愈合时间超过 4 周，而且无明显愈合倾向的破损组织，故又称慢性皮肤溃疡。慢性皮肤溃疡是糖尿病、周围血管病、肿瘤、贫血等常见的并发症，是外科常见病及多发病，因其迁延不愈、易复发等特点，一直是外科领域颇为棘手的难题。2009 年，付小兵等在全国范围内选择了 17 家三甲医院进行了流行病学研究，发现体表慢性创面患者占总体住院率的 1.7‰，其中糖尿病性溃疡占 35%。在美国和其他发达国家，人口老龄化及糖尿病和肥胖的不断增多导致了慢性创面的发病率升高。除此之外，多种因素和疾病均可导致创面迁延不愈。

1. 糖尿病

糖尿病是世界上最常见的代谢疾病之一，其发病率和死亡率呈逐年增加的趋势。糖尿病患者的伤口，尤其是足部溃疡，更容易出现愈合延迟。截至2014年，全球有4.22亿名糖尿病患者。糖尿病足溃疡是糖尿病的主要并发症之一，也是慢性创面的常见类型，伤口愈合协会将糖尿病足溃疡定义为糖尿病患者所发生的创面，通常继发于糖尿病神经病变和/或周围血管病变。据估计，慢性难愈合创面在糖尿病中的终生发病风险为25%，糖尿病足溃疡是导致非创伤性下肢截肢的最常见原因，15%~20%的足部溃疡最终需要截肢。糖尿病引起创面难以愈合的机制很多，包括高血糖、微循环障碍、缺氧、慢性炎症、胰岛素抵抗、神经功能受损及创面胶原合成与降解失衡等。

(1) 高血糖

在糖尿病或高血糖状态下，糖化血红蛋白升高，以及高胰岛素血症、高脂血症等多种因素，一方面导致血管对血浆蛋白渗透性增加，引起血小板凝集，全血黏度、血浆黏度、红细胞压积显著增高，使红细胞流动性变小、变形能力下降。血液流变学的改变，引起血流缓慢、淤滞，血管内皮细胞功能失调，内皮细胞下组织细胞增生，呈乳头状或搭桥样横过血管腔，使微血管内膜粗糙不光滑，导致血管基底膜局部增厚或全层增厚，血管腔狭窄，使毛细血管舒张受限及调节血流的功能失调。另一方面导致血红蛋白、白蛋白、胶原蛋白、纤维蛋白和脂蛋白等蛋白质糖基化。细胞外基质的糖化可引起纤维交联，引起其弹性减弱乃至丧失，而且与高血糖有关的糖基化终末产物、氧化型低密度脂蛋白、活性氧家族均可增加动脉硬化及血栓形成，加速大血管病变。所有这些变化导致毛细血管血流减少，皮肤存在血流分配不当，损伤后血管扩张障碍，限制了最大血流的供应。缺血的患处在承受一定时期的低压后，即可发生缺血性溃疡。缺血性溃疡的愈合需要血管扩张，使局部的供血量增加数倍以上，以及胶原的产生和其他因素共同作用才能完成。而感觉丧失、感染和大血管及微血管功能异常将加重糖尿病缺血和糖尿病足的严重程度。

(2) 缺氧

伤口正常愈合的一个关键因素是创面的氧气供应，氧气为细胞增殖提供能量，并且为中性粒细胞的激活提供效应器。据研究，伤口愈合过程中氧压需要达到 20mmHg，慢性难愈合创面的氧压常常低至 5mmHg，氧压降低一方面可以促进细菌生长，另一方面损害正常的免疫反应。缺氧在糖尿病伤口愈合中的作用相对复杂，然而各项研究都已表明缺氧及 HIF-1 是组织和伤口愈合的关键。HIF-1 可以激活葡萄糖转运蛋白 -1（glucose transporter-1，GLUT-1）和 VEGF 参与伤口愈合，同时可以对组织修复过程中的成纤维细胞中细胞外基质蛋白进行调节。研究表明，糖尿病患者成纤维细胞特异性的 HIF-1 缺失导致血管生成减少，引起伤口愈合延迟。

（3）胰岛素抵抗

胰岛素相对或绝对缺乏是糖尿病的特点之一。有研究表明，皮肤中胰岛素及其生物学行为受损是糖尿病创面愈合延迟的重要原因之一。其机制为成纤维细胞和内皮细胞对胰岛素特异性失去反应，细胞内胰岛素信号转导途径（IRS/PI3K/AKT，伤口愈合的关键通路）未被激活，故通过在内皮细胞中过表达胰岛素受体底物（insulin receptor substrate，IRSs）激活胰岛素受体，通过 VEGF 介导促进血管生成和上皮形成，可以改善伤口愈合。

（4）炎症反应

糖尿病的特征在于慢性低度炎症状态和炎症反应的延长，直接导致成纤维细胞生长和胶原合成减少，进而出现组织修复过程缓慢或停滞。研究表明，在糖尿病患者体内，由于生化代谢异常，特别是血糖浓度长时间处于高水平的状态，导致胶原蛋白和其他蛋白质的非酶促糖化以及 AGEs 的蓄积。AGEs 这些产物降低了细胞外基质的溶解度，使糖尿病中观察到的炎症改变持续存在，并且可以促进成纤维细胞的凋亡，进而导致创面难以愈合。糖尿病患者，不论是否存在溃疡，真皮和血管周围都会出现炎性细胞数量增加的现象。在慢性难愈合创面中存在大量的中性粒细胞和巨噬细胞，中性粒细胞可以产生大量活性氧，损伤组织蛋白酶功能。此外，创面炎性巨噬细胞（M1 型）持续存在成为慢性炎症的关键介导者，慢性创面中巨噬细胞表型转化功能障碍，M1 型巨噬细胞分泌促炎因子增加，无法向修复型转换，其抗炎及促修复功能难以发挥，导致创面修复困难。

此外，糖尿病患者的细胞免疫反应和白细胞功能障碍易致感染，多核细胞的移动趋化功能降低，噬菌能力下降，导致代谢紊乱。伤口感染导致的异常，主要是胶原代谢紊乱。感染区中性白细胞吞噬细菌后，释放的蛋白酶和氧自由基可破坏组织，使胶原溶解超过沉积，引起伤口延迟愈合。感染存在时，细菌和炎症细胞增加了氧和其他养料消耗，纤维母细胞代谢受损，而且感染后渗出物很多，加大了伤口局部张力。糖尿病病人的高血糖抑制中性粒细胞功能，创面炎症反应弱，直接导致了纤维母细胞生长和胶原合成减少。此类患者创面皮肤真皮乳头层的透明质酸也较正常减少，而胶原酶含量却显著增加，这一现象可能影响着愈合组织张力强度和胶原的聚集。

（5）神经功能受损

长期高血糖可导致周围神经营养障碍而变性，在足部表现为对称的远侧多发性神经病变。神经病变可使毛细血管压力的控制 – 依赖性增高，导致微血管硬化、充血受限，失去自动调节机制，外周血管收缩能力及血流在糖尿病神经病变患者中明显紊乱，血管内皮至中层对己酰胆碱的反应也降低，血管收缩及扩张反应均明显受损。血管收缩功能反射在所有 2 型糖尿病组也明显降低，交感神经反射明显受损，有足部溃疡的病人尤重。

1）感觉神经病变：根据主要受累感觉神经纤维的不同，分为有痛和无痛两种。无痛性神经病变是引起溃疡最重要的原因，多呈袜套样分布的感觉异常甚至感觉缺失，使触觉和痛觉等保护性功能减退，以致患处经常发生外伤等而致溃疡。

2）运动神经病变：运动神经病变引起跖骨和足尖变形，增加足底压力。Gooding 等报道，在糖尿病性神经病变时，跖骨头下和足跟下的脂肪垫萎缩，使这两处的压力增加。糖尿病足部溃疡 90% 发生于受压最大的部位。近年来学者们发现，糖尿病患者足部皮肤层胶原纤维和弹力纤维等的改变，使组织增厚、僵硬等可进一步引起关节活动受限。在这种情况下，患足受压极易导致溃疡的发生。

3）自主神经病变：自主神经病变使皮肤出汗和温度调节异常，造成皮肤干燥、皲裂。神经性病变最后可使患者足中段塌陷形成 Charcot 畸形和跖面溃疡，一般发生于起病 12 年以上，其患病率约为 1%。Brooks 报道，患足交感神经病变，使血流增加，导致足部骨质疏松而易受损伤，与 Charcot 畸形的发生有关。此外，因血管舒缩功能改变，足部微循环的调节功能减退，使血循环量增加和动静脉间短路开放。这也是使皮肤层供血减少导致溃疡的原因之一。

（6）创面胶原合成与降解失衡

1）成纤维细胞增殖减弱：Varani J 等认为在糖尿病个体中慢性创面形成的

原因是多方面的，它可被皮肤结构和功能的改变所加速，这种改变是由于成纤维细胞增殖的削弱、胶原合成的减少、MMP 表达的增加所致。Lerman OZ 等通过对糖尿病患者成纤维细胞的体外培养，与其他类型的成纤维细胞相比，发现其细胞活性指标包括增殖与衰老没有明显差异。而在体外培养的糖尿病成纤维细胞中表现出选择性能力下降，即对组织修复包括细胞迁移、VEGF 产生及对缺氧的反应性都减弱，而这些对细胞的增殖进程起重要作用。因此，成纤维细胞的功能障碍，在糖尿病患者创伤愈合不良的发生过程中起一定作用。

2）ECM 合成不足：成纤维细胞所合成的胶原是细胞外基质的主要组分，胶原代谢的结果直接影响创面的修复质量。在伤口愈合过程中，首先是伤口周围的成纤维细胞增殖，然后迁移到伤口部位，产生胶原和细胞外基质并沉积在受伤部位；而所产生的胶原大致经历细胞内合成、细胞外沉积和被再吸收的动态过程。胶原含量的变化与组织的损伤修复、纤维化的病理过程及组织再生的生理过程密切相关。肉芽组织中胶原纤维虽来自成纤维细胞和纤维细胞，然而其数量的多少既取决于胶原的合成和分泌，也取决于胶原的分解。研究报道，糖尿病患者的伤口愈合过程会被许多因素所影响，如压力、感染、基本环境以及创伤使患者情绪焦躁或低落，从而间接影响伤口的愈合过程，增加出现并发症的危险。

FN 是一种非胶原糖蛋白，属于细胞外基质，主要由成纤维母细胞合成。Herrick 等发现，在糖尿病和下肢静脉溃疡中，FN 含量降低。纤维母细胞通过 FN 固定在 ECM 上是纤维母细胞增殖分化的前提。FN 的缺乏将使纤维母细胞不能从迁移表型或增殖表型分化至分泌表型，影响 ECM 的合成。Fu X 等研究发现，肥厚性瘢痕皮肤、糖尿病足部溃疡皮肤与正常皮肤相比，FN 在肥厚性瘢痕中的基因表达增强，在糖尿病足部溃疡的表达下降。FN 的基因表达受组织环境影响，并在伤口愈合过程中 FN 的不同表达和合成可产生不同的后果。ECM 主要是由成纤维细胞分泌，ECM 能影响细胞的形状，控制细胞的迁移、增生、分化和代谢，可以说 ECM 是细胞表型的一个方面，在创面愈合中起着十分重要的作用。

3）基质金属蛋白酶 / 抑制剂（MMPs/TIMPs）的功能失调：Wall SJ 等取无糖尿病患者和经胰岛素治疗的糖尿病患者的上肢内侧环形皮肤（直径 4mm）进行活检，用其进行成纤维细胞培养（成纤维细胞的培养时间超过 72 小时），取其培养上清液，以明胶 Zymography 法和蛋白质印迹杂交方法测定培养液中 MMP-2、MMP-3。发现糖尿病成纤维细胞的培养液与非糖尿病的对照组相比，糖尿病皮肤的成纤维细胞表现出 MMP-2（$P< 0.05$）和 pro-MMP-3（$P< 0.05$）的产生显著增强。从而认为糖尿病正常无创伤皮肤的成纤维细胞是以 MMP 的产生增加为特征的，这是导致糖尿病足部溃疡愈合不良发生的主要因素，即糖尿病足部溃疡 MMP 水平的增强，所导致的大量基质断裂和破坏，不是创面愈合过程中的功能表现，而是存在于正常皮肤中，致使创面愈合能力不断减弱。伤口愈合需要胶原的积聚和非胶原的细胞外基质成分之间的平衡，而它们的重构是通过 MMPs/TIMPs 来进行的。慢性糖尿病足部溃疡与正常患者的伤口愈合相比，MMPs 的浓度增加伴随 TIMP 浓度的下降，这说明蛋白水解能力的增强促使糖尿病的创伤难以愈合。各种 TIMP 相互之间及其与 MMP 之间的平衡破坏可能是导致创伤后细胞外基质改建异常、创面愈合延迟的原因之一。因此，治疗糖尿病慢性皮肤溃疡的新方法应旨在降低 MMPs 的浓度和提高 TIMP 的水平。

综上所述，糖尿病导致的高血糖、慢性炎症、微循环障碍、缺氧、神经功能受损及创面胶原合成与降解失衡等因素造成糖尿病性皮肤溃疡创面不易愈合。但在糖尿病皮肤溃疡愈合研究中，当前还有许多问题未能明确，如糖尿病皮肤溃疡创面中成纤维细胞增殖减弱与细胞外基质合成障碍的成因，有待于进一步研究阐明。目前相关文献报道较少，对病人进行对照实验有一定的困难，但如果外源性地加入一些作用因素，如应用生长因子或用中医药外敷进行治疗，比较治疗过程中的变化，可能会较好地阐明相关因素变化规律及其作用机制。

2. 细菌感染与生物膜

长期以来，感染在伤口愈合过程中，既是可预防的，又存在挑战，且抗生素常用于治疗慢性创面。尽管细菌是皮肤的正常组分，然而在慢性伤口中，研究者已提出了 105 种细菌的临界值，作为延缓伤口愈合的因素。一些细菌附着并包埋于创面，与细胞外基质形成一种膜性结构，称为细菌生物膜，影响了创面的愈合过程。

（1）细菌生物膜的形成

在慢性难愈性创面上，细菌生物膜的形成包括三个方面：①浮游细菌黏附到表面形成单细胞层。当创面由急性转变为慢性时，细菌受到各种压力，如极端的营养缺乏、低 pH、高渗透压、氧化、抗菌剂和抗生素等。细菌为了对抗不利的生存环境，通过多种途径黏附到表面：细菌表面特定的黏附素蛋白（adhesin）识别宿主表面受体；利用浮游细菌产生的黏性长链胞外多糖帮助起始黏附；运动细菌利用鞭毛和Ⅳ型菌毛的黏性末端与宿主细胞黏附。②细菌通过群落生长或聚集形成微菌落。细菌与宿主细胞黏附后，调整基因的表达，在生长繁殖的同时分泌大量的胞外多糖（exopolysaccharides，EPS），黏结单个细菌而形成细菌团块即微菌落。③细菌继续分泌 EPS，形成基质，细菌深埋于基质内，成为成熟的生物被膜。细菌生物被膜结构坚实稳定，不易受到破坏，是细菌为了适应环境、维持自身发展所发生的形态变化。

在急性创面中，细菌这种生物膜的形成和作用并不明显，仅有 6% 的创面可以检测到这种生物膜的存在，因此细菌不是延缓创面愈合的主要因素。但是当创面由急性转变为慢性时，这种生物膜则可以在 60% 以上的创面检测到，当细菌数量达到一定程度的时候，细菌生物膜就可能起到了决定性作用。在慢性创面中主要有 3~10 种占主导地位的微生物，93.5% 的可以检测出金黄色葡萄球菌感染，71.7% 的创面可以检测出肠球菌感染，52.2% 的创面可以检测出绿脓杆菌，45.7% 的创面可以检测出凝固酶阴性葡萄球菌感染，41.3% 和 39.1% 的创面可以分别检测出变形杆菌和厌氧菌感染。在成熟生物膜中，特定种属的细菌往往彼此相邻，或混合在一起形成特殊的结构，并具有黏附或生长优势。在慢性感染性伤口中，传统的培养显示金黄色葡萄球菌为主要致病菌，而用肽核酸原位杂交技术（peptide nucleic acid–based fluorescence in situ hybridization，PNA–FISH）检测发现铜绿假单胞菌才是主要的致病菌，原因是金黄色葡萄球菌定植于伤口的表面，而铜绿假单胞菌定植于伤口深层，并且包裹在自身分泌的胞外基质中。

慢性难愈性创面上的细菌生物膜利用群体感应（quorum sensing，QS）系统信号自体诱导分子（autoinducer，AI）来进行交流和协调群体行为，它在细胞间的扩散，感知自身和周围环境中其他细菌的数量变化，当信号分子的浓度达到一定的阈值时就能启动菌体中相关基因的表达，调控相关的生物学功能。根据信号转导系统的特点可将其分为 3 类：①革兰阴性菌同菌种间信号转导系统：由 N- 酰基高丝氨酸内酯（acyl homoserine lactones，AHL）作为信号分子，受体蛋白 LuxR 作为感受部件组成的信号系统。AHL 属自诱导分子 -1(autoinducer-1，AI-1)，可以自由出入细菌的细胞膜。②革兰阳性菌同菌种间信号转导系统：该系统由短片段的寡肽分子作为信号分子，又叫自诱导信号肽（auto inducing peptide，AIP），这些信号分子被双组分激酶识别系统识别并与其结合介导信号交流。③非同种细菌之间的信号转导系统：在绝大多数革兰阳性菌和革兰阴性菌中都发现了自诱导分子 -2（auto inducer-2，AI-2）系统的存在，AI-2 信号分子可与不同种的细菌双组分激酶识别系统识别介导信号交流，它在生物膜细菌协同生长中也起到关键作用。细菌间还可利用结合、转化和转导进行基因交换，使不能形成生物膜的细菌有能力形成生物膜。

（2）细菌生物膜延迟创面愈合的机制

1）细菌生物膜的形成：使得细菌能够逃逸抗生素对它们的杀灭作用，进而抵抗各种治疗作用。生物膜中的细菌通过多种途径提高对抗生素的抗性，如生物膜中的胞外多糖的屏障作用，生物膜中微环境的改变、表达与浮游细菌不同的基因产物和细菌间的协同作用。在最近的研究中发现，抗生素的使用虽然可以杀灭链球菌等一些不容易形成生物膜的细菌，与之相对应，它却促进容易形成生物膜的细菌的生长，如假单胞菌和沙雷菌，这些细菌定植于伤口的深层，持续存在延缓伤口的愈合，因此抗生素的使用不但没有帮助伤口愈合，而且还是延缓其愈合的因素。

2）导致慢性炎症反应：慢性创面中生物膜作为细菌的储存库，源源不断地释放出浮游细菌，持续刺激机体产生炎性反应，让创面停滞于炎性反应期。细菌生物膜内的细菌，作为一种趋化因子，不断地招募中性粒细胞，然而中性粒细胞渗透生物膜的能力较弱，且对膜内细菌的吞噬作用有限，如此导致中性粒细胞在创面周围大量聚集，炎症反应阶段延长。QS 分子的影响铜绿假单胞菌的 AHL 信号分子 3 氧化十二烷酰基 L- 同型丝氨酸内酯（N-3-oxododecanoyl-L-homoserinelactone，3O-C12-HSL）作为一种化学诱导剂诱导机体感染部位的单个核细胞如中性粒细胞和巨噬细胞凋亡，由其凋亡后的产物作为自己生长的营养物质，而且利用单个核细胞凋亡后产生的氧化酶和降解酶破坏机体组织，帮助生物膜中细菌的扩散。铜绿假单胞菌的 AHL 和 2- 庚基 -3- 羟基 -4- 喹诺酮（pseusomonasqinolone signal，PQs）信号分子均可使抗原激活巨噬细胞的能力减弱，IL-12 合成减少，降低 Th1 细胞增殖分化；而 Th2 细胞的激动因子 IL-10 不受影响，机体的免疫反应朝 Th2 型发展，使创面长期处于炎症状态，伤口向慢性迁延性发展。

3）影响生长因子和修复细胞的功能：由于细菌及坏死组织的产物氨导致创面趋于碱性环境，碱性环境增加基质金属蛋白酶和中性粒细胞的弹性蛋白酶活性，增加正常组织和细胞因子的破坏，降解生长因子。金黄色葡萄球菌生物膜能够诱导上皮角化细胞的凋亡和限制它的生长从而影响创面的愈合。生物膜中的一些物质能够限制中性粒细胞的趋化和分泌，诱导成纤维细胞出现衰老的表型，影响机体的免疫功能和成纤维细胞的重建而影响伤口的愈合。生物膜长期存在于伤口中，造成伤口组织缺血缺氧，HIF-1α表达增加，HIF-1α激活miR-210，miR-210抑制修复蛋白E2F3的合成，E2F3是上皮细胞修复的关键蛋白，因此它合成减少影响伤口的愈合。

3. 营养

营养状况在伤口愈合过程中的作用十分关键，尤其是蛋白质的摄入。同时维生素及微量元素亦起了重要作用。营养不良患者压疮发生率高，发生率随着营养不良程度加重而升高；营养不良可显著延缓伤口愈合，且伤口的溃疡面积变化与蛋白质摄入量显著相关。营养不足或营养不良患者炎性阶段延长，成纤维细胞增殖减少，胶原蛋白合成降低，抗拉强度和血管新生减低，这些变化均可导致伤口延迟愈合。

营养物质在伤口愈合的各个阶段发挥不同的作用。在炎症反应阶段，炎症细胞通过止血、细胞因子及增加细胞氧化进行伤口清理，维生素K及钙在纤维蛋白形成中起重要作用，同时，由于活性氧的增多引起氧化应激增强，故该阶段的特征为蛋白质及能量需求增多。增生期的特征为胶原蛋白和细胞外基质蛋白的重建，该阶段需要氨基酸、维生素C及铁的充足供应。在组织重塑期，镁、锌、维生素C可以增强纤维蛋白强度，维持组织的完整性。同时，在胶原蛋白的形成过程中，需要充足的蛋白质和脂肪的供应。

（1）碳水化合物

碳水化合物是创面愈合过程中的主要能量来源。碳水化合物被人体摄入后，经过分解代谢转化为葡萄糖等单糖，进行糖酵解或三羧酸循环，产生三磷腺苷（ATP）为创伤的修复提供能量。葡萄糖在创面愈合过程中的作用体现在：伤口修复过程中各种细胞进行活动的能量来源于ATP；血管新生及组织生长过程中，细胞分裂、分化等活动亦需要ATP进行供能。

（2）蛋白质

蛋白质在营养供应中的作用非常重要，异常蛋白质代谢和机体营养紊乱可能是妨碍创面修复的重要方式。慢性蛋白缺乏会导致血管生成、成纤维细胞增殖和胶原合成、沉积受到影响。作为胶原蛋白形成的基质，精氨酸对于组织重塑十分必要，同时可以激活T细胞反应，精氨酸还可以促进氮储备，减少蛋白质分解。机体缺乏精氨酸，可导致胶原蛋白沉积减少。谷氨酸是细胞质膜成分中最丰富的氨基酸之一，并且为炎症反应期及增殖期的细胞代谢提供能量，口服补充谷氨酸，可以提高伤口张力和成熟胶原的水平。

（3）维生素

维生素 C、维生素 E 和维生素 A 在伤口愈合中也具有重要作用。维生素 C 可作为胶原形成的辅助因子，对正常的愈合至关重要。维生素 C 是创面自由基的清除剂，还可以参与胶原蛋白组织间质的合成，改善毛细血管的通透性，故可以促进组织新生，减少渗出。如果摄入量不足，组织储存的维生素 C 很快就会耗尽，并可能导致维生素 C 缺乏，甚至引起坏血病。慢性维生素 C 缺乏与瘢痕形成及组织完整性相关，体弱的患者则存在维生素 C 缺乏的风险。维生素 A 是维持上皮生长的必需物质，维生素 E 则可以促进微小血管的增生，改善周围循环。同时，维生素 E、维生素 A 在免疫反应及伤口完整性方面有重要作用，补充这些维生素可以改善伤口愈合，然而，这种状况通常出现在吸收不良的患者中。

（4）微量元素

铁、锌和铜等微量元素，在伤口愈合中也起着重要作用，锌参与胶原蛋白的合成，锌缺乏与上皮化不良和伤口不愈合有关。铁是胶原蛋白合成过程中脯氨酸和赖氨酸羧基化所必需的辅助因子，铜则可以参与胶原蛋白的成熟，增加瘢痕的强度。

4. 衰老

衰老是生物的自然现象，普遍存在于人体各个器官，这种渐进的退化过程，又称为老化。随着年龄的增加，机体调控能力降低，体内水分减少，各种代谢速率减慢。老年患者在发生创伤时，炎症细胞浸润能力下降，炎症反应减弱；细胞因子的分泌相对较低，新生再造延迟，胶原蛋白纤维合成减少，皮肤伤口收缩缓慢；组织再生能力减弱，局部细胞增殖周期延长，导致血管生长速度减慢，组织再生能力降低。这些都与老年人皮肤的生理特点有密切关系，衰老的表皮、真皮、血管、神经及附属器都发生退行性改变，导致了在创面愈合的各个阶段，老年患者都体现出了增殖减慢、数量减少的特点，进而引起了难愈合性创面。

老化的皮肤显示出真皮血管的数量减少，这种皮肤血管数量的减少导致血流量减少，营养交换减少，体温调节受损，皮肤表面温度降低和皮肤苍白。此外，随着衰老，皮肤血管周围的周细胞数量和合成活性减少。随着皮肤的衰老，真皮下的脂肪也逐渐减少，对表皮的保护和支撑作用减弱。除此之外，老年人皮肤中胶原蛋白发生变化，导致皮肤弹性降低，亦会导致伤口难以愈合。

研究显示，老年患者发生的愈合延迟与神经内分泌反应和日益变化的应激状态相关，伴随年龄增长，中枢神经退化，感觉神经传入系统逐渐发生功能性紊乱，对创伤后的应激能力减退，修复时发生炎症，血管生长过程受到影响。由于机体的衰老，可以造成巨噬细胞、中性粒细胞信号转导和功能减退，进而引起免疫能力下降，导致炎症反应改变，细胞外基质成分沉积和微血管形成障碍，影响创面愈合的进程。

5. 心理

研究表明，焦虑、抑郁、恐惧和躯体症状是难愈创面病人常见的心理障碍。难愈创面病情漫长，反复发作，缠绵难愈，病人会为疾病对家庭和工作造成的影响而担忧，尤其是肿瘤、糖尿病等疾病引起的难愈合创面不仅使患者容易表现出不良的心理状态，还会因为治疗负担及结果的不确定性引发长期的心理压抑与抑郁。心理压力可以对伤口愈合速度产生直接或间接影响，研究显示，不良情绪可通过神经内分泌系统影响机体免疫功能，进而影响创面修复。由于难愈创面病人的心理问题较为突出，心理因素的调节可以缩短愈合时间，故及时有效的心理护理已成为病人治疗和康复中的重要环节。

对于慢性创面的心理护理包括两个方面：一是调节患者的应对方式。慢性创面患者，在经过手术后面对伤口长时间不愈合，对于术后的康复和生活质量会悲观失望，多采取回避和屈服的态度。屈服在应急情况下是一种消极的应对方式，不利于病人身心健康和疾病的康复。医务人员需及时采取个性化的心理干预，指导难愈创面病人采取对疾病更有利的应对方式，并根据病人心理状态的变化帮助其调整应对策略。二是增加患者的社会支持。病人获得的社会支持越丰富，焦虑、抑郁等负性情绪越轻，病人对社会支持的利用度越好。医务人员需认识到应对方式和社会支持对于难愈创面病人心理健康的重要性，通过及时有效的心理干预措施，指导病人采取合适的应对方式面对疾病，有效利用社会支持网络，促进身心康复。

（刘青武　张金超　李光善　李萍）

第二章　疮疡的中医理论研究

慢性皮肤溃疡属于中医疮疡范畴，以"虚、瘀"为本，病机演变是"因虚感邪（风、湿、热、毒），邪气致瘀，瘀阻伤正，化腐致损"，虚、邪、瘀、腐相互作用、互为因果，形成以虚实夹杂、本虚标实为病机特点的创面。

第一节　疮疡的病因病机

《黄帝内经》将疮疡的病因病机归纳为三种：外感六淫；内伤饮食和情志失调；针刺不当和金刃所伤。主要为经络阻塞，气滞血瘀。《外科秘录》云："脏腑之气血不行，则脏腑之经络即闭塞不通，而外之皮肉即生疮疡。"明确气血瘀滞的病理变化导致痈疽等症的发生。

陈实功在《外科正宗·痈疽治法总论》中提出："火既生，七情六欲皆随应而入之，既入之后，百病发焉……发于外者，成痈疽、发背、疔疮。"后人总结为"痈疽原是火毒生，气血凝滞经络塞。"清代陈士铎在其外科专著《洞天奥旨》中指出"气血旺而外邪不能感，气血衰而内正不能拒"，提示气血的盛衰与疮疡发生、发展、转归关系密切。此外，陈实功认为"邪之所凑，其气必虚"，强调"是为疾者，房劳过度，气竭精伤……以致真水真阴从此而耗散。既散之后，其脏必虚，所以诸火诸邪乘虚而入。既入之后，浑结为疮"，即因虚致疮。

后世医家秉承古旨，并有所发扬，总结出"因虚感邪，邪气致瘀，瘀阻伤正，化腐致损"的病因病机。唐汉钧教授认为疮疡的病因是腐、瘀、虚，其中虚、瘀为本，腐为标，病机是久病正虚，气血瘀滞，营卫不畅，肌肤失养，复染邪毒，湿热下注，治疗时主张"祛瘀生肌"和"补虚生新"，并将治法概括为"祛腐、化瘀、补虚、生肌"。吕培文提出卫-营-肾精学说，以正气盛衰为纲领，认为慢性皮肤溃疡的发生、发展、转归是正邪两方斗争的结果。

古代众多医家均认为疮疡的基本病机主要为脏腑不和，元气不足，气血壅滞，毒邪致伤。外科疾病早在《内经》中即以"痈疽"称之，以脏腑隶之。结合现代研究，可以发现，疮疡的发生发展，与气血、经络、脏腑密切相关。

阴阳是外科疾病辨证的总纲，疮疡辨证，首辨阴阳。正如《洞天奥旨·疮疡阴阳论》谓："疮疡最要分辨阴阳，阴阳不明，动手即错。"慢性皮肤溃疡常表现为创面晦暗或苍白，渗液清稀或如粉浆，创形平塌，创周寒凉，创面久不愈合等炎症迁延过程，导致创面愈合障碍，同时伴神疲气少等全身症状。元代齐德之《外科精义》中对此证的表现及形成机制描述道："凡诸疮疽脓水清稀，疮口不合，聚肿不赤，肌寒肉冷，自汗色脱者，气血之虚也。"北京中医医院名老中医赵炳南、王玉章等教授根据多年临床经验，将此类慢性难愈性创面归纳为阴证疮疡，病机为阳衰阴亏，即阳气虚衰，精血不足，邪气壅盛。

阴证溃疡的形成与多种因素有关，疮疡成脓长肉耗伤气血，气血亏虚，如若患者素体亏虚，则气血生肌长肉功能低下，而致溃疡创面呈现不易生长、脓少清稀之象。脾胃为后天之本、气血生化之源，且脾主肌肉，脾胃亏虚亦会导致溃后创面生长速度减慢，出现久不愈合之阴证溃疡。精血同源，气血耗伤肾精，肾精亏虚则肾气愈亏，机体动力不足，生肌乏力，溃疡久不收口。因此气血不足、脾胃亏虚、肾精虚衰构成了慢性皮肤溃疡阴证形成的病机。

一、气血瘀滞

《外科秘录》云："脏腑之气血不行，则脏腑之经络即闭塞不通，而外之皮肉即生疮疡。"可见经络阻塞，气滞血瘀，是疮疡发病的病理基础。《素问·生气通天论》云："营气不通，逆于肉理，乃生痈肿。"《灵枢·痈疽》说："寒邪客于经络之中则血泣，血泣则不通，不通则卫气归之，不得复返，故痈肿。"明代陈实功《外科正宗》对此证的治疗亦有说法："但诸疮原因，气血凝滞而成，切不可纯用凉药，冰凝肌肉，多致难腐难敛，必当温暖散滞、行瘀拔毒、活血药用之，方为妥当也。"

气血运行失常，形成局部的气血凝滞，阻于肌肉或留于筋骨则发生疮疡。《素问·生气通天论》："营气不从，逆于肌肉或留于筋骨而发生疮疡，乃生痈肿。"可见局部气血凝滞，实为疮疡发生的主要病机之一。《洞天奥旨》："气血旺而外邪不能感，气血衰而内正不能拒。"说明气血旺，外邪不易侵犯，即使病了，气血充足，疮疡则易于起发、溃破，也易于生肌长肉，迅速愈合。反之，气虚者难于起发、溃破，血少者难于生肌收口。因此，气血的盛衰不仅关系着疮疡的发生、发展，而且影响着治疗和预后。

经络分布于人体各部，内源于内脏，外通于体表的皮、肉、脉、筋骨等处，具有运行气血、联络人体内外各个组织器官的作用，因此疮疡的发生、传变等，都与经络有密切的关系。如《外科心法要诀·痈疽总论歌》中说："痈疽原是火毒生，经络阻塞气血凝。"可见经络的阻塞也是发生疮疡病变的主要病机之一。体表疮疡的邪毒，由外传里，内攻脏腑而发生病变，或脏腑内在的病变，由里传外而发生疮疡，也主要是通过经络的传导而形成的。古人云"最虚之处，便是客邪之地"，说明身体经络的某一局部有了弱点，便能发生局部经络阻塞、气血凝聚，而为发生疮疡的关键。

二、热盛肉腐

外邪入侵，经络阻塞，气滞血瘀，瘀而化热，热盛肉腐，肉腐为脓，并产生红肿热痛化脓和功能障碍等局部症状，这是一般阳性疮疡所共有的局部病证规律。常见于热毒壅盛者，阳证为表、热、实，"属六腑毒胜于外，其发暴而所患浮浅"，故易肿、易脓、易腐、易敛，病程短，预后好。

阳证疮疡表现为红肿热痛、功能障碍，伴有轻重不同的畏寒、发热等全身反应，重者可有寒战、高热、头痛、食欲不振、便秘溲赤等症状。若病邪不能及时控制，进一步蕴久化热，热盛肉腐成脓，从而导致脓肿形成。外感六淫、内伤七情、饮食劳倦在病程中均可化热生火，火既生，七情六欲皆随应而入之，既入之后，百病发焉。发于外者，成痈疽、发背、疔疮。另有医家认为，疮疡多因虚所致。"邪之所凑，其气必虚""是为疾者，房劳过度，气竭精伤以致真水真阴从此而耗散。既散之后，其脏必虚，所以诸火诸邪乘虚而入。既入之后，浑结为疮"。外感六淫邪毒、感受特殊之毒、外来伤害等外邪引起的疮疡，以"热毒""火毒"最为多见。

三、气血不足

《外科证治全书》谓："人之一身，气血而已，非气不生，非血不行，气血者，阴阳之属也。"气血是构成机体和维持机体生命活动的重要物质基础。疮疡的形成和发展都伴随着气血的变化，即"气以成形，血以华色"，气血的盛衰直接关系着疮疡的起发、破溃、收口等。清代唐容川云："凡气盛者疮易托化，气

虚者疮难托化。"气虚则无以成形，不易成脓，不易长肉。明清时期的众多医家
都强调气血在溃疡发生发展中的作用。汪机曾云："血少肌肉难长，疮久不合，
必成死证。"溃疡与气血亏虚互为因果，肿疡进一步发展，热盛肉腐，则酝酿化
脓。内脓既成，必耗伤气血，所谓"溃后气血无不有伤者"，而气血亏虚者容易
形成溃疡难敛难愈。同时，汪氏认为溃疡的愈合速度与气血盛衰直接相关。薛
己《外科发挥》曰："脓清，或不敛者，气血俱虚。""凡疮脓溃而清，或疮口不
合……皆气血俱虚也。"说明了气血亏虚是疮疡久溃不易收敛的原因之一。薛氏
指出气血充实之人，"患疮皆肿高色赤，易腐溃而脓且稠，又易于收敛"，气血
不充之人，"多不起发，不腐溃，及难于收敛"，阐明了气血亏虚之人罹患溃疡
之后难以收敛。针对气血不足这一病机，历代医家均从气血论治久不愈合之阴
证溃疡。陈实功认为，疮疡溃后，"气血根本无有不亏伤者"，其对溃疡的治疗
多含温补气血、补中益气之法。王维德认为痈疽总属"气血凝滞而发毒"，久虚
成瘀，气血亏虚日久，气不行血而成瘀，气血凝滞创面，形成溃疡阴证，即溃
后有一分气滞之象，故现代医家应用补气理气活血法治疗外科疾患。

四、脾胃亏虚

溃疡的发生与脏腑失调关系密切，陈实功秉承《黄帝内经》"正气存内，邪
不可干"的观点，明确提出了"盖疮全赖脾土"的疮疡病机，同时指出"发于
脏者，其色白，其形平塌，脓水清稀，或致臭败，神色痿惫，阴也"，明确了
溃疡阴证的发生与五脏直接相关。薛己亦云："疮疡之溃，由胃气腐化；疮疡之
敛，由胃气荣养。"认为疮疡的发生发展始终伴随着胃气的变化，疮疡的破溃与
收敛均与胃气有关。一方面，由于脾主肌肉，疮疡的发生、发展与脾胃关系密
切，溃疡难以生肌收敛与脾胃亏虚有关；另一方面，脾胃为气血生化之源，脾
胃亏虚则气血无以生化，进而导致溃疡难敛难愈。由于脾胃与气血之间的关系，
故疮疡溃后存在"五脏亏损，气血大虚"这一病理改变。历代医家对于溃疡阴
证的治疗也结合调理脾胃与气血进行，如陈实功认为"盖托里则气血壮而脾胃
盛，使脓秽自排，毒气自解，死肉自溃，新肉自生，饮食自尽，疮口自敛"，重
视调理脾胃、补益气血在溃疡治疗中的关键作用，对于溃疡的治疗，突出了脾
胃的重要性，创立了补托温中、补中益气、醒脾助胃、香燥助脾等治法，用药
如十全大补汤、补中益气汤、八珍汤、人参养荣汤、加减八味丸等。王维德认
为"盖脾胃有关生死，故首贵止痛，次宜健脾。痛止则恶气自化，脾健则肌肉

自生"，也强调脾胃在痈疽发病中的重要性。在疮疡溃后的治疗中，强调人参托毒的重要作用。对于溃烂不敛，用洞天救苦丹、醒消丸交替治疗，毒水流尽后用醒消丸、大枣丸治疗。汪机认为，"脓清或不敛者"，属气血俱虚之证，"宜大补"，提出溃疡的治疗不应仅应用血竭、乳香、没药等，而是"当先理脾胃助气血为主"。

五、肾精虚衰

"精"是构成人体和维持人体生命活动的基本物质，肾藏精，肾中精气的盛衰，决定着人的生长、发育和生殖的正常与否，如果肾的精气虚衰，必然会给人体带来相应的病理变化。同时中医理论认为，精血互生，而血的盛衰与疮疡的发生发展密切相关，这也从另一方面体现了肾精对于疮面愈合的重要性。慢性皮肤溃疡（阴证），一部分由阴疽发展而来，阴疽初起之时，便有肾阴亏虚之证型。高秉钧认为，阴疽初起之时，无明显寒热倾向，面白形寒，根盘平塌散漫，脓水清稀或干枯，不易腐溃，为肾精虚衰所致，强调"肾水亏损，阴精消涸"形成的阴证疮疡相对凶险，变化多端。另一部分由阳疮转化而来，各类阳证疮疡，在反复感染治疗过程中，随着脓熟破溃等，亦会出现阴血暗耗，进而导致肾精虚衰的病理表现。在外科处理各类难愈合疮面时，反复感染、清创及不恰当的用药，均可出现疮面阴血暗耗的病理表现，另外，疮面在愈合过程中，局部气血与感染等外邪抗争，逐渐消耗，同时慢性难愈合疮面存在局部缺血、缺氧等失代偿的表现，故诸多原因导致疮色晦暗枯竭，疮形萎缩等阴血暗耗、肾精虚衰之表现。此外，后世医家非常重视肾在五脏之中的作用，脾肾为人体先后天之本。如许叔微认为脾胃的消化必须有肾气的鼓动；严用和认为脾土需要肾气的熏蒸；刘完素指出，水土相合才能化生万物；李杲以为脾肾俱主生化而为人身之根本，根据这一病机，医家多从先后天的关系论治溃疡之症，如薛己云："多骨疽者，由疮疡久溃，气血不能营于患处，邪气陷袭，久则烂筋腐骨而脱出，属足三阴亏损之症也，用补中益气汤，以固根本。若阴火发热者，佐以六味丸，壮水之主，以镇阳光。阳气虚寒者，佐以八味丸，益火之源，以消阴翳。"

（蒙玉娇　张金超）

第二节　疮疡与络病学

慢性难愈合性皮肤溃疡是临床上比较棘手的问题。历代医家对其病因病机进行了多方面分析，从不同侧面阐释了疾病发展变化的实质，形成了多种学术理论，我们通过对慢性皮肤溃疡的病因病机及理法方药分析，认为慢性皮肤溃疡有着"虚、瘀、痰、毒"的病理实质，是疮疡在"络病"中的体现。其病理实质的内涵尚需在以后的临床和基础研究中加以充实。

一、络病理论概述

络病理论，即"久病入络"的学术思想，是中医认识疾病的重要理论之一，是叶天士在《内经》《难经》和《伤寒论》等思想的启发下，在治疗内伤杂病的基础上发展的科学理论，揭示了一般疾病发展的共同规律，这一理论对临床上慢性、缠绵难愈的疑难病症病因病机的认识和临床治疗有重要的指导意义。所谓络脉，《灵枢·脉度》明确指出："经脉为里，支而横出者为络，络之别出者为孙。"清·俞嘉言在《医门法律·络脉论》中指出："十二经生十二络，十二络生一百八十系络，系络生一百八十缠络，缠络生三万八千孙络。"清·叶天士在《临证指南医案》中提出："经主气，络主血。"张介宾指出："盖表里之气，由络以通，故以通营卫者。"提示络脉系统犹如网络，具有沟通机体内外、渗血灌气、互渗津血、贯通营卫及环流经气的作用。络病是以络脉病变为特点的一类病症。病的产生即可外感六淫，从外而入；又可由七情、饮食、劳倦等内伤，由内而生；或由脏腑病变传变而来；此外，跌仆闪挫、刀针破伤也可以直接伤络，导致络病发生。叶氏强调"初为气结在经，久则血伤入络""三年宿恙，气血暗消，但久必入血……""久痛必入络，气血不行"等，提示了络病的病因病机。

络病的病理变化主要有以下四个方面的内容：①络脉结滞：包括气机郁滞、血行瘀滞与痰结阻络。络脉是气血津液输布的网络，络脉的阻滞则影响了气、血、津液的代谢。明·虞传《医学正传》阐述它们的关系曰："气得邪而郁，津液稠黏，为痰为饮，积久渗入脉中，血为之浊，此阴滞于阳也。血得邪而郁，隧道阻隔，或溢或结，积久渗出脉外，气为之乱，此阳滞于阴也。"此气滞、瘀血、痰浊互结，使病邪胶着，缠绵难愈。②络脉空虚：王清任在《医林改错》中指出："元气既虚，必不能达于血管，血管无力，必停留而瘀。"叶天士在治疗上阐述络虚证的观点，提出治疗络病"通补最宜"。③络毒蕴结：中医认为"邪盛谓之毒""无邪不有毒，热从毒化，变从毒起，瘀从毒结"。久病入络，血瘀痰凝，蕴结成毒，败坏形体，加之顽毒伏于络脉，则病势缠绵不愈。④络脉损伤：如跌打损伤、针刀外伤直接伤及络脉，可使络脉血溢经外，而形成"瘀"。

总之，络病的病机为气血运行及津液输布失常，停痰互结，痰瘀并阻，积久蕴毒，伤及络脉，形成虚滞、瘀阻、毒损脉络的病理变化。络病病因病机的实质就是"虚、滞、毒、伤"。根据络病的病因病机，叶天士首先创立通络大法，又提出治疗络病以"通补最宜"。王清任将补气和活血用于通络之中，创立补气活血通络法。后人又在临床实践中不断发展，提出"化痰通络""化湿通络"诸法，用于各种疑难病症的治疗。

二、络病理论在疮疡疾病中的应用

络病学的理论在临床各科有广泛的应用，尤在慢性疮疡的病因病机和治疗上有重要的指导意义。慢性难愈合性疮疡在临床上多见于小腿溃疡、褥疮、糖尿病并发症、外伤、放射性损伤等。疮面经久不愈，疮疡苍白或灰暗，或脓水淋漓、疮周皮肤紫暗僵硬等，是气血、痰毒聚集在皮之络脉的临床表现，其病因病机及病理变化符合"久病入络"的临床特征。

1. 疮疡的病因病机与络病学理论的关系

疮疡与气血瘀滞的关系：疮疡的病机在《灵枢·痈疽》有记载："营卫稽留于经脉中，则血泣而不行，不行则卫气从之而不通，壅遏不得行，故热，大热不止，热盛则肉腐，肉腐则为脓。"《外科精要》记载："气血闻香则行，闻臭则逆。大抵疮疡多因营气不从，逆于肉理，郁聚为脓。"《外科宝鉴》也说："凡疮疡皆因气滞血凝。"《疡科纲要·论肿疡行气之剂》记载："疡之为病，必肿必痛。其故无他，气血壅滞，窒塞不能而已，所以消肿二痛，首推行血行气为必要之法。"又说："凡疮疡皆因气滞血凝，宜服香剂，盖香能行气通血也。"《景岳全书》记载："痈疽为病，无非血气壅滞留结不行所致。"上海中医药大学唐汉钧认为慢性疮疡腐浅在表，为气血之败；瘀深在里，为气血之滞。表明气血阻滞是疮疡的病机之一。

疮疡与气血虚弱的关系：疮疡久不愈合与气血虚弱有密切关系。经云："邪之所凑，其气必虚。""至虚之处，便是留邪之地。"陈自明《外科宝鉴》说："治痈久不合者，其肉白而脓少者，此气血俱虚，不能潮运，而疮口冷涩也。"李东垣强调："溃疡属气血俱虚，固在所当补。"陈士铎在《洞天奥旨》中强调阴证疮疡尤以大补为急。即便疮疡实证，亦当于攻散之中，略兼用补。其曰："毒深火烈，反用大补，不助热以增横乎。不知疮疡火毒，因虚而成者也，不比他症之火毒，得补而添其炎。惟疮疡阴火愈补而愈衰，疮疡阴毒，愈补而愈化也。"北京中医医院王玉章秉承东垣的学术思想，在治疗疮疡时重视温补脾胃，外治以回阳生肌的紫色疽疮膏、紫色消肿膏、化腐生肌丹为主。表明气血虚弱是疮疡久不愈合的重要原因。

疮疡与"毒"的关系：朱丹溪云："痈疽因积毒在脏腑，当先助胃壮气，使根本坚固；次以行经活血药佐之，参以经络时令，使毒气外泄。"陈士铎在《洞天奥旨》中指出："世人皆谓疮疡生于肌肤，何必问其脏腑。谁知外生疮疡，皆脏腑内毒蕴结于中，而发越于外也。"赵炳南提出，阴疮久不愈合，主要是因为气血不足，阴阳失调，以至经络阻隔，气血凝滞，毒邪未尽，局部失于荣养而成。表明毒邪郁滞，传于经络是疮疡的病机之一。

从疮疡的病因病机可以看到，由于正气不足，脏腑积毒，毒邪由经传络，导致气血瘀滞，化为疮疡。北京中医药大学张耀圣等在总结溃疡的机制时也阐述疮疡久不愈合的机制是邪毒未尽，脉络瘀滞，正气损伤。

2. 疮疡的辨证论治与络病学的关系

治疗疮疡需内外兼顾，内以托里、和中、调营卫；外以化腐、祛毒、行气血。陈士铎在《洞天奥旨》中指出："疮疡内散，第一善法也。至疮口已溃，内不能散，必须外治之。外治之法最多，大约敷法为佳。敷者，化也，散也。"外治法在外科为必不可少的重要治法。《徐灵胎医书·医学源流论·卷下·围药论》说："外科之法，最重外治。"《疡科纲要》中记载："疮疡为病，发见于外，外治药尤为重要。凡轻浅之证，专恃外治，固可收全功；而危险大疡，尤必赖外治得宜，交互为用，此疡医之学。"从慢性疮疡的中医辨证我们可以看到常见的证型主要为气虚血瘀、湿热下注及脾虚湿盛三型，都与虚、瘀、毒的病机相关，而治疗上以化腐生肌、活血生肌、健脾化湿为法。

化腐生肌：化腐生肌是治疗疮疡的重要法则。腐有六象，"包括溃疡、脓液、窦道、痂垢、死骨、异物"。腐的范围很广，一般意义的祛腐，即选用化腐中药如轻粉、红升丹等，以泄毒、排脓；如《医宗金鉴》记载的红升丹、玉红生肌膏等。腐肉去，疮毒可解，新肉则生。因此化腐包括了对"毒"的治则。

健脾益气：健脾则包括对"虚"的治则。薛立斋云："肌肉者，脾胃所主。

收敛者，血气所使，当纯补脾胃，不宜泛敷生肌之剂。"又云："生肌之法，当先理脾胃助气血为主"。陈实功《外科正宗》说："盖疮全赖脾土，调理必要端详。"陈士铎在《洞天奥旨》中强调对于阴证疮疡以大补为宜。常用内服方剂为四君子汤、补中益气汤等。

行气通络：行气通络是治疗疮疡的重要法则。疮疡无论内治或外治都离不开行气与活血。治疗疮疡之方中多用辛香通络之品，如麝香、木香等。溃疡外治用之，主要取其辛香气烈，既可行气活血、开通经络，又可开窍透肌、引药入里，尚可辟秽化浊、消除腐臭。常用方剂如《外科集验方》记载的十香膏（沉香、麝香、木香、丁香、乳香等）、五香连翘汤（乳香、木香、沉香、丁香、连翘等）。其中麝香在外用方剂中为常用药。《外科全生集》记载麝香"消痈疽，开经络"，表明外用行气通络药在治疗疮疡中有重要的意义。叶天士在治疗络病时强调：辛以通络，辛可"通气也"，辛气最易入表，当求其宣络者宜之。

活血化瘀：活血之剂在疮疡治疗中用之颇多，治疗溃疡疮口的外用生肌散类中医古籍记载很多，早在唐代《古今录验方》中即有记载，迄今已有百余首。通过对生肌散类方各个单味药使用的频率进行统计，排列于第一、二位的是乳香和没药。乳香的药物作用文献多有记载，明《本草纲目》云："乳香香窜，能入心经，活血定痛，故为痈疽疮疡心腹痛要药。"《本草正》记载："消痈疽肿毒、活血定痛，舒筋脉，煎膏疗折伤，止痛长肉。"《医学衷中参西录》记载："外用为粉以敷疮疡，能解毒、消肿、生肌、止痛，虽开通之品，不致耗伤气血……乳香兼入气分，活血而调气，使气血通调，推陈致新，又能生肌。"没药常与乳香相须为用，没药散瘀之功尤胜。琥珀也为常用，唐《本草拾遗》记载："琥珀止血生肌，合金疮。"《名医别录》记载琥珀"消瘀血，甘平"。从治疗疮疡的用药规律即可看出活血化瘀、推陈出新是生肌法的重要理论基础。

虫类药物在治疗疮疡中有独特的作用，如《外科正宗》记载治疗顽臁用蜈蚣。将虫类药物用于治疗络病，始于张仲景。在《伤寒论》及《金匮要略》中记载了抵当汤、大黄䗪虫丸、鳖甲煎丸及下瘀血汤等方，用䗪虫、水蛭等虫类药物通络逐瘀。叶天士赞曰："圣人眼，以搜剔络中混处之邪，经治千百，历有明验。"叶氏善用虫类蠕动之品，认为："考仲景于劳伤血痹诸法，其通络方法，每取虫蚁迅速飞走诸灵，俾飞者升，走者降，血无凝著，气可宣通，与攻积除坚徒入脏腑者有间。"蜈蚣辛温，性善走窜，可攻毒散结。《本草纲目》记载："蜈蚣治小儿惊痫、风搐、脐风口噤、丹毒、秃疮、便毒、痔瘘……蛇伤。"有报道单用蜈蚣散外治慢性久不愈合的脓疡（骨髓炎、骨结核）、各种窦道、漏管等有分泌渗出者。地鳖虫可破血逐瘀、消癥疗伤。《神农本草经》云："主……血积癥瘕，破坚，下血闭。"《本草纲目》云："行产后血积，折伤瘀血……"可以看出，虫类药物也是治疗疮疡的重要部分。

三、络病的病理基础与微循环系统的关系

《素问·调经论》指出："病在血，调之络。"叶天士在《临证指南医案》中强调"经主气，络主血""初为气结在经，久则血伤入络"。王清任在《医林改错》中也指出"久病入络伤血"，表明"络"与"血"及"络病"与血瘀有密切的关系。中医"络"的概念，在形态上与现代医学的微血管和微循环概念相似，在功能上除与血管的功能相关外，与血流动力学、血液流变学、血液成分与血管内皮细胞的相互作用、血小板功能亢进、凝血因子形成及激活、纤溶和抗纤溶系统的启动也有密切的关系。研究证实"久病入络"患者"血瘀证"与球结膜微循环障碍改变有一致性，"血瘀证"的积分值与微循环障碍的积分值有相关关系，且随着病程延长，相关系数递增，表明二者有着共同的病理基础。目前临床上常见的慢性疮疡主要是糖尿病性溃疡、褥疮、小腿溃疡等，其主要病理生理变化都与血管的病变有密切的关系。

糖尿病性溃疡：其主要发病原因是广泛的小血管内皮增生和毛细血管基底膜增厚造成的微血管病变。血管管腔狭窄和血流量减少导致供血障碍，形成坏疽或溃疡；同时体内白细胞功能降低，炎症反应迟缓也是疮疡反复发作、久不愈合的重要原因。从中医辨证来看，其主要病机就是正气不足，血脉瘀阻，瘀毒互结，灼伤脉络，化为疮疡，其病机与"久病入络"的学术思想有相似之处。

小腿溃疡：此类慢性溃疡为下肢血液循环障碍引起，常见的有以下几种：血栓闭塞性脉管炎、下肢静脉曲张和下肢深静脉血栓形成等。此病中医称为"臁疮"，《刘涓子鬼遗方》云："或问是足内外臁生疮，连年不已，何如？曰：此因湿热下注，血凝滞于经络，以致肌肉紫黑，痒痛不时。女人名为裙风、裤口疮，即臁疮也。"《外科全生集》记载："臁疮生于小腿，男子谓之烂腿，女子谓之裙风，气滞血瘀经年累月，臭烂人憎，初起或由搔破或生小疮化大，或经热汤之气所致。"表明本病的病因病机主要为湿热下注，气血瘀滞，继而发生"毒损脉络"的病理变化，使病情迁延不愈，成为"久病"。

压迫性溃疡：如褥疮，中医称之为"席疮"。《疡医大全·席疮门主论》记

载:"心法曰,席疮乃大病后,久而生眠疮,乃皮肉先死不治。"表明久卧伤气,血脉受阻,血不荣筋是其主要病机。

因此,慢性疮疡的病理变化都与循环系统有密切的关系,血瘀证是他们共同的病理基础,体现了络病理论的核心内容。

研究表明,外用中药具有抗炎作用是促进伤口愈合的机制之一。局部的感染与炎症反应体现了局部"正"与"邪"的对峙关系,当正气充足,邪不足以为害;邪盛时,则化而为"毒",体现了中医"邪盛谓之毒"的理论。"毒"是指对机体生理功能有不良影响的物质,包括外来之毒和内生之毒。外来之毒如细菌、病毒等;而内生之毒是机体代谢中的废物堆积,如现代医学中的渗出物、毒性氧自由基、酸中毒、细胞毒素、过度的炎症介质和血管活性介质等。中药的抑菌和抗炎症反应,体现了中医对"毒"的治则。外用中药后,疮面出现分泌物增加,这是外用中药的普遍现象,体现"煨脓长肉""毒随脓解"的理论。《外科全生集》曰:"脓之来,必由气血。"络脉系统沟通机体内外,保障脏腑气血灌注。络脉气血充盈,"脓"的化生也就充足。对"脓"的病理生理学研究证实,它包括坏死组织和具有免疫活性的吞噬细胞。"毒随脓解",它一方面反映了"毒邪"排出,另一方面也表明了正气恢复。局部环境的改变,也为组织的修复提供适宜的条件,是局部正气恢复的表现。这样毒邪排出、正气恢复,从而肌生肉长,体现了扶正在疮疡治疗中的意义。从现代医学的概念出发,微循环是指微动脉与微静脉之间的血液循环,是循环的通路,也是物质交换的场所,保证全身养料的输送和废物的代谢;中医经络学中的孙络是古代循环中的最小结构和功能单位,有运行气血、濡养组织及互渗津血的作用,显然两者在功能和结构上有一致性。血瘀证则是中医学对微循环障碍类疾病的病理概括,络病、微循环、血瘀证三者之间有一定的内在联系。因此外用中药对微血管结构和功能的影响,体现外用中药的活血化瘀作用,提示活血化瘀是创伤修复的前提,"煨脓长肉"是创伤修复的结果,体现活血通络在治疗慢性疮疡中的意义。

络病学是中医认识疾病的重要理论,内容广泛,涉及多个学科的多种疾病。它揭示慢性疾病的共性环节,对多种疑难杂症的病因病机、辨证论治、临床治疗有广泛的指导意义。络病理论在慢性疮疡中的应用,将丰富络病学理论的内涵,发展中医外科理论和指导临床治疗。

(李 萍)

第三节　疮疡的中医治疗原则

"虚、邪、瘀、腐"相互作用、互为因果，形成以虚实夹杂、本虚标实为病机特点的慢性皮肤溃疡创面。其中，正虚血瘀为本，湿热毒蕴为标。慢性皮肤溃疡治疗方法各异，有单纯外用药，亦有内外兼治之法，外用药多以活血生肌敛疮、祛腐敛疮、收湿敛疮等为治法，内服药多用健脾益气、清热解毒、化湿通络、活血化瘀等结合治疗，外治法直接作用于皮肤溃疡，内治则求于本，通过益气养阴、和营通络解毒、活血化瘀、祛腐生肌等使人体气血充盛，运化健则肌肉得充。由于创面愈合是一个连续、综合的过程，临证需要对创面的局部进行辨证。《医学源流论》中记载"外科之法，最重外治"，局部用药对皮肤创面愈合有着极为重要的作用。中医学在此病因病机基础上，提出许多治疗阴证疮疡的基本原则，多从腐、瘀、气血不足论述，千百年来，历代医家遵循"祛腐生肌""活血生肌""回阳生肌"的治疗法则，并逐渐形成了以化腐、活血、回阳为主的"生肌三法"。

一、化腐生肌

《薛己医案》中云："夫腐者，恶肉也，大凡痈疽疮肿溃后，若有腐肉凝滞者必取之，乃推陈出新之意，或留而不去，则有烂筋腐肉之患。"《外科十法》中云："凡痈疽难收口者，有瘀血夹杂，余脓不尽之患。"《医宗金鉴·外科心法要诀》说："脓液清稀，创口不合，皆气血虚也，宜以大补气血。""腐不去则新肉不生，盖腐能浸淫好肉也，当速去之。"由于邪毒壅盛，损伤正常组织形成腐肉，覆盖创面，导致邪无出路，经络瘀滞，从而局部气血运行障碍，不利于新肉生长，甚至影响周围正常组织。通过化腐药物的作用，及时祛除腐肉，调畅局部气血，促进正常组织的生长发育，因此创面的早期常需化腐生肌。

二、活血生肌

创面难以愈合的关键是瘀，其为虚、邪的病理产物。《医林改错》："元气既虚，必不能达于血管，血管无力，必停留而瘀。"《医学衷中参西录》："因气血虚者，其经络多瘀滞。"气血瘀阻经络，则可妨碍气血运行，阻碍气血生化之机，以致新血不生，正气无由恢复，使创面难以得到精气津血的濡养滋润，新肌不能生长；瘀久化火，致使热盛肉腐、血肉腐败，则液化成脓，因此活血生肌应当贯穿于慢性皮肤溃疡治疗的始终。创面经络损伤，使得经络阻塞不通，内不能营运气血、调和五脏六腑，外不能濡养筋骨，最终导致创面迁延不愈。当局部溃疡创面气血运行正常、经络疏通时，正气得以恢复，托毒外出，化腐排脓，生肌敛疮收口。现代医学十分重视血液循环和组织氧供在伤口愈合中的重要性，良好的血供能为创面局部提供充足的氧气和养料，并运走代谢产物，是成功愈合的关键。

《素问·至真要大论》有云："疏其血气，令其调达，而致和平。"《血证论》提出"初起总宜散血，血散则寒热风湿均无遗留之迹矣""去瘀血，即是化腐之法……活血，即是生肌之法"的治疗思想，提出"活血生肌"的观点，将活血祛瘀的药物直接外用于局部创面，通过活血祛瘀、疏通经络，调整局部功能状态，恢复局部气血正常运行的整体环境，促使毒随脓泄，邪去而正复，则腐肉组织逐渐化脱，新肌渐长，创面愈合。《外科大成》有云，疮疡"初起红肿结聚之际，施行气、活血、解毒、消肿之剂……使气血各得其常，则可内消也"，表明疮疡初起，邪毒致经络阻塞、气血凝滞，出现外形红肿或结聚，需给予活血通络之品，使壅者通，结者散。

三、回阳生肌

阳气虚衰、精血不足，尤其疮疡后期，气血耗损严重，常表现为疮面平塌或下陷、渗液稀少或光亮如镜、疮周紫暗僵硬，毫无生机之象。《外科正宗》云："凡疮溃脓之后，五脏亏损，气血大虚，外形虽似有余，而内脏真实不足，法当纯补，乃至多生。"《外科理例》曰："溃后收敛迟速者，乃气血盛衰使然。"溃疡日久，气血亏虚，血循不良，则导致疮口难敛。以回阳生肌为治则，可使阳气充盛而激发创面的肉芽组织、毛细血管和结缔组织等生成，从而促进创面愈合。

清·王维德《外科证治全生集》："因气滞血瘀，经年累月，臭烂憎人。"认为"瘀久必腐""久病必瘀""久病必虚"是本病发病的一般规律，回阳生肌以温阳益气为主，促进机体温煦、气化作用，提高精血津液等有形物质的化生、输布，加速创面的修复过程。王玉章教授认为气血失和是疮疡发病的重要病因，其发生、发展以及预后均与气血盛衰有着紧密的联系。在疮疡后期，由于疾病对机体不断地耗竭，使整体呈现虚象，王玉章教授则有"保养恶疮"之论，因此凡是病情迁延不愈，气血阴阳亏虚者均以补法促进生肌长肉。针对阴证创面，采用回阳生肌法。赵炳南、王玉章教授等认为在治疗疮疡阴证时，除应用活血通络、敛疮生肌类药物外，还应配伍温阳益气类药物，以振奋机体阳气，并创立了"回阳以生肌，祛瘀以生新"的治疗原则。

（蒙玉娇）

第四节　疮疡的内治和外治

一、内治法

疮疡内治之法，基本与内科相同，多从整体观念出发，进行辨证施治。疮疡的发展过程可分为初起、成脓、溃后三个阶段，根据这三个阶段，分别以消、托、补法治疗，此为疮疡内治法的总原则。内治法在疮疡治疗中的应用由来已久，《理瀹骈文》有云："外治之理，即内治之理，外治之药，亦即内治之药。"古代医家在《黄帝内经》"治病求本"理论的基础之上，逐渐发展和丰富了疮疡的内治法，为后世医家治疗疮疡提供了依据和策略，现对疮疡内治法的理论发展进行梳理和总结，明确内治法的客观地位。

1. 对疮疡病机的认识

疮疡是各种致病因素侵袭人体后引起的体表化脓性疾患，是外科范围中最普遍、最常见的疾患。疮疡的致病因素不外乎外感和内伤两大类，然而无论何种致病因素，疮疡的普遍规律就是人体在病邪入侵后发生正邪交争的复杂的矛盾斗争过程，从而产生局部症状和全身症状。纵观古代各位医家的学术思想，对疮疡病机的认识也不尽相同，有偏重整体者，有偏重局部者，然众多医家都认为疮疡的发病与内在脏腑功能异常密切相关。

疮疡病发于内的认识始载于《黄帝内经》，其认为"诸痛痒疮，皆属于心""高粱之变，足生大疔"，说明了疮疡的发病与全身状态息息相关，这为疮疡的整体辨证奠定了基础。明代汪机继承了《黄帝内经》的思想，云："外科者，以其痈疽疮疡皆见于外，故以外科名之。然外科必本于内。"阐明疮疡的发病为"有诸中，然后形诸外"。后世医家高秉钧"申明外疡实从内出"，认为疮疡的发病"与内证异流而同源者也"。从《黄帝内经》到后世历代医家，都对疮疡的病机进行了阐释，皆强调了疮疡的发病与内在脏腑的功能异常密切相关，这为疮疡内治法的立论及应用提供了依据。

2. 疮疡内治理论的起源

《黄帝内经》为中医学理论的奠基之作，其涉猎内容广泛，包括对病因、病机、治法、治疗、预防的认识，因此后世对中医外科疾病的认识，多以《黄帝内经》为理论基础。《黄帝内经》在辨证论治的基础之上，提出了外科疾病内外结合的治疗大法，开启了疮疡的内治之法。在内治法的应用上，以汗法为主，方用连翘饮。成书于晋代的《刘涓子鬼遗方》为现存最早的中医外科学专著，书中记载了外科疾病的详细治法，从中可见分阶段消、托、补治法的雏形。初欲作疹时，应用大黄汤清热解毒、解肌发表。疮疡中期，为防止邪毒内陷，采用黄芪汤托毒外出。发展至后期，疮疡破溃，应用内补黄芪汤扶正祛邪。《黄帝内经》明确了内治法在外科疾病治疗中的重要地位，《刘涓子鬼遗方》进一步为外科疾病分阶段论治奠定了基础。

3. 疮疡内治理论的发展与完善

随着中医学理论的逐步发展完善，中医外科学在辨证治疗上也日趋成熟。明清时期为中医外科学空前发展的阶段，明以前，疮疡的内治法虽然在各书籍中都有阐述，然而大多以外治为主，内治法为辅助手段。明代以陈实功为首的多位医家明确提出了疮疡的治疗应内外并重，而至清代，部分医家更是强调了以内治法为主导的疮疡治法。内治法在疮疡治疗过程中日益发展完善，逐步发挥了不可替代的作用。

（1）宋以前——外治盛行，内治发展

中医外科在宋以前取得了一定的学术成就，在"针药所不能及，当需剺割"思想的指导下，消毒、清创、外用膏药等疗法广泛应用于疮疡的治疗中。两晋南北朝时期，道家服石炼丹之风盛行，客观上促进了中药外用制剂的发展，这一时期产生了许多外用化腐生肌之方剂。内治法方面，汉代张仲景《伤寒杂病论》收载众多内服方剂，这期间方剂和药物数量的增多在一定程度上推动了疮疡内治法的发展。《刘涓子鬼遗方》包含内服方 60 余首和外用方 80 余首，其治疗疮疡过程中，常常在给予内服药的同时外敷药膏，这种内外合治的思想为后世疮疡的治疗提供了指导。自此之后，隋唐的诸位医家逐渐发挥了内治法在疮疡治疗中的重要作用，在外用药物治疗的同时，常常辅以内治之法。

（2）宋以后至明代——内外并重

宋代医事制度的完善，促进了各类学术思想不断涌现，医学专著也趋于系统化，这都为中医外科学的发展起了推动作用。相较以前，宋代医家更加注重整体观念和辨证论治在疾病的诊断和治疗中的作用，这为内治法的进一步发展奠定了基础。《圣济总录》在总结晋唐经验的基础上，提出了"内消""托里"法治疗疮疡初起及破溃。陈自明《外科精要·治痈疽用药大纲》一篇中详细论述了内外合治法在痈疽不同阶段的应用。至此，内外并重的学术思想逐渐在中医疮疡的治疗中起主要作用。

金元时期，中医学发展史上出现了各具特色的学术流派，以金元四大家为代表，这些医家在丰富了中医理论的同时，也为疮疡的内治法提供了更多的策略。刘完素明确指出了托里、疏通、和营卫的治疗大法，这也为后世医家创立疮疡的内治原则提供了依据。朱丹溪、李东垣等也都根据各自的学术思想对疮疡的内治提出了新的主张，皆突出了辨证论治的重要作用。元代齐德之尤为重视托里之药在疮疡治疗中的关键作用，指出"凡为疡医不可一日无托里之药"。金元时期中医学整体的发展，丰富了疮疡内治法的内容，为疮疡内治原则的确立指明了方向。

明代是中医外科蓬勃发展的重要时期，涌现了一批中医外科学家，其学术著作至今影响广泛，如薛己、汪机、陈实功等。薛己建议临床治疗应针药并用，或灸药并用，内外兼治，以收全功，其在内治过程中，注重脾胃，善用温补之法。汪机治疗疮疡过程中，根据成脓情况，分阶段论治，对于破溃后，不能生肌的，其认为属气血亏虚，多应用调补气血之法治疗。陈实功根据初期、中期、后期，明确提出了疮疡消、托、补的内治原则，其在疮疡的治疗中，重视脾胃的核心作用，内治与外治相结合，且对于疮疡后期，肉腐脓溃之时，尤为强调补法的重要作用。明代医家除了确立了疮疡内治的总则之外，各医家普遍认识到了脾胃在疮疡发病中的关键作用及其补法对于疮疡溃后治疗的重要性，其对内治法的应用对后世起着极大的指导作用。

（3）清代——强调内治，结合外治

清代的外科医家在明代基础上进一步继承与发展，中医外科理论日益丰富、深化，外科本于内和辨证论治的思想成为清代医家的共识，内治法的地位进一步提升，而在外治手段的应用上，如手术等疗法的使用更加慎重。以陈士铎为代表的医家主张治疗疮疡应以内治为主，其在《洞天奥旨》中明确指出了刀针等疗法的适用范围，强调了内治法的优势，认为疮疡只要及时正确地治疗，一般内服中药均可治愈，但失治误治或危恶之症常常不得不使用针刀。王维德则

在此基础上，更加重视内治法的作用，认为"世之宗其法治，尽属刽徒。此集唯疗用刺，其外概不轻用刀针，并禁用升降痛烂二药"，既反对使用刀针手术，又禁外用丹类腐蚀药，而对于其他外用类方剂，则辨证予以应用。相较于以上医家，高秉钧在应用手术排脓、腐蚀法等外治法的同时，主张治病必本于内，提出了治疮疡必以阴阳、虚实、表里、寒热为本的核心思想，在内治法方面，善用清、攻、温、补四法。从总体上看，清代医家更加重视内治法在疮疡治疗中的重要作用，虽然由于整个社会的封建保守，导致部分医家过于否定刀针手术疗法的使用，但是这也在一定程度上丰富和发展了疮疡的内治法。

综上所述，中医疮疡内治法是在中医整体观念和辨证论治的思想之上发展起来的，其在疮疡治疗中的作用随着社会的发展而不断变化，然而无论是主导作用，还是辅助作用，其对疮疡的治疗都是不可或缺的。现代医家多结合整体辨证与局部辨证，对疮疡的治疗采用分阶段的内外合治之法，古代医家对于内治法的重视及应用对现代临床仍然具有一定的指导作用。

（张金超）

二、外治法

中医外治法在各类医学古籍中均有记载。《徐灵胎医书全集》说："外科之法，最重外治。"《理瀹骈文》指出："外治之理，即内治之理，外治之法即内治之法，所异者法耳。"明确了外治法在中医外科疾病治疗中的重要作用。《疡科纲要》中记载"疮疡为病，发见于外，外治药尤为重要。凡轻浅之证，专恃外治，固可收全功；而危险大疡，尤必赖外治得宜，交互为用，此疡医之学"，进一步明确了中医疮疡外治的理论依据。

1. 化腐生肌

化腐生肌法是中医外治大法之一，被历代医家广泛用于外科创疡治疗，特别是对感染性、慢性难愈性溃疡，其疗效显著。腐指溃疡、痈疽、窦道、痂垢、死骨、异物等坏死组织，名曰腐肉。此腐肉留滞不去，一则能蚀好肉，二则致新肉不生，创面难以愈合。化腐是溃疡早期主要治疗方法，化腐宜早不宜迟，使腐早去肌早生。

丹剂是化腐生肌的代表药物，也是中医外科的特色。炼丹原来是指用金石一类药物，炼制丹药以治疾病。晋代的葛洪把炼丹术具体化和系统化，发现了具有医疗价值的化合物或矿物药，后世外科普遍使用的"降丹""升丹"即是炼丹术的演进，"升"和"降"药对人体表面炎症，如疮疔痈疽以及外伤感染具有较好的疗效。

升丹与降丹的作用存有明显不同。升丹的提毒、生肌作用优于降丹，用于溃疡初起，脓腐未脱，脓水不净，新肉未生；降丹腐蚀性高于升丹，更长于蚀肉与化腐，用于腐蚀组织，浅表脓肿，脓成未溃，脓腐溃后，腐肉不脱，疮口太小，形成窦道者。高秉钧《疡科心得集》称："外科若无升降两丹，焉能立刻奏效？"指出了红升丹和白降丹在中医外科外用药中的重要地位。

（1）白降丹（夏冰对配丹）

白降丹，又名降药，降丹、水火丹、升汞，白指颜色纯白，降是将原料置于特制的罐子里，使其向下沉降，因此得名。系由水银、火硝、白矾、食盐等药物制炼而成，治疗肿疡成脓难溃，溃疡脓腐难去或瘘道难愈等病症。白降丹首见于清代蒋示吉《医宗说约》。许楣《徐评外科正宗》记载："点药及去顽肉，以白降丹为最妙。呼脓拔毒，去腐生肌。"《医宗金鉴》："若遇气虚之人，则唯持药力以化之，盖去腐之药，乃疡科之要药也。白降丹治痈疽发背，一切疔毒，用少许，疮大者，五六厘，疮小者，一至二厘，水调敷疮头上，初起者，立刻起泡消散，成脓者即溃，腐者即脱消肿，诚夺命之灵丹也。"

白降丹化学成分主要为氯化汞及氯化亚汞，不纯品可杂有氧化汞及三氧化砷，具有解毒消肿止痛的功效。其在体外对金黄色葡萄球菌、枯草杆菌、绿脓杆菌、大肠杆菌、乙型溶血性链球菌、白色念珠菌的最小抑菌浓度均在万分之一以下，具有强大的广谱杀菌作用。白降丹有强烈的刺激性和腐蚀性，误服或经皮肤黏膜吸收可致细胞代谢紊乱及肝肾损伤。氯化亚汞是一种典型的肾毒性毒物，可引起中毒性肾病。《串雅内外编》记载：此丹比升丹功速十倍，但性最烈，点毒甚痛，法用生半夏对揉，再加冰片少许，能令肉麻不痛。

（2）红升丹

升丹也叫升药，是将原料药品置在锅内，下面燃火，使其变成气体向上升腾，用升华的方法制成。红升丹作为目前中医外科临床上最为常用的提脓祛腐药物，是由水银、火硝、白矾、雄黄、朱砂等药制炼而成，因其主要成分氧化汞为红色而得名。其首载于《外科正宗》："凡疮久不收口，用此药研细，撒上少许，其口易完，若入于一般收敛药中用之，其功效甚捷。"《医宗金鉴》记载："红升丹治一切痈疽疮疡溃后，拔毒去腐、生肌长肉，疮口坚硬，内黯紫黑，丹少许，鸡翎扫上，立刻红活。"有拔毒提脓、去腐生新和长肉敛口之功。其用于治疗难愈性创面和抗生素耐药菌株感染创面的机制为：①提毒作用：升丹进入病灶组织后，氧化汞缓慢解离成汞离子，与细菌酶的巯基结合，使酶失去活性，导致细菌死亡；体外实验已证实升丹对常见化脓性细菌，如金黄色葡萄球菌、大肠杆菌等具有强大的杀菌作用，杀菌效力比苯酚大 100 倍以上。临床分离收集 446 株菌，对红升丹的总敏感率为 100%，且红升丹对革兰阳性菌、革兰阴性菌以及真菌均有显著抑制作用。②祛腐作用：升丹中的汞离子与局部坏死组织的蛋白质结合生成变性蛋白盐，容易与正常组织分离，从而达到祛腐的作用。③生肌作用：小剂量应用升丹，可通过调整创面的炎症反应，调节创面肉芽组织中 TNF、IL-6、IL-2R 水平促进肉芽生长；升丹制剂能提高创面肉芽组织羟脯氨酸含量和成纤维细胞计数，促进创面肉芽生长，有利于创面愈合。

创面使用红升丹后脓液渗出增多，并非创面感染恶化，而是创面在药物作用下，局部组织代谢旺盛，气血充足的表现，是血浆内各种成分自血管内向外渗出的物质，其中包括大量的中性粒细胞、淋巴细胞、巨噬细胞和多种生长因子、炎症介质，这种渗出不但能稀释毒素，促进白细胞的吞噬作用，而且可以刺激创面肉芽与上皮生长。尽管一些创面的细菌学培养显示有细菌生长，但其创面仍有良好愈合趋势。

红升丹辛、热、燥，有大毒，应严格控制剂量，一般每次不超过 0.03~0.1g。毒理实验发现 1041.9mg/kg 剂量的红升丹对破损及完整皮肤大鼠均产生明显的急性毒性，毒性反应涉及呼吸、消化、泌尿和神经系统。对家兔破损皮肤单次给予一定量的红升丹，可导致家兔血汞水平暂时性升高，谷草转氨酶、血清肌酐和尿素氮水平也有暂时性变化，并出现肝脏和肾脏的病理性改变。

（3）九一丹及其类方

由于氧化汞具有一定腐蚀性和强烈毒性，故临床多将红升丹制成稀释品应用，即另加赋形药（一般为熟石膏粉），或与他药按比例配伍，如"九一丹""八二丹""五五丹"等（即升丹与赋形药按 1：9，2：8，1：1 配伍）。临床研究外敷九一丹及凡士林纱布治疗下肢静脉溃疡，将口服迈之灵加外敷莫匹罗星及凡士林纱布作为对照，治疗组总有效率 93.3%，优于对照组的 73.3%，肉芽生长情况以及创面愈合时间均显著优于对照组。九一丹和生肌散（制炉甘石 15g，滴乳石 9g，滑石 30g，血珀 9g，朱砂 3g，冰片 0.3g）合用治疗褥疮，与单纯西药对照组相比疗效更好，愈合时间更短。动物实验研究发现，外用五五丹或者九一丹可清除小鼠机械性创面的坏死组织，促进创面肉芽组织生长，促进和改善创面微循环，减少微血栓的形成，并且五五丹作用强于九一丹，能增加创面营养与血供，从而促进创面愈合。

外敷 15 天红升丹、五五丹和白降丹可造成小鼠肾脏肾小管损伤，且以远曲小管损伤最为明显。五五丹连续 28 天外敷及停药 7 天对破损皮肤大鼠的研究表明，实验剂量的五五丹对大鼠肾脏（主要为肾小管）产生了明显的病理性损害，卵巢、子宫、睾丸、肝脏、胸腺、皮肤亦受到不同程度的损害，并诱导肾小管上皮细胞发生凋亡，损害作用和凋亡程度与用药剂量及时间密切相关，且具有一定的可逆性。

（4）三仙丹

三仙丹亦称小升丹，由水银、火硝和明矾组成，若在此三种原料中加皂矾、雄黄、朱砂等炼成的丹药则称大升丹。《疡科心得集》曰："红升丹，一名三仙丹（小升），治一切疮疡溃后，拔毒、去腐、生新、长肉、敛口，外科必用之药。"临床发现用三仙丹治疗疮口坚硬、色泽紫暗的溃疡，换药时可见疮口表面附有一层坏死组织，并有脓性分泌物流出，拭去脓腐后，可见新生肉芽组织，说明其有提毒去腐生新长肉的作用。三仙丹治疗皮肤慢性溃疡患者 114 例，总有效率为 96%。

三仙丹治疗慢性皮肤溃疡时为防其祛腐过猛，损及正常组织，临床常与熟石膏相配。《神农本草经》记载，熟石膏有疗"产乳金疮"的作用。《中药学》记载："石膏煅后，清热作用大减，性变收敛，研末外敷，有生肌敛疮之功，为外科常用"，石膏煅后其成分为无水硫酸钙，具有收敛黏膜，减少分泌的作用。在溃疡后期，腐肉已脱，脓水甚少时，用熟石膏比例大的剂型，如九一丹，确能生肌收口，促使溃疡愈合。三仙丹的主要成分是氧化汞，具有较强的杀菌作用并能破坏细菌的巯基和凝固蛋白质。遇强光及热，能析出水银变成黑色，故应放在有色的器皿中保存，以免析出水银，降低药效。

中医外科将创面分为阴证和阳证，阳证可使用八二丹、九一丹，阴证选用七三丹、五五丹；若溃疡疮口太小，脓腐难去者，可用白降丹引脓外出；腐肉已脱，脓水将尽时，用生肌散、八宝丹生肌收口，无论阴证、阳证均可直接掺布于疮面上使用。

（5）七星丹

外用七星丹（煅石膏、寒水石各 30g，硼砂、朱砂、轻粉、银朱、冰片各

9g）具有拔毒生肌作用，用于各种体表溃疡，有脓无脓均可。难愈溃疡若单用生肌收敛药，有闭门留寇之弊，且难以生新；若用拔脓去腐药虽可拔毒祛邪，却难以生肌而全其功。七星丹兼具二类掺药之优点，既拔脓去腐，又能促进局部气血循环，助新生肉芽组织生长。将 56 例皮肤慢性溃疡患者随机分为生肌散组和七星丹组，治疗 4 周后，七星丹组溃疡面积明显小于生肌散组。观察七星丹治疗糖尿病足溃疡的临床研究发现，治疗组（清创后七星丹局部外掺，之后使用重组牛 bFGF 局部喷洒）与对照组（清创后重组牛 bFGF 局部喷洒）比较有统计学差异（$P<0.05$）。治疗组治愈率 52.6%，总有效率 94.7%；对照组治愈率 27.8%，总有效率 61.1%。本药性质平和，对溃疡无刺激性。若将方中轻粉易为珍珠粉，其拔脓去腐功效虽有降低，但生肌之力更强。

（6）轻粉

主要成分为水银、食盐、白矾等，为用升华法制的氯化亚汞结晶，始载于《本草拾遗》。其有攻毒、去腐之功效，用于痈疽疮疡，研末掺敷患处。轻粉在汞制剂中是毒性较小的一个品种，但与水共煮则分解而成氯化汞和金属汞，二者都有剧毒；在曝光时，颜色渐渐变深，亦起同样变化而具剧毒，因此应用轻粉，不宜做成丸剂，更忌在烈日下晒丸或长期放置。轻粉辛寒有毒，内服 0.1~0.2g 中毒症状同白降丹。

外用丹药在中医外科领域中有着极其重要的地位，但由于丹药对肝肾功能等有一定的毒性及刺激性，限制了丹药的临床应用。同时，由于丹药制作工艺复杂，制作方法大多秘而不宣，进一步影响了丹药的临床推广，关于丹药的临床及基础研究也越来越少，逐渐走向萎靡。各种外用散剂多为各家医院的院内制剂，也限制了临床推广应用。如何继承和推广中医丹药，还需要中医外科医生思考和创新。

（何秀娟）

2. 清热解毒

现代医家在疮疡治疗理论的基础上，将中医外治法广泛应用于糖尿病溃疡的治疗。多中心、大样本的研究表明中医外治法为主的中医综合治疗方案对糖尿病足溃疡期具有明显促愈疗效，并且未发现安全性隐患。根据不同的分期，在糖尿病足溃疡腐肉难去时，外用药以祛腐为主进行治疗；在溃疡后期，表现为生肌无力时，外用药以恢复生肌功能为主。通过数据挖掘的方法将近十年治疗糖尿病足的方剂进行统计，发现治疗糖尿病足外用方剂用药分类居于前三位的分别为活血化瘀药、清热药、祛风湿药，临床过程中由于糖尿病足溃疡病情的复杂性，这三类药常常交叉合并使用。

糖尿病足溃疡早期多热毒炽盛，常常夹湿，故治疗过程中以清热解毒药为主，如黄柏、金银花、连翘等，同时配伍祛湿药和生肌药，这些药物在外用过程中，分为多种剂型，如洗剂、散剂、油膏剂等。

中药洗剂属于中医外治法中的浸渍法，多用药物煎汤淋洗患处，发挥使疮口洁净、祛除毒邪的作用，其常常应用于疮疡溃疡脓水较多的情况，代表性方剂为复方黄柏液。复方黄柏液由黄柏、连翘、金银花、蒲公英、蜈蚣组成，具有清热解毒、散瘀止痛的作用，李友山、侯小丽分别对复方黄柏液的作用进行了临床研究，研究表明复方黄柏液可以明显减小溃疡面积，降低炎症反应指标WBC、NE%、CRP、ESR、TNF-α、IL-1水平，抑制ACEs的合成，提高生长因子VEGF、EGF的水平，从而促进创面愈合。

金黄膏为中医外科传统外用方剂，其功效为清热解毒、散结消肿。王军等发现，金黄膏可以促进糖尿病溃疡大鼠早期VEGF的分泌，增加新生血管数，加快创面愈合。在中医治疗糖尿病足中，中药溻渍法的治疗已经证实为有切实疗效的方法，溻渍I号由败酱草、马齿苋、蒲公英、黄柏、苦参等组成，以解毒除湿为主，丁毅等研究发现中药溻渍法可以减少糖尿病溃疡创面的渗出，降低MMP-2、MMP-9酶活性，增加TIMP-1与TIMP-2的表达，促进创面向愈。随着现代制剂技术的发展，新的剂型也逐渐应用于糖尿病足溃疡的治疗过程中，如芦荟凝胶。张扬等研究发现，芦荟凝胶可加速糖尿病大鼠伤口愈合；且在伤口愈合过程中，芦荟凝胶干预可降低大鼠伤口组织MMP-9/TIMP-1mRNA比值，调节基质蛋白酶平衡。

综上，临床上清热解毒药被赋予了多种剂型，应用于糖尿病足溃疡的外治之中。清热解毒药可以明显降低炎症因子的水平，抑制ACEs的合成，促进多种生长因子的分泌，调节基质金属蛋白酶的比例，从而发挥"解毒生肌"的作用，促进糖尿病足溃疡的愈合。

3. 益气活血

中医疮疡中疮口的形成过程耗气伤血，常常伴有气血亏虚，从而导致生肌长肉过程缓慢，疮面迁延难愈，故中医治疗中，益气活血药物的使用尤为重要，方剂如溃疡油、脉络通颗粒等，药物主要包括黄芪、人参、当归、血竭等。

溃疡油由麻油煎熬川芎、白芷、大黄三药而成，共奏生肌止痛、排脓消肿之功。贾慧通过临床试验发现，溃疡油可以降低 WBC、CRP、ESR 水平，增加 PDGF、VEGF 的分泌，加速创面愈合。芪柏溃疡油在溃疡油的基础上加入了黄芪补气生肌、血竭活血生肌，田英发现芪柏溃疡油对气虚血瘀型糖尿病溃疡有促进愈合的作用，可以降低 WBC、CRP 水平，减轻炎症反应。脉络通颗粒由生黄芪、丹参、生地、桑寄生、鸡血藤、桂枝、桑枝、川牛膝、地龙、路路通、石斛组成，具有益气活血通络的作用，李晓庆等研究发现，脉络通颗粒外洗可以抑制溃疡组织中的 TNF-α、IL-6 水平，增加 VEGF 含量，对创面组织的改善、修复有较好的促进作用。

消毒愈肌膏以《外科正宗》生肌玉红膏为主方，方含当归、血竭等。李旗等发现，消毒愈肌膏干预后白细胞介素家族中多成员表达上调，尤其是 IL-16、IL-18、IL-24，同时使 CNTF、IGF 因子表达上调，对多种组织正常生长和分化起到了良好的促进作用。丹黄消炎液由丹参、皂角刺、黄芪、当归等组成。具有益气活血生肌的作用，许旭昀等运用丹黄消炎液联合间断给氧治疗糖尿病足溃疡患者，结果表明丹黄消炎液联合间断给氧可以促进 EGF 分泌，提高糖尿病溃疡患者的愈合率。

除此之外，益气活血药物的单味药、药物组合及单体也逐渐应用于糖尿病足溃疡的治疗之中。龙血竭外用可以止血、生肌、敛疮，贺选玲等研究发现，中药龙血竭对糖尿病溃疡的治疗作用优于胰岛素对照组，下调 Smad3、Smad4 表达水平是其促进创面愈合的机制。Lau 等通过 STZ 诱导的糖尿病足溃疡大鼠模型发现，地黄水提物能够增加 VEGF 的表达来促进毛细血管的形成，减轻炎症反应促进结痂和上皮的形成，进而更好地改善伤口愈合，该团队对黄芪与熟地组方进行了一系列的研究，发现 NF3（黄芪和熟地 2∶1 组合的方剂）能够促进 HMEC-1 细胞的迁移、恢复 EPCs 的动员能力、提高 SDF-1α 的表达、降低血清 TNF-α 水平，明显减少伤口面积，促进溃疡愈合。黄芪多糖为中药黄芪的主要成分，邓来明等研究表明黄芪多糖外敷可以降低 ACEs 及其受体的表达，改善糖尿病溃疡的愈合程度。莪术醇为中药莪术的主要成分，周洁等发现 10% 的莪术醇软膏可促进糖尿病溃疡大鼠的创面愈合，其机制为提高 CD31 的阳性表达，促进 TGF-β 的分泌。由此可见，以益气活血药为主的外用制剂，可以降低创面局部炎症反应，增加各类生长因子的含量，恢复体内 EPCs 的动员能力，发挥"补气活血生肌"的作用，对气血亏虚、气虚血瘀型糖尿病足溃疡的愈合具有促进作用。

4. 回阳生肌

北京中医医院赵炳南、王玉章、吕培文教授在疮疡治疗中有独到的见解，发展了中医治疗疮疡的理论。赵炳南在辨治皮外科疾病时强调阴阳辨证和卫气营血辨证，治疗阴寒疮疡时，应用回阳熏药治疗。王玉章师承赵炳南教授，继承了《外科正宗》"盖疮全赖脾土"的学术思想，针对慢性疮疡患者，尤为重视有无气虚、阴虚及与脾肾二脏的关系，对于疮疡持有"保养恶疮"之论，因此凡是病情迁延不愈，气血阴阳亏虚者均以补法促进生肌长肉。临床中常以口服回阳生肌汤、外用还阳熏药卷治疗，改善脾肾阳虚症状，促进慢性疮疡愈合。吕培文教授从多年的临床实践中总结出，慢性难愈合性皮肤溃疡，特别是糖尿病足溃疡，大多属阴证溃疡，脾肾阳虚证是阴证溃疡的重要证型，指出大多数的慢性溃疡迁延不愈，由于长期反复治疗不当，正气日消，终将导致肾精虚衰，在慢性阴证疮疡的治疗上，提出补肾填精当从补益先后天之本入手，温补脾肾之阳气，临床上采用回阳生肌法治疗，外用回阳生肌膏。

糖尿病足溃疡的外治法涉及的方剂比较广泛，其药物主要为清热解毒药、益气活血药及回阳生肌药。外治之药作用于溃疡创面，可以抑制溃疡局部的炎症反应，降低晚期 ACEs，增加血管内皮生长因子及转化生长因子的分泌，改善创面的修复过程，缩短愈合时间。根据已有研究可以发现，清热解毒药侧重于改善创面炎症反应，而益气活血化瘀药则对于生长因子的分泌起主要作用。

（张金超）

5. 其他

（1）珠香散

珠香散（珍珠粉 4.5g，麝香 1.5g，琥珀面 15g，乳香 30g）是著名老中医、皮肤科专家赵炳南的经验方，作为生肌长皮的有效方药，治疗慢性下肢溃疡总有效率达 90%；适用于清洁的创面，如小面烧烫伤或慢性疮疡经化腐治疗后，表面腐肉已尽，肉芽新鲜清洁者。可用棉棒或羽毛拈药粉轻轻薄撒于创面上，表面再敷盖保护性油纱条或软膏，每日换药一次。用药期间，局部疮面分泌物增多是正常现象。其中人工麝香是中医治疗溃疡最常用的外用药，具有辛香走窜之性，起消肿止痛、通经活络，开窍辟秽、防腐消毒作用；珍珠粉外用生肌长肉，治疗疮疡久不收口；乳香具有活血消肿、止痛生肌之功，对肿毒、溃疡及黏膜炎症有较好的疗效；琥珀属于树脂类，入心肝二经，能化瘀消肿、敛湿生肌。全方合用，共奏活血化瘀、生肌长皮敛口之功。

临床研究发现，珠香散有助于缓解慢性小腿疼痛性皮肤溃疡患者疼痛症状，提高 TGF-β_1 mRNA 表达，促进创面愈合，提高治疗效果。动物研究发现，珠香散治疗阿霉素处理的大鼠慢性皮肤伤口，新生毛细血管增生明显。实验表明其通过改善伤口的血液循环发挥活血通脉作用，促进伤口组织的 TGF-β_1 表达，促进肉芽组织的增生及胶原合成，促进伤口愈合。

（2）蚓黄散

蚓黄散由黄柏、地龙和血竭三味传统中药组成，以清热解毒利湿为法，祛腐与生肌并重，促进创面愈合，降低截肢率。使用蚓黄散外治糖尿病足溃疡湿热毒盛型患者，对照组外敷甲硝唑葡萄糖注射液，治疗组总有效率为 96.7%，对照组总有效率为 83.3%；与对照组相比，蚓黄散外治可明显改善糖尿病足溃疡临床症状，降低晚期糖基化终末化产物（AGEs）及炎性因子（hs-CRP、TNF-α 和 IL-1），提高生长因子（VEGF、EGF、bFGF、PDGF）数量。使用蚓黄散外治糖尿病大鼠溃疡创面，西药组予甲硝唑注射液外敷，结果表明"蚓黄散"可明显促进大鼠糖尿病溃疡创面的愈合，其机制可能与改善大鼠的炎性状态，提高大鼠血清中生长因子含量，降低 AGEs 水平，促进新生毛细血管、成纤维细胞的增殖有关。

（3）丹黄散

丹黄散由丹参、大黄、沉香、没药、松香、当归等药物组成。在常规治疗糖尿病足溃疡基础上局部外敷丹黄散，能刺激肉芽组织增生，减少溃疡创面分泌物，促进创面修复。

（4）珍珠粉

珍珠粉的单方或复方在褥疮、压疮的临床应用上均取得非常好的效果。珍珠的主要成分包括钙、钾、钠和锌等。钙能降低毛细血管壁的通透性，减少渗出物形成，有利于新鲜肉芽生长；钾、钠是人体体液和细胞物质的主要成分，以阳离子的形式存在于细胞的内外液中，并维持一定的浓度梯度，具有利尿、消炎、防腐等作用；锌是许多重要酶的构成物质，在组织愈合中能加速组织修复。临床研究发现，用珍珠粉治疗褥疮 21 例，浅度溃疡（18 例）经 1~2 天治疗后创面干燥结痂，3~5 天创面愈合；深度溃疡（3 例）用珍珠粉治疗 3 天后结痂，10 天后创面愈合 1 例，余 2 例效果不明显。用珍珠粉治疗创面溃疡 55 例，治愈好转率为96%。此外，珍珠粉分别联合依沙吖啶、复方磺胺甲噁唑、罗红霉素治疗Ⅱ期及Ⅱ期以上压疮患者，都获得了良好疗效，缩短创面愈合时间，减轻患者的痛苦。

(5) 麝香

麝香是雄麝的肚脐和生殖器之间腺囊的分泌物，干燥后呈颗粒状或块状，有调节创面氧化张力、促进毛细血管形成的作用，有利于坏死组织和纤维蛋白的溶解，促进多种生长因子的释放，同时还具有抑制毛细血管通透性增加和强大的抑制白细胞游出作用。另外麝香中的水溶性蛋白对体液免疫和细胞免疫有增强作用。麝香对经久不愈、渗出物较多的创面效果好，麝香水敷料治疗感染创面临床总有效率为95%。

(6) 乌梅

乌梅具有消炎、拔毒、收敛、祛腐、蚀胬等功效，古书记载"乌梅外敷能消疮毒，并治胬外突"，以及"恶疮胬肉，亦烧灰研敷，恶胬自消"，它渗透迅速，收敛快，对胬肉有很强的抑制和腐蚀作用，从而使炎症消失，创面干燥，痂皮形成，发挥生肌收口的功效。临床应用乌梅粉治疗甲沟炎治愈率达96.7%。

（何秀娟）

第三章　疮疡的阴阳辨证

关于疮疡阴证与阳证的临床表现，张介宾《景岳全书·外科钤》中提到："疮疡阳证，病发于腑，位在皮肉，内因为饮食厚味，醇酒炙煿，外因为风热之毒。其症高肿、色赤、痛甚，皮薄而泽，易化脓，易收敛。阴证疮疡，病发于脏，位在筋骨，内因为郁怒忧思，淫欲丹毒。外因为寒滞之毒，其症不高肿、沉黑、皮厚如牛领、不知痛痒，其愈最难。"陈士铎《洞天奥旨·疮疡善恶论》形容阴疮有"脓少血多，不肿而痛，皮肉腐坏，臭气难闻，疮口低陷，沿开广阔"的特点，预后不良。陈实功《外科正宗》也明确提出疮疡治疗"以阳为易，治者多生；以阴为难，治者多死"。

临床上，阳证溃疡主要表现为创面红肿焮热，分泌物黄稠，久不愈合，创周或紫暗或紫红；阴证溃疡表现为创面腐肉难脱，新肌色淡，创面分泌物清冷，量多，愈合缓慢，局部皮肤出现褐色红斑，继而紫暗红肿，或有破损，伴有面色㿠白，神疲乏力，舌质淡，苔少，脉沉细无力。一般来说，阳证"属六腑毒胜于外，其发暴而所患浮浅"，故易肿、易脓、易腐、易敛，病程短，预后好；而阴证"属五脏毒攻于内，其发缓而所患深沉"，故难消、难脓、难溃、难敛，病程长，预后差。因此，阴阳证候变化的基础是决定皮肤溃疡临床愈合快慢的重要因素。

第一节　疮疡阴阳辨证的理论源流

阴阳学说起源于先秦，机体阴阳两方面对立统一、协调平衡形成人体正常的生理活动，阴阳辨证是八纲辨证的总纲，《素问·宝命全形论》曰："人生有形，不离阴阳。"《素问·阴阳应象大论》曰："善诊者，察色按脉，先别阴阳。"都体现出阴阳辨证在疾病诊断中的重要意义。外科病症以外在表现为主，但其发病原因多为内在阴阳失衡所致。阴阳辨证不仅可以反映疾病发展过程中的病理状态,也是判断疾病变化趋势的依据,因此阴阳辨证也是一切外科疾病的辨证总纲。

阴阳辨证在疮疡的治疗和变化趋势中意义深远,具有丰富的理论基础,由历代外科专家根据临证经验和各家学说,不断总结,并进行传承和发展,逐步形成可以有效指导临床的学术思想。

宋代以前,阴阳学说在外科的著作中阐述较少,但仍能体现出在疮疡的辨证中对阴阳辨证的重视。宋元时期,外科学发展迅速,宋·陈自明在《外科精要》中论述:"疮疡用围药,如肿痛热渴,症属纯阳,宜内服济阴丹,外敷抑阳散。若似肿非肿,似痛非痛,似溃非溃,属半阴半阳,宜内服冲和汤,外敷阴阳散。若微肿微痛,或色暗不痛,或坚硬不溃,症属纯阴,宜内服回阳汤,外敷抑阴散。"提出根据阳证与阴证的不同表现给予对应的内服外敷药物,提示阴阳辨证已成雏形。元·齐德之在《外科精义》中说:"夫疮肿之生,皆由阴阳不和,气血凝滞。"指出疮疡的发病机制,提出诊脉应辨别阴阳虚实,采取内外结合的方式,在临床上有指导价值。

明代外科学术空前活跃,包括汪机、薛新甫、王肯堂、张景岳等在内的外科专家,把阴阳学说具体地运用到外科中来。张景岳强调辨别阴阳在疾病诊断中的重要性,《景岳全书·传忠录》:"凡诊病施治,必须先审阴阳,乃为医道之纲领。阴阳无缪,治焉有差?医道虽繁,而可以一言以蔽之,曰阴阳而已,故证有阴阳,脉有阴阳,药有阴阳。"《景岳全书·外科钤》详细描述了疮疡阳证(痈)与阴证(疽)的具体表现和转归:"凡疮疡之患,所因虽多,其要唯内外二字;证候虽多,其要唯阴阳二字。知此四者,则尽之矣。然内有由脏者,有由腑者;外有在皮肤者,有在筋骨者,此又有深浅之辨也……所以凡查疮疡者,当识痈疽之辨。痈者热壅于外,阳毒之气也,其肿高,其色赤,其痛甚,其皮薄而泽,其脓易化,其口易敛,其来速者其愈亦速,此与脏腑无涉,故易治而易愈也;疽者结陷于内,阴毒之气也,其肿不高,其痛不甚,其色沉黑,或如牛领之皮,其来不骤,其愈最难,或全不知痛痒,其有疮毒未形而精神先困,七恶叠见者,此其毒将发而内先败,大危之候也。知此阴阳内外,则痈疡之概可类见矣。"这对阴阳辨证在外科学中的应用具有非常重要的指导意义。

陈实功所著《外科正宗》成就最大,"列证最详,论治最精",为"正宗派"代表,其最重视辨证,善用八纲,详辨阴阳。他强调"痈疽不论上、中、下,唯在阴阳二证推"，根据疮疡的局部特点与整体表现，分辨出阴证与阳证，认为"纯阳初起必焮肿，更兼身热有微寒，顶如尖字高突起，肿似弯弓根有盘"，"纯阴初起不知疮，粟米之形疙瘩僵，不红不肿不知痛，少热少焮少提防"，"顶不高兮根不活，色不光兮腐不穰。陷软无脓空结聚，脉浮散大细飞扬"，"疮形成紫黑，面色变青黄。精神昏愦多鼾睡，言语无人自发扬。口干多舌强，痰喘定身亡"；"故成痈者，壅也，为阳，属六腑毒腾于外，其发暴而所患浮浅，因病原禀于阳分中……疽者，沮也，为阴，属五脏毒攻于内，其发缓而所患深沉，因病原禀于阴分中"；"凡疮初发，自然高起者，此疮原属阳证，而内脏原无深毒；疮初起，不高不赤，平塌漫者，此乃元气本虚"。陈实功根据创面的阴阳状态观察溃疡的病情发展，提出"以阳为易，治者多生；以阴为难，治者多死"，认为溃疡阴证预后较为凶险，"若已溃而色不变红活，亦不生肌收敛，疮口晕大，肿痛不减，胃气不回，急需峻补，不应者，乃脾崩，死在余月"。根据疮疡的阴阳属性，抓住要点，可以为预后判断及治疗提供有价值的依据，同时明确了疮肿肉不肿为焮肿，属阳，为顺；肉肿疮不肿为漫肿，属阴，为逆；以及阴证疮疡难消、难脓、难敛、病程长、预后差的特点。

　　清代名医辈出，是外科学发展的鼎盛时期，学术理论进一步发展，清·陈士铎的《洞天奥旨》代表清代以前外科学成就，尤其注重疮疡的阴阳辨证，如提出"疮疡最要分别阴阳，阴阳不明，动手即错"，"阳证必热，阴证必寒"，结合疮疡的肿溃情况辨明虚实阴阳是治疗的关键。清·顾世澄临证强调辨清阴阳属性，在《疡医大全·论阴阳法》中说："凡诊视痈疽，施治必须先审阴阳，乃医道之纲领。阴阳无谬，治焉有善！医道虽繁，可以一言以蔽之，曰阴阳而已。"

　　清·王洪绪著《外科证治全生集》，继承和发扬张景岳《景岳全书·外科钤》中痈疽阴阳辨证的学术思想，以阴阳辨证为纲，将众多复杂的外科病归纳为阴阳两类，创立外科证治中以阴阳为核心的辨证法则。王氏提出"先论阴阳虚实，认定红白二色，是痈是疽，治即痊愈"，即以皮色红白分辨阴阳痈疽，以痈疽二字判分阴阳，"红痈乃阳实之证，气血热而沸；白疽乃阴虚之证，气血寒而凝"，明确阳痈阴疽之说，认为高突红肿者为痈，为阳证；坚块不红者为疽，为阴证。他认为两者截然不同，痈发六腑，其毒浅，多属火毒之滞，属阳属实；疽发五脏，其根深，每因寒痰之凝，属阴属寒。根据疮疡阴证的发病机制，王洪绪独创外科阴证病理学说，建立阴证疮疡的治疗特色，认为阴证发于外而根于内，阐明温通开肤临证治疗的重要性，善用麻黄、肉桂和炮姜，秉承"阳和通滕、温补气血的原则，创立阳和汤、阳和丸、小金丹、醒消丸、犀黄丸等方药，其中阳和汤温补气血、开腠逐毒，可治疗一切阴疽，为临床有效方药。"王氏于自序中说"凭经治症，天下皆然，分别阴阳，唯余一家"，黄铉评价王洪绪"以阴阳辨痈疽之别，以赤白明阴阳之著，实能补古方书所未逮，其词简，其法易，虽不明医者亦开卷了然于心目也"（黄铉序），可见其对阴阳辨证在外科疾病诊疗中的发展影响深远。后世评价《外科证治全生集》为"创外科阴阳辨证体系，世之治外科者多宗之"。受其影响，其后许克昌、毕法的《外科证治全书》以《外科证治全生集》为本，继承了王洪绪的学术观点，形成"全生派"，详述痈疽的区别："痈者，壅也，邪热壅聚，气血不宣，其为证也为阳，属六腑，高肿其为证也为阴，属五脏，漫肿色白，坚硬木痛，而其发也必缓，故所患深沉而难疗。此痈疽之所以别者然也。"提倡"阴虚阳实"，主张分清阴阳属性后再选择不同方法治疗，为阴证辨治奠定理论基础。邹五峰的《外科真诠》亦为全生派著作，云："医者能分阴阳调理，大症化小，小症化无，以图消散，斯为上工之技。若不辨证之阴阳，纯用苦寒攻逐，名曰清火消毒，实则败胃戕生也。"其对阴阳辨证的重视程度可见一斑。

清·高秉钧《疡科心得集》："发于脏者，其色白，其形平塌，脓水清晰，或致臭败，神色痿惫，阴也。发于腑者，其色红而高肿，脓水稠黏，神清气朗，阳也。"明确了溃疡阴证与阳证的诊断要点。

近代张山雷在《疡科纲要·论阴证阳证》中指出："疡科辨证，首重阴阳。然阴阳二字，所包者广。不仅以热证为阳，寒证为阴；红肿焮赤为阳，平塌坚硬为阴也。"可谓历代医家阴阳辨证的高度总结。并且强调辨别阴阳不可孤立看待局部症状，应结合整体表现，即"要之，见证论证，分别阴阳，务必审查其人之气血虚实及病源深浅，而始有定论。望色辨脉，兼验舌苔，能从大处着想，为阴为阳，属虚属实，辨之甚易。若仅从所患之地位为据，已非通人之论。而顾拘于方寸间之形色，亦只见其目光之短浅，究竟于病情病理，两无当也"，进一步阐释了临床辨证要点。

外科疾病发生发展错综复杂，但不外乎"阴证""阳证"两大类，"疮疡辨证，首辨阴阳"成为后世疮疡辨证要点而被继承和发扬，为临床治疗提供了理论基础。根据创面的局部特征，结合患者的整体表现，以及病因、病位、病程和治疗难易程度，现代医家对疮疡阴证与阳证的临证特点进行了总结。阳证疮疡初起局部及全身症状多明显，局部溃疡形态属阳，溃后脓厚黄稠，色泽鲜活无异臭，腐肉易脱，新肉易生，疮口易敛，全身神清气爽、饮食渐佳，中期虽更为明显或严重，但属于疮疡顺证，易于恢复，溃后可渐消趋向好转。阴证疮疡初起及全身症状多不明显，中后期渐趋明显或严重，创面局部溃疡状态属阴，皮肤溃烂，色泽败秽，脓水清稀，高肿坚硬不消，疼痛，腐肉虽脱，新肉不生，心烦，属于疮疡逆证，不易恢复。其中阴证疮疡因创面色泽灰暗，脓液清稀，或时流血水，疮口经久难敛，成为临床治疗难点，赵炳南、王玉章、吕培文等后世医家根据阴证疮疡的病因病机，将整体辨证与局部辨证结合，形成了回阳生肌方等有效方剂，有效改善创面病理表现，促进了创面的愈合，成为临床极具效果的治疗方法。

中医皮外科泰斗赵炳南汲取明清中医外科学的成熟理论和经验，基于"阴阳辨证"构建学术体系，提出"辨阴阳必须放在首先思考的位置"。《外科证治全生集》中关于区别痈疽之阴阳的比喻受到赵老的推崇，即"痈与疽之治，截然两途。世人以痈疽连呼并治，夫痈疽二字之连呼，即夫妻二字之连呼也。若以痈药治疽，犹以安胎之药服其夫矣"。基于此，赵老在治疗皮肤科疾病时善于调和阴阳，采用性温的天仙藤、鸡血藤温通经脉、养血活血，走下治疗腰膝酸软；配伍性平的首乌藤养血通络、引阳入阴，性凉的钩藤透发邪热，走上清热平肝。凉温同用、承上启下、养血活血，构成皮肤科病症治疗中调和阴阳的常用基本方药。对于创面冷淡、肉芽苍白水肿、脓液清稀、分泌物稀薄的阴证溃疡久不收口的治疗创立了回阳生肌法。内服治以回阳生肌内托法，外用回阳生肌散、紫色疽疮膏和外科独特给药途径如回阳熏药、回阳生肌药捻等，为后世对阴证疮疡的治疗和回阳生肌法的发展奠定了坚实的理论和临床基础。

王玉章教授师从赵炳南先生18载，尽得其真传。他认为疾病始终处于发展变化之中，临床辨证论治应审时度势，在诊治过程中注重局部辨证与整体辨证相结合，首辨虚实、调和气血，细辨创面阴阳寒热，尤为重视有无气虚、阴虚及与脾肾二脏的关系。王教授在疮疡的治疗上采用传统的消、托、补法，对于迁延不愈、气血阴阳亏虚者以补法促进生肌长肉，有"保养恶疮"之论。王玉章教授继承了《外科正宗》"盖疮全赖脾土"的学术思想，指出痈疽虽生于体表，但与脏腑的盛衰、气血的虚实息息相关，临床治疗疮疡常结合健脾益气治法。阴证疮疡的病机为气血亏虚，阳气不足，阴寒凝滞，经络阻隔，因此以"阴阳辨证"为基础，针对阴证创面，王玉章教授在临床治疗中首选内服回阳生肌汤，以四君子汤为主方加减，体现顾护脾胃在阴证疮疡治疗中的重要作用。药物：党参、茯苓、白术、山药助气、促血生、推血行，配伍鸡血藤养血活血、温通经脉，肉桂、白芥子助肾温阳、健脾益肾，阳气旺盛，阴血化生之源充足，则腐肉易消、新肉易长、创面易敛口；陈皮、防己、木瓜则可祛湿通络以标本兼治。

局部用药是疮疡的用药关键，还阳熏药卷烟熏创面是王玉章教授治疗阴证疮疡的首选。"烟，无所不至、无隙不入，不管是凹凸塌陷的溃疡创面，还是弯曲非直的瘘管窦道，都可以直达患处，以疏通腠理，窜筋走络，流畅气血，温阳驱寒"，因此熏法在治疗阴证溃疡过程中，有着其他外用治法所不具备的优势，其温阳祛寒的功效为阴证溃疡的"由阴转阳"提供了动力。还阳熏药卷中含有人参、肉桂、黄芪、当归、川芎、松香等药物，共碾成粗末，用草纸卷成药卷而成，其中，当归、川芎等活血养血，人参、黄芪等益气补气，肉桂等温阳祛寒，适用于阴疮寒证、瘘管、慢性溃疡。王玉章教授继承先辈临床经验，在还阳熏药卷中加入松香等芳香走窜之品，促进药物到达病位。王玉章教授认为"此法可温煦荣养日久不敛的阴证创面，使之阴散阳还，寒凝开化，肉芽恢复鲜嫩红活。同时可濡养气血，调畅营卫，进而使得创面脓质稠厚，达到'煨脓长肉'的治疗效果"。

吕培文教授继承赵炳南、房芝萱、王玉章等多位外科大家的经验，秉承赵老的辨证思想，强调疮疡诊治需先辨阴阳，方可立法处方，因此调和法受到其重视，尤其应用于慢性迁延性疾病，通过调和阴阳气血，纠正阴阳的偏胜偏衰，达到阴平阳秘。在治疗慢性难愈性溃疡阴证时，吕教授认为"慢性溃疡大多属阴证疮疡，或因毒热壅盛，深窜入里，聚留于筋骨，或因瘀血化热，以致经络阻隔，气血凝滞，热盛腐筋，或因失治、误治，迁延不愈，或因气血双亏，正不胜邪"，并依此提出"肾精虚衰理论"，患者可见疮周皮色暗淡，萎弱无华，伴随面色黧黑、枯槁，双目无神，活力低下等肾精不足的表现，因此慢性难愈性溃疡当责之于肾，需采用补肾益精法。根据创面颜色、温度、肉芽、脓液等的局部特点，以及患者整体的证候表现，将脾肾阳虚证用于慢性疮疡的辨证，认为难愈性溃疡阴证的形成原因在于脾肾不足，肾精虚衰，治疗需采用回阳生肌法整体治疗，或采用创面局部外治法，应用益气健脾、温肾回阳之品以温补脾肾阳气。对于长期不愈合的创面，可应用内服回阳生肌汤、外用回阳生肌纱条，治疗过程中注重调和气血、顾护脾胃，待创面出现回阳生肌标志——"疮周皮肤色素减轻，皮温恢复，疮底产生红色肉芽组织，出现渗液，脓液转稠"，表明病情出现好转。吕培文教授以肾精虚衰立论，应用回阳生肌法治疗脾肾阳虚型阴证疮疡，临床疗效显著。

历代皮外科专家总结、继承前辈的治疗经验，不断凝练辨证要点，优化治疗方法，《中医外科学》将疮疡的辨证要点总结为："阳证溃疡，色泽红活鲜润，创面脓液稠厚黄白，腐肉易脱，新肉易生，疮口易收，知觉正常；阴证溃疡，创面色泽灰暗，脓液清稀，或时流血水，腐肉不脱，或新肉不生，疮口经久难敛，创面不知痛痒。"对于阴证疮疡，主要表现包括起病较缓、病程长、难消、难溃、难敛、多逆，疮形平塌散漫，隐痛或不痛，皮色或紫暗或沉黑或不变，不热或微热，溃则脓汁稀白或如败絮，常见气血双虚证候等，并在此基础上形成以回阳生肌为主的阴证疮疡治疗大法，并通过临床经验的积累，形成以回阳生肌为法的回阳生肌散、回阳生肌膏、回阳生肌熏药卷、回阳生肌纱条等内服和外用药剂，临床和基础研究丰富，为后世治疗阴证疮疡提供了宝贵的临床经验和理论依据。

（蒙玉娇）

第二节 疮疡阴阳辨证的临床生物学证据

从阴证和阳证皮肤溃疡患者创面的周围组织中分离和培养成纤维细胞，以包皮环切术手术术后组织培养的正常成纤维细胞作为对照，观察细胞形态和生物学差异。阳证创面成纤维细胞和正常成纤维细胞体积小，胞体丰满晶亮，呈梭形或多边形，分支少，生长旺盛；阴证创面成纤维细胞体积大，胞体薄，分支多，形状不规则（彩图2）。细胞初始接种数为 4×10^4 个/孔，培养48小时后，正常成纤维细胞数为 8×10^4 个/孔，阳疮创周成纤维细胞数为 8.1×10^4 个/孔，阴疮创周的成纤维细胞数为 6.4×10^4 个/孔。根据 Patterson 公式：$Td=tlog2/log（Nt/No）=0.301 t/（logNt-logNo）$（t：从接种到测细胞数的时间；Nt：时刻 t 测定的细胞数；No：接种的细胞数），计算三种细胞的群体倍增时间：正常成纤维细胞48小时、阳疮创周成纤维细胞48小时、阴疮创周成纤维细胞70.79小时，可见阴疮创周成纤维细胞的增殖能力减弱。

收集疮面渗液，并检测渗出液中明胶酶 MMP-2 和 MMP-9 的酶含量与活性。阴证皮肤溃疡渗出液明胶酶 MMP-2 酶含量比阳证组高 3 倍，MMP-9 酶含量比阳证组高 6 倍，与对照组及皮肤溃疡阳证组间差异显著（$P<0.01$），各组均未能够检测到 MMP-1 的酶含量。同时，MMP-2 活性较阳证皮肤溃疡增高约 10 倍，MMP-9 活性增高约 25 倍。阴证渗出液酶活性与对照组及阳证组间差异显著（$P<0.01$）。此外，皮肤溃疡阳证组中性粒细胞弹性蛋白酶的活性显著高于阴证组和对照组（$P<0.01$）。皮肤溃疡阳证组组织蛋白酶 G 的活性显著高于阴证组（$P<0.05$）；与对照组比较，高于对照组，但无统计学意义（$P>0.05$）。TIMP-1 的水平在阴证组显著低于阳证组（$P<0.01$），TIMP-1 水平为阳证组的 1/3。TIMP-2 的水平在阴证组显著低于阳证组（$P<0.01$），TIMP-2 水平为阳证组的 1/2，阳证组 TIMP-1、TIMP-2 酶含量与对照组比较有差异（$P<0.05$）。阴证组 MMP-2/TIMP-2 比值显著高于对照组和阳证组（$P<0.01$），并且阴证组 MMP-9/TIMP-1 比值显著高于对照组和阳证组（$P<0.01$）（图 3-1）。

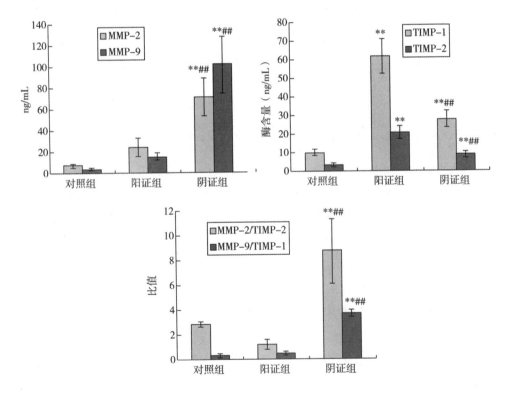

图 3-1　阴、阳证皮肤溃疡渗出液 MMP-2/TIMP-2、MMP-9/TIMP-1 比较

**：与对照组比较，$P<0.01$；##：与阳证组比较，$P<0.01$

此外，皮肤溃疡阳证组中性粒细胞弹性蛋白酶的活性显著高于阴证组

和对照组（$P<0.01$）。皮肤溃疡阳证组组织蛋白酶 G 的活性显著高于阴证组（$P<0.05$）；与对照组比较，高于对照组，但无统计学意义（$P>0.05$）（表 3-1）。

表 3-1 阴、阳证皮肤溃疡渗出液中性粒细胞弹性蛋白酶、组织蛋白酶

G 活性的变化（$\bar{x} \pm s$）

	例数	中性粒细胞弹性蛋白酶活性（A 值）	组织蛋白酶 G 活性（A 值）
对照组	2	0.06 ± 0.01	0.15 ± 0.01
阳证组	10	0.58 ± 0.16**##	0.45 ± 0.28*
阴证组	10	0.10 ± 0.02	0.25 ± 0.13

注：与对照组比较，*：$P<0.05$，**：$P<0.01$；##：与阴证组比较，$P<0.01$。

（蒙玉娇 张金超 底婷婷 戴森可）

第四章　阴证疮疡的治疗

第一节　阴证疮疡的中医临床治疗规律

疮疡局部辨证首辨阴阳，是中医皮外科泰斗赵炳南名老中医的学术思想之一。吕培文老师秉承赵老的辨证思想，强调在治疗疮疡疾患时首先需分清阴阳辨证，然后方能准确地立法处方。阴证疮疡的特点是起病较缓、病程长，难消、难溃、难敛、多逆；疮形平塌散漫，隐痛或不痛，皮色或紫暗或沉黑或不变，不热或微热；溃则脓汁稀白或如败絮，常见气血两虚的证候。对于此证型的外治应当采取温性药物进行治疗。外科疮疡的发展过程分为初期、成脓期、溃后期三个阶段。在治疗上对应不同时期疮疡的症状特点，传统上采用消、托、补三法。

一、阴证肿疡初期

阴证肿疡初期毒邪集聚，寒凝形成肿疡，内服多采用阳和汤，以温经通阳、散寒化痰。但证见阴虚有热者，不可施用本法，因温燥之药能助火劫阴，若用之不当，能造成其他变证。

外用可采用阳和解凝膏，性偏温热，功能温经和阳、祛风散寒、调气活血、化痰通络。使用回阳玉龙膏以温经散寒、活血化瘀。回阳玉龙散则以醋或酒调之，以醋调者，取其散瘀解毒；以酒调者，取其助行药力。阴毒内消散、桂麝散、黑退消以温经活血、破坚化痰、散风逐寒。红灵酒性偏温热，功能活血消肿止痛，用于冻疮和脱疽未溃之时。

阴毒内消散（《外科正宗》）

【组成】樟脑12g，雄黄、川乌、穿山甲、轻粉、阿魏（瓦炒去油）各9g，麝香、牙皂、高良姜、制乳香、制没药各6g，丁香、肉桂、白胡椒各3g。

【用法】掺于药膏贴敷患处。

【功用】温经散寒、化痰软坚、散结消肿。

【主治】阴证肿疡，一切阴疽未溃者。

红灵酒（《中医外科学讲义》）

【组成】当归、肉桂各 60g，红花、干姜、川椒各 30g，樟脑、细辛各 15g，95% 酒精 1000mL。

【用法】外涂患处或蘸药揉擦。

【功用】活血、消肿、止痛。

【主治】脱疽、冻疮等。

二、阴证疮疡成脓期

成脓初期溃脓少，或脓水清稀，或坚硬不软，可采用托里消毒散治之。药物组成为人参、黄芪、白术、茯苓、甘草以益气分，当归、川芎、白芍以滋血分，金银花、白芷以解毒，还有皂角刺、桔梗，包含了中医"托"和"透"的治疗思想。托法（黄芪、当归）流通气血，防止毒邪内陷；透法（白芷、皂角刺）透脓而载毒外泄，是中医治疗"疮疡"的代表性方剂，临床应用取得了良好的疗效。托里消毒散治疗符合气血亏虚、邪毒滞留不去的痘疹、疮疡、痈疽，其主要应用于肿疡尚未成脓时促其成脓或消退，或溃后肿不退者以促其消散，或溃后脓水清稀不愈以促其愈合。

成脓期的阴证疮疡可采用咬头膏蚀破疮头，促进排脓，亦是托毒外出之意。采用生肌玉红膏，活血解毒、祛腐生肌、止痛，用于一切溃疡腐肉未脱，新肉未生，或久不收口者。提脓祛腐药是透托法的代表药物，能使疮疡内蓄之脓毒早日排出，腐肉迅速脱落，适用于毒气虽盛而正气未衰者，疮疡在溃破之初，脓栓未溶，腐肉未脱，或脓水不净，新肉未生的阶段。白降丹属于腐蚀药，亦具托脓外出功能，可以直接点涂疮顶代刀破头，用于脓成不溃者；或做成内裹药线插入疮口，使疮口开大而脓腐易出，用于溃疡疮口太小、脓腐难去者。

托里消毒散（《外科正宗》）

【组成】人参、黄芪、川芎、当归、炒白芍、白术、茯苓、金银花各 3g，白芷、甘草、皂角刺、桔梗各 1.5g。

【用法】水煎服。

【功用】补益气血、托毒消肿。

【主治】疮疡体虚邪盛，脓毒不易外达者。

咬头膏（《外科全生集》）

【组成】巴豆 6g，铜绿、松香、乳香、没药、生木鳖子、蓖麻仁（去尖）、杏仁各 3g，白砒 0.3g。

【用法】制丸，放于膏药上，贴于疮疡中心。

【功用】有腐蚀之功。

【主治】疮疡已成脓而不能自破者。

生肌玉红膏（《外科正宗》）

【组成】当归、白蜡各 60g，甘草 36g，白芷 15g，血竭、轻粉各 12g，紫草 6g，麻油 500mL。

【用法】将膏均匀地涂在纱布上，敷贴患处。

【功用】活血祛腐、解毒镇痛、润肤生肌。

【主治】疮疡溃后脓水将尽、烫伤、肉芽生长缓慢者。

白降丹（《医宗金鉴》）

【组成】火硝、食盐、白矾、皂矾各 45g，水银 30g，硼砂 15g，朱砂、雄黄各 6g。

【用法】疮大者用 0.15~0.18g，小者 0.03~0.06g，清水调涂于疮头。

【功用】腐蚀、平胬。

【主治】溃疡脓腐难去，或已成瘘管；肿疡成脓不能自溃；疣、痣、瘰疬等症，外敷消散药物效果不佳者。

三、阴证疮疡溃后期

在溃后期，阴证溃疡典型表现为疮面有灰褐色污秽，疮形平塌，无新生肉芽。疮周皮色淡暗，遇凉有酸痛或抽痛，分泌物清稀，或如粉浆。阴证溃疡久病正虚，气血瘀滞，营卫不畅，肌肤失养，复染邪毒，治疗应遵循辨证施治的原则。由于疾病对机体不断地耗竭，致使整体呈现虚象，此时补法成为疮疡后期的重要治法，治以补养气血，恢复正气，生皮长肉，使之愈合。

赵炳南先生以天仙藤、鸡血藤、首乌藤、钩藤为基本方药调和阴阳。方中天仙藤、鸡血藤性温通，活血养血、舒筋通经，可治在下的腰膝酸软、麻木瘫痪、月经不调；首乌藤性平，养血通络，引阳入阴；钩藤性凉，透发邪热，能在上清热平肝、定惊除眩。四药凉温同用，承上启下，养血活血，温经清热，共奏调和阴阳之功。王玉章教授主张整体辨证与局部辨证相结合，内治与外治相结合，在外科各种疾病的辨证、立法、方药中尤其注重扶助中土、固护脾胃，消中有补，补中有消，当温则温，当寒则寒，凡是病情迁延不愈，气血阴阳亏虚者均以补法促进生肌长肉。针对阴证疮面，在临床治疗中首选回阳生肌汤口服。回阳生肌汤中党参、茯苓、白术、山药等助气，"气为血之帅"表现为气能生血、气能行血、气能摄血，气足则能推血行，促血生，故方以四君子汤加助肾阳药，如肉桂等，健脾益肾，待阳气旺盛，阴血化生之源充足，则腐肉易消、新肉易长、疮面易敛。此外，其病多兼有湿邪，故方中以防己、木瓜等祛湿通络之品达到标本兼治的效果。吕培文教授提出阴证疮疡的发展是正邪两方斗争的结果，邪气壅盛是外因，正气不足是内因。在外科疮疡的治法中，最为关键也最难掌握的是"托法"。在肿块形成—化脓—破溃—愈合过程中，要注意应用缓托、稳托之法。尤其是运用托法的方法和时间，均关系到疮疡的修复与转归。在具体操作时应该将局部辨证与整体辨证相结合，辨别"稳托"或"缓托"。如疮疡急性期将过，已渐破溃，但脓出不畅，创周皮色暗红，创周组织尚硬，疼痛不减，病人气血不充沛，可采用半托半消法。即消肿托毒，因势利导，疮周炎症能消则消，疮中有脓，能托则托。这样可缩短疗程，免伤正气。脾肾阳虚证是慢性皮肤溃疡的证型之一，回阳生肌为基本治疗法则。

此外，依据可见的伴随症状，可加减相应的方剂配伍。伴短气、语声低微、疲倦乏力、自汗、饮食不振、舌淡苔少、脉虚无力者属于气虚型，治以补气为主，方选四君子汤。伴面色苍白或萎黄、唇色淡白、头晕眼花、心悸不寐、脉细无力者属于血虚型，治以补血为主，方选四物汤。气血两虚者宜气血双补，方选八珍汤。伴口干咽燥、耳鸣目眩、手足心热、午后低热、形体消瘦、舌红少苔、脉细数者属于阴虚型，治以滋阴法，方选六味地黄丸。伴大便溏薄、小便频数、肢冷自汗、少气懒言、倦卧嗜睡、舌淡苔薄、脉微细者属于阳虚型，治以温补阳气之法，方选附桂八味丸或右归丸。伴纳呆食少、大便溏薄、苔薄质淡、脉濡者属于脾虚失运型，治以理脾和胃，方选异功散。伴胸闷欲恶、胃纳不振、苔薄黄腻、脉濡滑者属于湿浊中阻型，治以和胃化浊法，方选二陈汤。

伴口干不欲饮、舌质光红、脉细数者属于胃阴不足型，治以养胃生津，方选益胃汤。

溃后期正气虚而毒势盛，阴证疮疡久不收口，多表现为慢性溃疡。此时若腐肉难脱，新肉不生，外用药物可采用回阳玉龙散，温阳活血、祛腐生肌，回阳玉龙散为祛腐生肌药的代表，属补托法，不仅能促使脓腐液化脱落，还能改善溃疡局部血液循环，促进新肉生长，补托兼备，适用于阴证溃疡见腐肉难脱，肉芽暗红或腐肉已脱，肉芽灰白，新肉不长者；若溃疡腐肉已脱，脓水将尽，可采用八宝丹使疮口尽快愈合；生肌白玉膏以润肤生肌收敛为长，必待溃疡腐肉已尽方可使用；红油膏具有防腐生肌功效，适用于溃后期溃疡；若虚证溃疡偏于阳虚者，采用回阳生肌散，功能回阳生肌、止痛收敛，适用于脓水清稀，久不收口者。

关于外科难愈性溃疡中的阴疮，吕培文教授总结多年经验认为是脾肾不足，肾精之虚衰。在慢性皮肤溃疡的形成机制中，正气盛衰至关重要。而所谓正气包括卫气、营气、肾精。正气充盛邪不入内；正气损则邪气侵于肉膜；正气衰则邪气陷，入于脏腑，消磨邪气，邪尽乃止。尤其肾精为正气根本，回阳生肌法就是运用温补脾肾阳气的方法治疗肾精虚衰，肾精亏耗可通过补脾，后天补先天的办法治疗。糖尿病足在溃疡清创术后，不但没有起到祛腐消炎作用，反而局部变黑，甚至干枯、紫暗，说明无论从整体还是局部上看均出现肾精消耗致虚衰，此乃气血双败之象。故无论是整体治疗的立法用药，还是局部疮面的外治方法均应采用益气健脾、温肾回阳之品，方可救逆。

八珍汤（《正体类要》）

【组成】地黄 15g，当归、白术各 10g，茯苓、白芍各 8g，川芎、甘草各 5g，人参 3g。

【用法】水煎服。

【功用】补气补血。

【主治】疮疡、皮肤病之气血两虚者。

六味地黄丸（《小儿药证直诀》）

【组成】熟地黄 240g，山萸肉、干山药各 120g，丹皮、茯苓、泽泻各 90g。

【用法】每日服 9g 药丸，淡盐汤送下，或水煎服。

【功用】补肾水，降虚火。

【主治】肾阴亏损、头晕耳鸣、腰膝酸软、骨蒸潮热、盗汗遗精、消渴等。

附桂八味丸（即桂附地黄丸）（《金匮要略》）

【组成】熟地黄 128g，山药 64g，山茱萸 64g，牡丹皮、泽泻、茯苓各 48g，附子、肉桂各 16g。

【用法】每服 15 丸，用酒送下，加至 20 丸，每日 3 次。

【功用】补肾助阳。

【主治】肾阳不足，腰膝酸痛者。

右归丸（《景岳全书》）

【组成】熟地黄 250g，菟丝子、鹿角胶、枸杞子、炒山药、盐杜仲各 120g，山茱萸（酒炙）、当归各 90g，炮附片、肉桂各 60g。

【用法】蜜丸口服，每日 1~2 次，每次 9g，或水煎服。

【功用】温阳补肾。

【主治】疮疡、皮肤病肾阳不足者。

异功散（《小儿药证直诀》）

【组成】人参、茯苓、白术、炙甘草、陈皮各等份，生姜 5 片，大枣 2 枚。

【用法】日服 1 剂，水煎取汁，分 2 次服。

【功用】益气健脾、行滞。

【主治】脾胃虚弱，中焦气滞，饮食减少，大便溏薄，胸脘痞闷不舒，或呕吐泄泻。

二陈汤（《太平惠民和剂局方》）

【组成】陈皮、半夏各 15g，茯苓 9g，炙甘草 4.5g。

【用法】水煎服。

【功用】燥湿化痰、理气和中。

【主治】疮疡痰浊凝结之证。

益胃汤（《温病条辨》）

【组成】麦冬、细生地各 15g，沙参 9g，玉竹（炒香）4.5g，冰糖 3g。

【用法】水煎服。

【功用】养胃益阴。

【主治】疮疡、皮肤病属胃阴不足者。

八宝丹（《疡医大全》）

【组成】象皮、琥珀、龙骨、轻粉各 4.5g，珍珠 3g，牛黄 1.5g，冰片 0.9g，炒炉甘石 9g。

【用法】掺于患处。

【功用】生肌收口。

【主治】溃疡脓水将尽，阴证、阳证均可。

生肌白玉膏（经验方）

【组成】熟石膏 9 份，制炉甘石 1 份，凡士林。

【用法】将膏少许均匀涂抹于纱布上外敷。

【功用】润肤、生肌、收敛。

【主治】溃疡腐肉已尽，疮口不敛者。

红油膏（经验方）

【组成】凡士林 300g，九一丹 30g，东丹（广丹）4.5g。

【用法】将药膏均匀涂抹于纱布上，敷贴患处。

【功用】防腐生肌。

【主治】溃疡不敛，烫伤、创伤等创面较大者。

回阳生肌散（《赵炳南临床经验集》）

【组成】乳香 30g，琥珀 7.5g，京红粉 3g，人参、鹿茸、雄黄各 1.5g。

【用法】薄撒于疮面或制药捻用。

【功用】回阳生肌、止痛收敛。

【主治】阴疮久不收口。

第二节 经典案例

一、赵炳南治疗阑尾术后切口慢性溃疡医案

刘某，女，26 岁。因阑尾炎术后切口深部慢性感染，形成炎性包块，行扩

创术后，初予内服补气养血之剂：生黄芪五钱，党参三钱，白芥子二钱，肉桂一钱，延胡索三钱，陈皮三钱，当归三钱，生、熟地各三钱，赤芍三钱，川芎二钱。服药一个月，创口肉芽组织生长较缓慢，肉芽组织水肿，并形成窦道。赵老嘱加用熏药疗法，处方如下：肉桂三钱，白芥子五钱，白蔹一两，祁艾五钱，党参一两，黄芪一两，松香三钱，猪苓五钱，乳没各五钱，熏后用甘乳药捻蘸紫色疽疮膏纳入创口，内服方剂仍为补气养血之剂。

患者用熏药 7 天后，窦道已无分泌物，可见新鲜肉芽组织，加用琥珀粉、冰片鸡蛋油外用。2 周后，患者窦道愈合良好，痊愈出院。随访 2 个多月，创口愈合良好。

按：本例患者阑尾炎术后，伤口长期慢性感染，愈合不良，致气血耗伤。患者入院后经扩创清除病灶，内服补气养血温阳之剂，伤口仍愈合不良，经赵老看过后，加用熏药疗法。熏药方中黄芪、党参益气托毒；肉桂、祁艾、白芥子回阳祛寒；乳香、没药行气活血生肌；白蔹收敛固气血；松香芳香走窜、生肌止痛；猪苓利水渗湿，消除肉芽水肿。诸药合用，能疏通腠理，窜筋走络，流畅气血，温阳驱寒。烟熏能带药物直达患处，不仅具有外用药效专力宏的特点，还具有无隙不入、无所不至等其他外治法所不具备的优势。甘乳药捻具有收干生肌之效，紫色疽疮膏能解毒化腐生肌，故患者用药 7 天后，窦道分泌物减少，水肿肉芽组织塌陷，可见新鲜肉芽组织。此时，加用琥珀粉、冰片鸡蛋油促进生肌长肉，创口迅速愈合。本例体现了赵老整体治疗与局部治疗并重，并擅长用回阳生肌法治疗阴疮的临床特色。

二、王玉章治疗静脉曲张慢性下肢溃疡医案

患者，男，67 岁。双下肢静脉曲张 20 年，下肢慢性溃疡 6 个月，自觉久站后下肢酸痛、沉重，朝轻暮重，右小腿疮面疼痛，纳呆，腰膝酸软。检查发现患者右小腿内侧破溃范围约 7.5cm×5.0cm，深及皮下，疮内见浅黄色腐肉、淡绿色质稀略腥臭脓液，未见明显肉芽组织，疮周色暗，皮温略高。舌淡暗，苔薄白，脉沉细。中医诊断为臁疮（脾肾不足，寒凝阻络）。治以健脾益肾、回阳通络。内服回阳生肌汤：生黄芪 30g，党参 15g，茯苓 10g，山药 10g，生白术 15g，苍术 10g，肉桂 5g，白芥子 5g，桂枝 10g，牛膝 10g，陈皮 10g，木瓜 10g，鸡血藤 15g，外用回阳生肌纱条敷贴患处，每日换药 1 次。

入院后第 1 周，疮内腐肉逐渐化脓，脓液由稀薄变为浓稠，颜色由淡绿色

变为浅黄色，有红色肉芽组织及少量皮岛形成。第2周时，疮内肉芽组织逐渐增多，呈红色颗粒状，触之出血。第3周时，疮缘向内可见上皮爬升，疮形缩小，疮面进一步愈合。6周后疮面愈合，随访1年，未见复发。

按：本例患者因久立，劳累过度，耗伤气血，致气虚血瘀，下肢经络不畅，加之湿热下迫，热盛肉腐，故而破溃流脓。患者小腿溃疡反复发作，病势缠绵，经年不愈，慢性期可见疮面平塌下陷，肉芽晦暗无光泽，脓质稀薄略臭，疮周皮色淡暗，根盘散漫，同时伴有腰膝酸软、肢体冷痛沉胀，王玉章教授将此处于慢性期的溃疡归结为阴证疮疡，辨证则为肾虚寒凝。予内服回阳生肌汤，黄芪、党参、茯苓、白术、山药、陈皮健脾益气，气足则能行血；肉桂、白芥子、桂枝回阳祛寒；木瓜祛湿通络；鸡血藤活血通络；牛膝引气血下行，诸药合用，能健脾益气、活血通络、祛湿散寒、回阳生肌，王玉章重视脾胃与阴证疮疡的关系，故本方以四君子汤为主方加减。外用药回阳生肌纱条由还阳熏药卷改进而成，其中含有人参、黄芪、补肺健脾、生肌长肉；肉桂益火之源，宣通血脉；当归、川芎养血活血。诸药共奏益气回阳、活血通络之效。

三、吕培文治疗糖尿病合并慢性下肢溃疡医案

杜某，女，55岁。因右小腿溃疡伴疮周疼痛7月余入院。检查发现右小腿有10cm×8cm溃疡，肉芽不鲜，疮缘皮肤部分坏死，疮缘下有潜腔。无发热，眠可，二便可，舌质暗红，花剥苔，脉沉细。既往糖尿病病史。中医诊断为臁疮（气虚血瘀，余毒未尽），治以益气活血、清解余毒，处方：生黄芪45g，茯苓10g，苍术10g，金银藤30g，白花蛇舌草15g，山茱萸10g，鸡血藤30g，首乌藤15g，川牛膝15g，地龙15g，天花粉30g，玄参15g，桔梗10g，白芷10g，穿山甲6g，补骨脂10g。局部采用蚕食清创，回阳生肌膏换药。

2周后，疮面肉芽红活，坏死组织已大部分脱落，疮周经蚕食清创，未见皮缘坏死，疮面无扩大，渗出分泌物不多。夜间疮面仍疼痛，血糖控制稳定。舌暗红，苔白，脉沉细。前方加太子参15g，鹿角霜10g，疮面应用回阳生肌膏。此后，每2周复诊1次，治疗方法不变，3次后患者疮面肉芽逐渐红活，疼痛减轻至消失，面积逐渐缩小至愈合。

按：本案例是应用回阳生肌法治疗慢性溃疡的典型案例。患者疮面较大，肉芽不鲜，疮缘皮肤部分坏死，长期不愈，部分深达肌肉肌腱，属阴证疮疡。内服予黄芪、太子参、茯苓、天花粉、桔梗益气托毒，其中重用生黄芪以增强

益气之效；鸡血藤、首乌藤、穿山甲、地龙活血通络，加入虫类药通络之力更强；金银藤、白花蛇舌草、玄参清热解毒；苍术、白芷健脾祛湿；补骨脂、鹿角霜补肾壮阳；山茱萸益肾填精；川牛膝擅长活血，引气血下行。诸药合用，能益气健脾、活血通络、清热解毒、回阳生肌。患者有糖尿病史，创口局部血供差，如果采用激进的清创会导致清创区域的组织渐进性坏死，区域逐渐扩大。故采用蚕食清创处理创面局部坏死组织。此外，外用的回阳生肌膏纱条，由人参、鹿茸、肉桂、麝香、血竭等药物组成，能益气回阳，活血化瘀，内外合用，疗效显著。

（张金超　底婷婷　刘青武）

第五章 病证结合的慢性皮肤溃疡模型及评价体系

慢性皮肤溃疡指由于疾病、衰老、营养不良、压力等原因导致创面愈合迟缓，包括静脉性溃疡、动脉性溃疡、外伤性溃疡、压迫性溃疡、糖尿病性溃疡等，迁延难愈极易复发，且治疗成本高、周期长，给患者的精神和身体带来巨大痛苦，同时也加重了社会和家庭的负担。

皮肤溃疡属于中医"疮疡"范畴，历代医家在前人研究的基础上总结出"阳气虚衰，阴血不足"的发病机制，治疗时整体与局部结合，通过辨证施治，运用中药内服或外用，有效地促进了创面的愈合。大量研究集中于探索中药在慢性创面愈合过程中的作用机制，因此建立符合临床发病过程和影响创面愈合主要因素的动物及细胞模型尤为重要。

慢性皮肤溃疡模型主要体现创面发病机制的复杂性、多因素性及创面本身存在感染与慢性炎症反应等特点，在复制模型时，以影响模型复制的一个或几个因素为重点进行研究。同时，为了利于中医药的研究，体现中医病与证的紧密联系，在运用现代医学理论与实验科学知识的同时，需借助中医药理论的指导，采用中医学病因，复制同时具有疾病与证候特征的病证结合的实验模型。

第一节 动物模型

目前常用的动物模型分为急性创面模型和慢性创面模型。急性创面模型有创伤发病急、有明确致伤因素、创面为急性炎症反应及愈合快等特点。包括皮肤切线模型、皮肤切除伤模型、创面死腔或创伤室腔模型、断层皮创面愈合模型、烧烫伤创面愈合模型。慢性创面修复模型包括糖尿病溃疡模型、感染创面模型、放射性溃疡模型、药物所致局部皮肤坏死模型、缺血性皮瓣模型、免疫抑制模型等。常用的操作方法为全层皮肤切除，通过打孔器、剪刀及植皮刀等工具将皮肤的表皮和真皮切除，其深度可达皮下筋膜层或脂肪层。此类动物模型常采用小鼠、大鼠、家兔、猪等，这些动物皮肤松弛，伤口愈合在没有新的肉芽组织填充下，仅靠伤口周围皮肤的收缩，即致创面面积大大缩小，如小鼠伤口愈合 90% 以上是由于皮肤收缩造成的，这与人类伤口愈合过程不同。但是此类模型具有创伤面积大、修复组织及表皮上皮化过程仅从伤口边缘开始的特点，可采用影像学、病理学、分子生物学等方法研究创伤愈合过程。因此，可观察的指标包括创面愈合面积、愈合时间、肉芽组织形成、胶原沉积、病理、生化与分子生物学分析等。为了整体及局部创面表现能与临床更好地契合，在皮肤全层切除的基础上叠加局部药物注射、创面异物填充或采用疾病相关动物，明确病、证与创面愈合的关系，同时造成创面的延迟愈合，为研究中医药的作用机制奠定了基础。

一、糖尿病大鼠皮肤创面模型

腹腔注射链脲佐菌素（streptozocin，STZ）是常用的建立糖尿病动物模型的方法，通过背部手术制造皮肤创伤，获得糖尿病皮肤溃疡模型。糖尿病大鼠慢性皮肤溃疡模型建立方法如下：SD 雄性大鼠（200±25g），禁食 12 小时，STZ 溶于 0.1mmol/L、pH 为 4.2 的柠檬酸盐缓冲液中，按照 STZ 55mg/kg 进行腹腔注射。空白对照组大鼠腹腔注射等体积不含 STZ 的柠檬酸盐缓冲液。72 小时后取尾静脉血，血糖仪检测空腹血糖，血糖值大于 16.7mmol/L 的大鼠为成功模型，此糖尿病大鼠模型有以下特点：①大鼠一般状态良好，无明显的肾脏、眼底病变；②经胰岛素皮下注射把血糖控制在理想范围之内；③创面模型建立后未出现酮症酸中毒。血糖值稳定 14 天后行创面制造手术，无菌条件下，大鼠用 2% 戊巴比妥钠腹腔注射麻醉，背部脱毛，在脊柱两侧腰背部，用特制打孔器取面积为 2cm×2cm 的皮肤，深度达到筋膜下，形成缺损性创面，包扎伤口，单笼饲养，自由饮水，定量喂食。每周检测 1 次血糖，胰岛素皮下注射（每天每只 1~4U），血糖控制在 13.0~16.7mmol/L。观察记录创面完全上皮覆盖所需时间，并用数码相机拍照，图像分析计算创面愈合率；取大鼠第 3、7、14 天创面组织，固定、脱水、常规石蜡切片、HE 染色，光镜下观察创面炎性细胞、修复细胞、胶原及新生血管的改变。

实验中观察可见大鼠整体状态较差，体重增长减少、蜷卧、尾冷、多尿、少食、大便稀溏、腥臭等。创面愈合初期分泌物清稀，创面㿠白，中期可见肉芽组织色白或淡红无光，创周有清稀组织液渗出。创面愈合迟缓，且有整体正气不足和创面晦暗不泽的疮疡模型特征。

创面愈合率：模型组创面愈合率与空白对照组相比，第 3、7、14 天均有显著性差异（$P<0.001$），模型组创面愈合率明显小于对照组。

空白组第 3 天创面成纤维细胞伤口边缘的表皮细胞增厚，向伤口区延伸，创面痂下有大量的嗜中性粒细胞，伤口区细胞主要为单核 – 巨噬细胞、成纤维细胞；第 7 天，创面仍有大量嗜中性粒细胞，伤口肉芽组织数量增多，结构致密，肉芽组织毛细血管增生明显，细胞数量增多，细胞排列整齐，主要为成纤维细胞、纤维细胞、内皮细胞；第 14 天，创面大部分已由表皮覆盖。与空白组正常愈合现象相比，模型组第 3 天伤口嗜中性粒细胞数量少，成纤维细胞和单核 – 巨噬细胞稀疏；第 7 天，创面炎症细胞浸润明显，成纤维细胞、内皮细胞数量较少，肉芽组织结构疏松，细胞排列紊乱，偶见毛细血管芽；第 14 天，创面仍有炎性细胞浸润，成纤维细胞、内皮细胞数量逐渐增多，肉芽组织结构疏松，细胞排列紊乱，毛细血管芽增多，开始出现愈合趋势。

另外，还可通过喂养高糖高脂肪食物，导致机体对胰岛素不敏感，形成 2 型糖尿病模型。在此基础上，通过全层皮肤切除的方式，建立糖尿病皮肤溃疡大鼠模型。

二、糖尿病小鼠皮肤创面模型

最常用的 2 型糖尿病小鼠模型为瘦素蛋白受体缺失（db/db）小鼠，这种小鼠出生 6 周后开始变胖，随后形成 2 型糖尿病模型，并伴随便溏、蜷卧、尾冷、活动减少等正气不足的整体表现，其伤口愈合明显推迟。糖尿病小鼠慢性皮肤溃疡模型建立方法如下：db/db 小鼠，雄性，实验前一天称量体重并剪尾测血糖。实验时 1% 戊巴比妥钠麻醉，背部去毛，消毒，用特制打孔器在小鼠腰背部脊柱两侧打一圆孔，切取直径 11mm，面积为 95mm^2 的皮肤，深至浅筋膜，形成创面。造模后，在 SPF 级动物室无菌饲料单笼喂养。将含有 100μL 生理盐水的吸收性明胶海绵外敷于伤口，以一次性无菌敷料贴包扎，隔天换药 1 次并拍照。实验中观察小鼠一般情况，计算创面面积及愈合率；于小鼠皮肤创面形成后第 3、7、14 天取背部皮肤。取材后固定、脱水、常规石蜡切片，进行 HE、Masson 染色，光镜下观察皮肤创面组织学变化。

db/db 小鼠体重较大，贪食、饮水多、尿多、行动迟缓、血糖较高，观察发现 7 天后与 0 天相比，创面才开始出现皱缩，创面面积有不同程度减小，但是颜色暗淡深红，创面有渗出液，出现愈合迟缓。皮肤损伤 14 天时，愈合趋势开始明显，但创面面积仍较大，与糖尿病皮肤溃疡临床表现一致（彩图 3）。

HE 染色显示，损伤后第 7 天，创面细胞稀疏，无新生表皮且成纤维细胞杂乱；第 14 天，肉芽组织稀疏。Masson 染色显示，损伤后第 7 天，绿色胶原纤维分布稀疏，仅存在于靠近周围皮肤组织处，排列杂乱无规则（彩图 4）。

本模型符合糖尿病临床表现，血糖高值稳定，存在创面愈合迟缓，适于糖尿病皮肤溃疡的研究。

三、免疫抑制小鼠皮肤创面模型

机体免疫状态低下是创面愈合迟缓的原因之一，氢化可的松是肾上腺糖皮质激素，具有抗炎、抗病毒、抗休克作用，对机体免疫过程的多环节有抑制作用。研究显示氢化可的松的使用可出现形体消瘦、体重减轻的症状，同时抑制机体的免疫反应，由此将氢化可的松应用于慢性创面小鼠模型的制备，方法如下：Balb/c 小鼠，雄性，18~22g，实验前连续 7 天肌肉注射氢化可的松 0.5mg/d（0.2mL 体积），空白对照组小鼠肌肉注射 0.2mL 生理盐水。实验时，小鼠以 1% 戊巴比妥钠麻醉后背部去毛，消毒，用特制打孔器在小鼠背部打一圆孔，切取直径 11mm，面积为 95mm^2 的皮肤，深至皮下。造模后单笼饲养，在 SPF 级动物室无菌饲料喂养，隔天注射氢化可的松维持免疫抑制状态。造模后，将含有 100μL 生理盐水的吸收性明胶海绵外敷于伤口，以一次性无菌敷料贴包扎，隔天换药 1 次并拍照。于小鼠皮肤创面形成后第 3、7、14 天取背部皮肤。实验中观察小鼠一般情况，计算创面面积及愈合率；取材后固定、脱水、常规石蜡切片，进行 HE、天狼星红染色，光镜下观察皮肤创面组织学变化。

该小鼠模型注射氢化可的松 7 天后一般情况较差，出现萎靡不振、毛色无光泽、弓背少动、反应迟钝、饮食减少、便溏、体重下降等现象，皮肤损伤后以上症状加重，符合慢性创面阴证模型。

皮肤损伤第 3 天时，创面开始皱缩，创周隆起、僵硬；损伤第 7、14 天时，创面面积较大且颜色暗淡，符合慢性皮肤溃疡创面愈合迟缓的临床表现（彩图 5）。HE 染色显示，损伤后第 3 天，创面炎性细胞稀疏，无新生表皮；第 7 天，成纤维细胞稀疏；第 14 天，肉芽组织稀疏。天狼星红染色显示，损伤后第 7

天，Ⅰ型胶原纤维稀少且排列无规则，无Ⅲ型胶原纤维。该模型小鼠创面愈合情况与临床创面愈合过程相似，基本符合阴证疮疡特点。

四、阿霉素复合皮肤创面大鼠模型

阿霉素（adriamycin，ADM）具有抑制髓系细胞、延长伤口炎症期和延缓伤口愈合的作用。经过 ADM 攻击后的皮肤创面，是难愈合性创面模型之一。我们前期的研究发现阿霉素可降低大鼠白细胞、血小板水平，升高血浆血栓烷素 B_2（TXB_2），并降低前列腺素（PG），导致大鼠出现气虚血瘀的证候变化。造模方法如下：选用 Wistar 雌性大鼠，体重 322~380g。模型组手术前 4 天尾静脉注射阿霉素 8mg/kg，空白对照组于手术前 4 天尾静脉注射生理盐水 2mL/kg。实验时戊巴比妥钠麻醉后背部去毛、消毒，全厚皮切除直径为 15mm 的皮肤，伤口外敷灭菌香油后包扎。手术后单笼饲养，隔日换药。观察各组动物伤口愈合程度、愈合时间及愈合组织抗断裂强度。伤口面积用硫酸纸描绘，并用坐标纸计算面积。愈合伤口的抗断裂强度在 INSTRON1121 万用材料机上测定，根据 Levenson S 方法，将皮条置于 Hank's 液（pH7.2）中 15 分钟，然后用测微仪测量宽度和厚度；将皮条置于固定夹中，以 10 mm/min 匀速牵拉直至断裂，取最大断裂时的强度，计算每 $1mm^2$ 的断裂强度，单位为 kg/mm^2。

空白组与模型组第 4 天、第 8 天和第 12 天创面面积显示：4 天时，模型组创面明显大于空白组，第 8 天模型组创面面积比空白组缩小减慢；第 12 天，两组创面均趋于愈合，但模型组创面面积仍大于空白组。同时与空白组相比，模型组的愈合强度明显下降。

组织学变化可见，空白组创面肉芽组织中毛细血管丰富，细胞成分较多，纤维沉积多。阿霉素攻击后模型组愈合伤口肉芽组织细胞数目少，胶原纤维沉积松弛，毛细血管数目少，愈合迟缓。同时，与空白对照组相比，阿霉素处理后的大鼠创面伤口强度降低，愈合伤口的抗断裂强度明显下降，导致伤口愈合障碍。其机制主要在于阿霉素降低大鼠创面修复早期（3~4 天）白细胞水平，导致全身及局部细胞因子减少，延缓创面的炎症反应，导致创面愈合迟缓。

五、表柔比星复合皮肤损伤致大鼠氧化应激难愈性创面模型

氧化应激反应是导致创面修复延迟的一个重要机制。氧化应激是氧化和抗

氧化间的稳态失衡，自由基产生增多和（或）机体或组织抗氧化能力下降的一种机体状态。创面微环境中的许多细胞都能不同程度地产生活性氧等自由基，适量的自由基对创面的愈合能起到有利的作用，过量的自由基将导致组织损害，不利于创面愈合。

利用表柔比星干预复合皮肤缺损的方法可以建立大鼠氧化应激难愈性创面模型。Wistar 大鼠，雄性，230±20g，分为空白组和模型组，用 2% 戊巴比妥钠按 80mg/kg 体重腹腔注射麻醉，背部中央约 7cm×7cm 范围剪毛后用酒精消毒，剪毛区均匀涂抹硫化钡脱毛剂（硫化钡：淀粉 =1：3，加水调成糊状），待脱毛剂稍干燥后用压舌板轻轻刮除，温水洗去残存脱毛剂，擦干并用酒精棉球消毒。在脱毛区用特制打孔器打一个直径为 15mm 的圆孔，深达至浅筋膜，止血，消毒创面，形成大鼠全层皮肤切除开放性创面。模型组在切除皮肤后再沿创面边缘皮内注射表柔比星（2mg/mL），0.15mL/ 只。观察大鼠创面一般状态，计算第 3、6、11、20 天创面面积及愈合率，并在第 3、7、14 和 21 天分别取材。

创面愈合动态观察发现，在造模后第 1 天，空白组创面干燥，呈暗红色，创面较造模当天即出现收缩；第 3 天，创面面积已明显缩小；第 6 天、第 10 天和第 20 天创面面积变化明显，创面颜色逐渐变浅；至第 20 天，创面已有新的上皮形成，与周围正常皮肤相比颜色稍浅，创面基本愈合。与空白对照组相比，造模当天，模型组创面边缘注射表柔比星处呈红斑，界限不明显。在造模后第 1 天，模型组创面仍湿润新鲜，与造模当天的创面表现相比变化不大。造模后第 3 天，模型组的创面有明显缩小，注射表柔比星处皮肤红斑颜色加深。第 6 天，创面较第 3 天未见明显变化，注射表柔比星处皮肤开始形成干痂，与周围界限清晰。第 10 天，模型组创面大小变化不大，有大量分泌物形成的干痂覆盖，创面中央凹陷，周缘突起，创面周缘注射表柔比星处的皮肤形成干痂甚至破溃。第 20 天创面较前面积缩小，且创面颜色变浅，创面中央逐渐下陷，边缘突出，渗出物仍较多，渗出物干燥后覆盖于创伤表面，形成干痂，待痂脱落后，可见创面面积较之前稍缩小。模型组创面周缘皮内注射的表柔比星处形成红斑，逐渐形成硬的暗红色焦痂，表皮坏死甚至形成溃疡，导致创面面积扩大。模型组 28~30 天创面基本愈合。

造模后，与空白组相比，模型组第 3 天创面愈合率明显降低；第 6 天、第 10 天和第 20 天空白组创面愈合率变化明显，模型组愈合率变化不大。

HE 染色示：造模后第 3 天，空白组与模型组创面均可见大量炎性细胞浸润。第 7 天，空白组创面真皮层出现新生毛细血管，模型组仍有大量炎性细胞浸润，与第 3 天相比变化不明显。第 14 天，空白组创面毛细血管与创面垂直生长，成纤维细胞数量较多，胶原排列整齐。模型组创面见少量新生血管，创面仍有炎性细胞浸润，胶原数量少，排列稀疏。第 22 天，空白组已有新生表皮及角质层，出现新生毛囊与汗腺，模型组仍有炎性细胞浸润，无新生表皮覆盖创面。

第二节　细胞模型

创面修复是一个复杂而又有序的病理生理过程，可划分为 3 个阶段：炎症期、增生期和重建期。在每个时期都有大量的细胞、细胞外基质、细胞因子的参与，任何影响创面修复过程的因素都可能最终导致创面难愈合。

一、成纤维细胞

创伤愈合主要是以成纤维细胞增殖、迁移、肉芽组织形成、胶原分泌、创口胶原化、瘢痕形成及改建为特点的过程，成纤维细胞作为主要的修复细胞参与了创伤愈合的全过程，在其中起到了十分重要的作用，它不仅可以分泌细胞外基质，还可以合成和分泌多种细胞因子来调节创伤修复。成纤维细胞在创伤及组织修复中的数量及功能状态是决定和影响创面修复进程和预后的关键因素，而其数量由其增殖和凋亡的平衡状态决定。研究表明，慢性创面修复时，其局部的主要变化就是创面组织生成障碍和局部高蛋白酶活性状态所致的胶原沉积不足。因此，成纤维细胞的增殖发生障碍及胶原合成和降解失衡，是直接影响创面愈合的重要原因。

创面修复过程中，成纤维细胞被激活，合成和分泌胶原，胶原是创面组织中的主要基质成分，可作为细胞生长的依附和支撑物，能诱导上皮细胞等增殖、分化和移行。且胶原纤维具有弹性，能减少创面的收缩。因此，创面愈合过程中胶原的产生和沉积可显示创面愈合的程度和愈合质量。

1. 人慢性皮肤溃疡创缘成纤维细胞

慢性皮肤溃疡总的特征是体表溃疡经久不愈，并由此导致患者功能障碍。其病理学变化与创面修复细胞尤其是成纤维细胞（fibroblast，FB）增殖障碍密切相关。成纤维细胞是创伤修复过程中最主要的组织修复细胞，主要来源于创缘未受损伤的成纤维细胞、间充质细胞，或由静止的纤维细胞活化而来。成纤维细胞对创伤愈合过程中的诸多环节都有影响，研究和调控成纤维细胞的生物学行为是加速伤口愈合、提高愈合质量和预防难愈合性疾病的基础和关键。

成纤维细胞是创伤修复过程中最主要的组织修复细胞，其数量及功能状态是决定和影响创面修复进程和预后的关键因素。目前其来源尚有争议，但多数学者认为，主要来自伤口边缘未受损伤的成纤维细胞、间充质细胞，或由静止的纤维细胞活化而来，然后迁移到伤口部位，产生胶原和细胞外基质并沉积在受伤部位以修复缺损。有研究表明，慢性溃疡创缘的成纤维细胞尽管未受损伤，但也发生了异常改变，呈现出多种异常特征，包括细胞的衰老、增殖缓慢甚至停顿以及对生长因子的刺激无反应等。

体外细胞伤口实验是体外细胞迁移和增殖能力总和的体现，FB 是合成和分泌胶原、纤维连接蛋白和透明质酸等细胞外基质的主要细胞，可通过分泌多种细胞因子参与创伤愈合，分泌胶原酶来参与创伤修复后的组织改建过程，还是 MMPs 和 TIMPs 的主要分泌细胞。FB 在创伤及组织修复中的数量及功能状态是决定和影响创面修复进程和预后的关键因素。FB 增殖障碍可能是慢性皮肤溃疡难愈的重要因素之一。

本实验取北京中医医院外科糖尿病合并下肢慢性溃疡截肢的下肢远端皮肤的成纤维细胞作为正常成纤维细胞（normal human fibroblast，nHFB）；疮疡周围组织成纤维细胞作为溃疡创缘成纤维细胞（ulcer human fibroblast，uHFB），采用组织块培养法建立溃疡边缘成纤维细胞，并以正常皮肤成纤维细胞为对照。观察细胞群体倍增时间、生长曲线、细胞增殖和迁移，探讨慢性皮肤溃疡愈合的细胞生物学机制。

成纤维细胞的体外培养：采用组织块培养法。取北京中医医院外科糖尿病合并下肢慢性溃疡截肢的下肢远端皮肤的成纤维细胞作为 nHFB；疮疡周围组织成纤维细胞作为 uHFB 进行培养。取下组织后立即投入含 0.1% 新洁尔灭的 PBS 中浸泡 30 分钟。在无菌条件下剪除表皮及结缔组织，PBS 溶液清洗后剪碎至小米粒样小块，按适当间隔接种于培养瓶壁上。加入含 15%PBS 的 DMEM 培养基，置 5%CO_2、37℃恒温培养箱中培养。细胞形成细胞单层后传代，实验使用第 2~6 代细胞。

成功分离培养 uHFB 和 nHFB，观察两者的生物学差异，显微镜下观察形态，生长曲线，群体倍增时间（彩图6）。分别将 nHFB 和 uHFB 以 1×10^4 个 /mL 密度接种于96孔培养板，每孔 $200\mu L$。检测前3小时，每孔加入 $10\mu L$ CCK-8，继续在培养箱中孵育，之后在酶标仪上 450nm 处检测吸光度值。每天检测6个孔，取平均值，连续检测7天。并以每天平均 OD 值为纵坐标，以时间（天）为横坐标作图。

2. NIH3T3 小鼠成纤维细胞

bFGF 是 FGFs 家族中最重要的成员，其受体是酪氨酸激酶型。bFGF 与其受体结合后，主要通过激发细胞内 cAMP- 蛋白激酶 A 和 / 或二酰基甘油 -IP3（1，4，5- 三磷酸肌醇）- 蛋白激酶 -C 途径发挥其生物学效应。它除了可以刺激内皮细胞、平滑肌细胞和成纤维细胞增殖和移行及血管新生外，还可促进胶原等胞外基质合成。bFGF 可诱导成纤维细胞增殖，促进成纤维细胞形成胶原蛋白和肉芽组织；促进血管内皮细胞分裂，诱导内皮细胞分泌某些蛋白酶，溶解并侵入胶原基质，进而形成毛细血管。

NIH3T3 小鼠成纤维细胞瘤细胞株购于协和细胞中心，加入含 20%FBS 的 DMEM 培养基，置于 5%CO_2、37℃恒温培养箱中培养，细胞形成细胞单层后传代。

细胞增殖检测：将细胞消化、离心，制成细胞悬液，用培养液稀释成 3×10^3 个 /mL 密度，将 NIH3T3 以每孔 $100\mu L$ 接种在96孔培养板内，在 5%CO_2、37℃恒温培养箱中培养24小时后，加入含 bFGF 培养液。每一种药物10个复孔，继续培养24小时、48小时、72小时，后采用 MTT 比色法观察细胞活性。实验分为空白组（只加入无血清 DMEM）和阳性药组（bFGF），实验重复3次。在每个时间段，将板孔内加入 $20\mu L$MTT，在 5%CO_2、37℃恒温培养箱中继续培养4h后，在镜下看是否已形成丝状或圆形结晶，加入 $100\mu L$DMSO，轻轻振荡10分钟后，致紫色结晶全部溶解，用酶标仪在 570nm 波长下，测 MTT 分色吸光值（OD 值反应细胞情况）。增殖率按照下面公式计算：增殖率 =（实验孔 OD 值 - 对照孔 OD 值）/ 对照孔 OD 值 ×100%。

划痕实验（体外伤口实验）：将 NIH3T3 以 1×10^5 个 /mL 密度接种在6孔培养板内，培养液为含 10%FBS 的 DMEM。待细胞 80% 融合后，用自制刮刀在单细胞层纵向划痕，造成培养细胞创口模型。划痕后均随机分为空白组和 bFGF 组，空白组培养液更换为无血清 DMEM，bFGF 组选用浓度 25U/mL，以无血清 DMEM 配制后加入。此时在倒置相差显微镜下拍摄照片作为0小时。创口形成后 6 小时、24 小时及 48 小时拍摄照片，计算不同时刻进入划痕内的细胞数（彩图 7 ）。

3. 大鼠成纤维细胞氧化应激凋亡模型

成纤维细胞来源：Wistar 大鼠，雄性，3 月龄，由中国医学科学院实验动物中心提供。组织块原代培养成纤维细胞。大鼠背部皮肤去毛，切成 1mm × 1mm 小块，置于 35mm 培养皿上，缓缓加入含 10% 小牛血清的高糖 DMEM 培养基，37℃、5%CO_2 培养。待细胞 75% 融合后，消化，离心，传代，接种于 75cm^2 培养瓶内，每 4 天传代 1 次。取第 2~5 代细胞用于实验。H_2O_2 刺激原代培养的大鼠成纤维细胞，诱导细胞氧化应激模型：取原代培养大鼠成纤维细胞，500 μ mol/L H_2O_2 刺激 30 分钟后，以 PBS 彻底冲洗，5%CO_2、37℃恒温培养箱中继续培养。

在线粒体膜电位较高时，JC-1 聚集在线粒体的基质中，形成聚合物，可以产生红色荧光；在线粒体膜电位较低时，JC-1 不能聚集在线粒体的基质中，此时 JC-1 为单体，可以产生绿色荧光。如此可以通过荧光颜色的转变来检测线粒体膜电位的变化，并且通过红绿荧光的相对比例来衡量线粒体去极化的比例。线粒体膜电位的下降是细胞凋亡早期的一个标志性事件，通过 JC-1 从红色荧光到绿色荧光的转变可以很容易地检测到细胞膜电位的下降，同时也可以用 JC-1 从红色荧光到绿色荧光的转变作为细胞凋亡早期的一个检测指标（彩图 8 ）。

溶酶体作为细胞内的消化器官，具有溶解或消化的功能。生理条件下的成纤维细胞，细胞内 pH 环境不满足溶酶体内水解酶的作用环境。但是对于衰老或者凋亡的细胞，溶酶体内水解酶释放会造成细胞裂解。吖啶橙（acridine orange，AO）可非特异性标记溶酶体等酸性器官，溶酶体膜完整时标记为红色荧光，当溶酶体膜破裂，溶酶体内酸性酶漏出到细胞浆中，被胞质中和，红色荧光随之消失，绿色荧光有所增强。加入 H_2O_2 可以看到溶酶体膜在超早期即刺激后 15 分钟就破裂，溶酶体酶释放到细胞浆中，红色荧光几乎消失。

本实验发现 H_2O_2 作用细胞后溶酶体膜的破裂早于线粒体膜电位的崩溃，提示溶酶体与线粒体之间存在某种机制促使凋亡的发生（彩图 9 ）。

二、人脐静脉内皮细胞

HUVEC（human umbilical vein endothelial cell）的原代培养：取健康产妇正常分娩的新生儿脐带 20~40cm，排尽残血，用 0.01MPBS 反复冲洗脐静脉至液体无色。然后灌入 0.1% Ⅰ型胶原酶 5~8mL，于 37℃水浴中消化 10~15 分钟。用

PBS 冲洗静脉，将消化液与冲洗液一同收集入离心管，1500rpm，4℃离心10分钟。去上清，加入适量完全M199重悬细胞，移入50mL细胞培养瓶（预先用1%明胶包被），置37℃、5%CO$_2$孵箱培养，2~3天换液1次，3~5天融合成单层，实验用第2~5代，倒置相差显微镜观察细胞形态。第Ⅷ因子相关抗原的检测（荧光免疫组化法）：当培养瓶内中的细胞融合成单层时，将细胞消化下来，接种于24孔板，待细胞融合成单层时，加入95%乙醇固定5分钟，用含0.2%吐温–80的PBS洗3次，加入羊血清以封闭非特异性结合，37℃温育30分钟。PBS洗3次后，加第Ⅷ因子相关抗原抗体（1:50稀释），4℃过夜。PBS洗3次后，加FITC–羊抗兔抗体（1:50稀释），37℃温育30分钟，激光共聚焦显微镜下（488nm）观察细胞表面的荧光情况。

HUVEC的鉴定：相差显微镜观察HUVEC形态呈铺路石样排列，FITC荧光抗体染色第Ⅷ因子相关抗原检测在激光共聚焦显微镜下可见HUVEC细胞浆内有较强的绿色荧光（彩图10）。

Transwell检测：①细胞模型结束后分别对各组细胞进行消化终止，用无血清培养基调整细胞密度为1×10^5个/mL；②Transwell小室下室内加入500μL细胞生长培养基，上室内加入100μL细胞后培养24小时；③将Transwell小室取出，用PBS洗涤细胞3次；④用500μL Fixation Buffer固定Transwell小室上下模细胞；⑤用PBS洗涤细胞3次；⑥用500μL0.4%结晶紫染液对Transwell小室细胞进行染色；⑦用棉签小心刮去上室细胞，用PBS洗涤细胞10次；⑧显微镜下对迁移细胞进行拍照，拍照倍数为200倍（彩图11）。

血管形成：①细胞模型结束后分别对各组细胞进行消化终止，用无血清培养基调整细胞密度为1×10^5个/mL；②提前2小时将Matrigel基质胶用无血清培养基1:1稀释后铺于24孔细胞培养板内，240μL/孔，需缓慢加入避免产生气泡；③加入200μL细胞后培养4小时；④显微镜下对细胞形成的管腔拍照，拍照倍数为100倍（彩图12）。

第三节　阴证疮疡模型评价指标

影响创面愈合的因素很多，包括表皮干细胞、成纤维细胞生长因子、血小板衍化生长因子、血管内皮生长因子、转化生长因子、胶原酶、氧自由基等。

而与愈合异常相关的病理机制有糖尿病相关、氧化应激、细胞负荷、营养不良、炎症、组织灌注不良和缺血再灌注损伤、坏死组织留存、感染等。了解各时间点的创面愈合情况，以及各阶段的变化情况，包括创面愈合时间、创面肉芽面积、创面渗出量等表观表现以及病理指标，可以评价动物模型制备成功与否，为阴证疮疡的治疗研究奠定基础。结合慢性皮肤溃疡临床特点，以阴证疮疡小鼠模型为例，阐明在模型建立过程中，参考多种指标对模型小鼠进行综合评价。

一、动物模型评价指标

1. 大体评价

阴证疮疡小鼠模型建立后，通过对一般行为（日常活动、食量、饮水量、排泄物、畏冷、怕热等）观察可发现，阴证疮疡小鼠出现活动减少、肢冷蜷卧、便溏、成团聚集、叠压在一起、畏冷喜温等阳虚的表现，同时出现死亡率增高的情况。模型组小鼠体重增长较正常组缓慢，创面渗出液为淡绿色或白色的清稀脓液、量多，体表和四肢温度、皮毛光泽度偏低，饮水量无明显变化，符合阴证疮疡的证候学特征。

创面形成后，与正常组小鼠创面肉芽组织鲜红、创面湿润，伴随少量浆液性渗出相比，阴证疮疡小鼠创面初期即有大量清稀的分泌物，创面颜色紫暗。正常小鼠创面平坦、柔软，结痂不明显，愈合速度快；阴证疮疡小鼠疮形平塌、散漫，早期肉芽组织不明显，中后期肉芽颜色苍白，痂皮明显，触之较硬，愈合情况差。

创面面积作为最直观的创面体现，可以明确评价创面愈合迟缓的特点。造模开始，记录创面第0、3、7、10、14和21天创面面积，并观察创面肉芽组织的生长，测量创面肉芽面积，计算创面愈合率。创面愈合时间是直接反映创面的愈合迟缓情况、评价创面愈合的传统指标，定义为通过肉眼观察创面完全上皮化所需要的时间。创面面积、创面愈合时间以及创面愈合率均可以体现愈合情况。阴证疮疡小鼠同正常小鼠比较，可以明确发现同一时间点创面面积大，创面愈合时间长，即创面的愈合率降低。

创面愈合过程的另一个关键表现是正常组14天左右开始出现组织修复、填充的情况，愈合进程开始加速；而阴证疮疡小鼠仍然表现为肉芽组织稀疏、愈合趋势不明显，可作为愈合的节点进行观察。

2. 病理表现

创面组织通过固定、脱水、石蜡包埋以后进行切片、HE 染色，可以观察到以毛细血管新生及成纤维细胞增殖情况为主要差异表现的形态学变化。创面形成的初期，正常组小鼠创面可见大量新生毛细血管，排列整齐有序，周围有成纤维细胞密集存在，无炎性浸润。阴证疮疡小鼠新生毛细血管和成纤维细胞数目少，稀疏存在，且血管排列杂乱，出现血管扩张充血，甚至破裂、红细胞溢出的情况，组织水肿明显，血管周围少量纤维素，以中性粒细胞为主的炎性细胞浸润明显。

特殊染色：马松染色可以辅助观察创面肉芽组织生长情况，正常组胶原纤维成蓝色或绿色成束，创面新生组织处分布广泛，致密且排列规则成网状；阴证疮疡小鼠绿色或蓝色胶原纤维分布稀疏，仅存在于靠近周围皮肤组织处，排列杂乱无规则。

天狼星红染色可显示创面 I 型与 III 型胶原纤维情况。正常组小鼠创面有大量排列紧密的 I 型胶原，III 型胶原纤维明显、密集，规则排列呈疏网状；阴证疮疡小鼠 I 型胶原纤维稀少且排列无规则，无 III 型胶原纤维。

3. 创面组织检测

创面迁延不愈的原因包括：炎症反应的持续存在导致上皮化和血管再生障碍，基质金属蛋白酶活性增加破坏生长因子与细胞外基质结合阻碍创面愈合，生长因子表达水平下降导致创面新生障碍。通过免疫组化（荧光）法和分子生物学检测方法（ELISA、PCR、WB 等）可以检测局部创面组织中相关炎症因子和生长因子基因和蛋白表达情况，对阴证疮疡小鼠创面相关指标的表达情况进行评价。

bFGF 作为刺激成纤维细胞生长的物质，对成纤维细胞和血管内皮细胞具有强烈的促进细胞分裂增殖作用。在创面愈合进程中，可以诱导微血管形成，刺激创面周围细胞增殖，并能促进胶原的合成，提高胶原含量，缩短创面愈合时间。

VEGF 是血管发生过程中最重要的调节因子，唯一特异性作用于血管内皮的细胞因子，具有促进血管生成、增加血管通透性、诱导血管扩张和诱导间质胶原酶表达等生物学效应。其促进血管形成的作用可以改善创面微循环，促进创面肉芽组织的新生。

TGF-β 与创面修复极为密切，在创面愈合的各个时相均有所作为。增殖期 TGF-β 可以刺激创面修复主要功能细胞成纤维细胞分化和迁徙，其表达情况直接影响创面修复质量；同时可刺激其他生长因子如 VEGF 生成，促进血管再生。

MMPs 在创面愈合过程中发挥重要作用。过高的蛋白酶活性可导致创面细胞外基质的沉积发生障碍，引起创面难以愈合。其中研究较多的为 MMP-2 和 MMP-9。过度的 MMPs 一方面降解局部组织细胞外基质，另一方面也将局部生长因子降解，导致创面愈合速度减慢甚至停止。研究显示，高 MMPs 活性是临床上外源性生长因子难以发挥作用的关键因素。

在各检测的时间点（第 3、7、14、21 天）阴证疮疡小鼠创面炎症因子水平表达明显高于正常组小鼠，而相关生长因子表达水平均明显低于正常组小鼠，导致创面毛细血管的新生、成纤维细胞的增殖和细胞外基质新生受到抑制，严重影响创面的愈合进程。

4. 外周血检测

慢性创面模型建立以后，对机体的内分泌和免疫系统造成影响，随着疮疡的发生、发展和恢复，机体释放多种炎症因子，可以反映创面的变化情况。在血液中，全血黏度、血浆黏度、血沉 K 值、纤维蛋白原等升高。

5. 疼痛与焦虑抑郁评价

疼痛是人受到伤害性刺激时的一种主观感受，皮肤真皮层中含有丰富的神经末梢，皮肤损伤时，天然屏障被破坏，同时神经末梢受损，创面疼痛处于一种高度敏感的状态，任何外界的轻微刺激，都会明显加重创面的痛觉。患者的情绪与精神常常处于紧张、焦虑状态，具有防御反应。对于较大面积的皮肤损伤，剧烈的疼痛感可使患者发生虚脱甚至疼痛性休克。利用数字评分法可对创面进行疼痛定量研究，临床中教会患者根据自己的疼痛感受，在评分表相应位置进行标记，测量患者的疼痛值。

由慢性创面久不愈合带来的工作、生活压力，以及创面本身的不适，较易引发患者心理情绪的异常波动。焦虑是指一种缺乏明显客观原因的不安或无根据的恐惧，抑郁是一种常见的心理障碍，临床上主要表现为显著且持久的低落。这两种负面情绪通常相伴而生，如若长时间保持病理性的焦虑抑郁状态，将严重影响患者的工作、学习和生活，甚至对病人的人格产生重要影响。因此，临床中可采用情绪量表，对患者创面引起的情绪变化进行分析。

二、细胞模型评价指标

创面修复与局部细胞的种类、数量和状态关系密切，包括成纤维细胞、巨噬细胞、中性粒细胞、间充质干细胞等在内的多种细胞参与其中。

1. 成纤维细胞

成纤维细胞是创面肉芽组织形成的重要物质基础，是参与创面修复最主要的细胞。在创面修复进程中，成纤维细胞可以在愈合初期通过大量分裂增殖，分泌大量的胶原纤维和基质成分，与新生毛细血管、上皮细胞及炎性细胞等共同形成肉芽组织，对创面组织的缺损进行修补，也为表皮细胞的覆盖创造条件。同时，在创面愈合过程中，成纤维细胞可对创面组织产生持续性的挛缩作用，加速创面的封闭，达到收缩创面的目的。正常创面成纤维细胞体积小，胞体丰满晶亮，呈梭形或多边形，分支少，生长旺盛；阴证创面成纤维细胞体积大，胞体薄，分支多，形状不规则。在创面组织部位，阴证疮疡小鼠成纤维细胞数目明显低于正常组小鼠。

2. 巨噬细胞

巨噬细胞来源于分化的单核细胞，是机体非特异性免疫的重要组成部分，具有吞噬功能，能够对细胞残片或者病原体进行吞噬及消化，激活淋巴细胞等免疫细胞，诱导免疫应答产生，从而发挥免疫作用。在不同细胞因子的调控下，巨噬细胞可产生不同活化模式，成为具有不同生物学特征的亚型，创面炎性因子含量的升高，导致 M1 型巨噬细胞向 M2 型转化障碍，创面局部炎性巨噬细胞数量增加，进一步促进了炎性因子的分泌，形成恶性循环，导致创面处于持续炎症阶段，而无法进入修复阶段，出现愈合迟缓。创面局部微环境的巨噬细胞及其细胞因子一直是国内外研究如何提高慢性皮肤溃疡愈合的治疗靶标。通过创面局部组织检测发现，阴证疮疡小鼠创面 M1 型巨噬细胞及相关炎症因子的含量明显高于正常小鼠，而修复型 M2 型巨噬细胞及相关生长因子的含量明显低于正常小鼠。

3. 间充质干细胞

MSCs 具有自我复制和定性分化的潜能，利用其旁分泌效应和向类皮细胞分化参与创面修复各阶段的特性，可以加速创面的愈合。多项研究显示，创面形成后，骨髓间充质干细胞可向创面聚集，参与创面修复，其修复途径可能是通过转化为血管内皮细胞促进血管新生。

4. 中性粒细胞

炎性细胞在创面修复中的作用不可忽视，其具有活跃的变形运动和吞噬功能，起重要的防御作用。中性粒细胞吞噬对象以细菌为主，也可以吞噬异物，并伴有很强的趋化作用。当炎症发生时，它们被趋化性物质吸引到炎症部位，在一定程度上反映了创面的炎症水平。创面的中性粒细胞一般呈圆形，胞质中含有大量的细小颗粒，提示局部创面有炎症反应，并能通过细胞的状态和数目，揭示创面修复的进程。正常创面小鼠第 3 天即开始进入修复程序，病灶周围的中性粒细胞聚集程度达到最高峰，皮下结缔组织中可见大量中性粒细胞聚集并向真皮层延伸，细胞形态不规则，轮廓模糊，胞内含有许多颗粒或空泡；在创面修复第 7 天，中性粒细胞数量明显减少，炎症反应减轻；创面修复第 14 天，创面局部皮下中性粒细胞基本消失。与正常组相比较，阴证疮疡小鼠在整个炎症反应过程中的各个时间点上，中性粒细胞在聚集时间、聚集程度上明显落后，在第 1、3、7 天时间段中，中性粒细胞聚集程度薄弱，第 7 天时局部炎症反应清晰存在，在第 14 天时，中性粒细胞的聚集现象强于正常组。创面局部中性粒细胞的凋亡速度和程度明显低于正常组，使炎症反应的高峰期滞后，以此导致了炎性反应的持续存在和修复迟缓。

（蒙玉娇　赵京霞　张颖　林燕）

第六章　回阳生肌法的证治特点

回阳生肌法，是在疮疡阴阳辨证总纲的基础上，结合疮疡后期的证候特点，创立的健脾补肾、温补阳气，改善阴寒之象而治疗阴证皮肤溃疡的一种治法，其代表药物是回阳生肌汤、回阳生肌膏。回阳生肌法所治疗的阴证溃疡属于中医外科"疮疡"的范畴，由于人体是一个完整统一的整体，因此外科疾病虽发于体表某一局部，但是与脏腑、气血有着重要的关系，正如《外科启玄》所云："凡疮疡，皆由五脏不和，六腑壅滞，则令经脉不通而生焉。"

第一节　回阳法概述

《中华人民共和国国家标准·中医临床诊疗术语》中描述"回阳"的定义为"具有大补阳气作用，适用于亡阳证的治疗方法"，其作用旨在使衰微的阳气复苏。既往回阳法主要用于亡阳证的紧急治疗中，《医宗金鉴·内治杂证法·伤损出血》："或元气内脱不能摄血，用独参汤加炮姜以回阳，如不应，急加附子。"其主要用药以温补类药物为主。陈实功的《外科正宗》中载有回阳三建汤、回阳玉龙膏，用于背疽阴证的治疗。"回阳"的含义为"回其阳气"，回阳三建汤为《外科正宗》治疗阴疽之主方，治疗疮疡不肿不热，根盘塌陷无脓，不易作腐，方中人参、附子回阳以生肌。回阳玉龙膏为治疗疮疡阴证之要药，与回阳三建汤相比较，该方更侧重于温里散寒以回阳，药用肉桂、干姜、草乌、南星等用以"活死肌、回阳气"。

第二节　回阳法的应用

在《中华医典》中，以"回阳"为关键词进行检索，共查询到2815条与回阳有关的文献记载，其中明确属于外科范畴且用于疮疡阴证的有回阳三建汤、阳和汤、内托生肌散、阳和解凝膏、回阳玉龙膏、万应膏、丁桂散、桂麝散、艾叶回阳散等，对这些方剂的药物组成进行频数统计，频次最高的药物为肉桂，这也印证了肉桂在现代创面愈合中的重要作用。明代著名医家陈实功所著《外科正宗》记载了多个验案，其中可见关于回阳的记载。其认为疮面突然下陷、不痛、脓少、腹痛、足冷等症状的出现，表明疮疡已转为阴证，此时需要回阳，用十二味异功散加人参、附子治疗，且随证加重人参、附子的用量，这表明回阳法的用药主要以补气药和温里药为主。

回阳三建汤（《外科正宗》）

【组成】皂角树根白皮 6g，附子、人参、黄芪、当归、川芎、茯苓、枸杞、陈皮、山萸肉各 3g，木香、甘草、紫草、厚朴、苍术、红花、独活各 1.5g，煨姜 3 片。

【用法】水煎服，上药加水 400mL，煎至 320mL，入酒 30mL，饭后服用。

【功用】益气活血、温经散寒。

【主治】阴疽发背初起，不疼不肿，不热不红，硬若牛皮，坚如顽石；十日外脉细身凉，肢体倦怠，皮如鳖甲，色似土朱；粟顶多生孔，孔中流血，根脚平散，软陷无脓，手热足凉者。

阳和汤（《外科全生集》）

【组成】熟地黄 30g，鹿角胶（烊化冲服）9g，白芥子 6g，甘草、肉桂各 3g，姜炭、麻黄各 2g。

【用法】水煎服。

【功用】温阳补血、散寒通滞。

【主治】阴疽或贴骨疽、脱疽、流注、痰核、鹤膝风等属于阴寒证者。

内托生肌散（《医学衷中参西录》）

【组成】生黄芪 120g，天花粉 90g，白芍药、甘草各 60g，丹参、生乳香、生没药各 45g。

【用法】开水送服。

【功用】补气养血、活血化瘀。

【主治】治瘰疬疮疡溃破后，气血亏损，不能化脓生肌；或疮口数年不愈，外部疮口甚小，内部溃烂甚大，并窜至他处不能敷药者。

回阳散（《外科传薪集》）

【组成】煨姜 90g，肉桂 15g，炒赤芍 90g，南星 30g，炒草乌 90g，白芷 30g，上药共为细末。

【用法】热酒调敷。

【功用】回阳散寒、除湿止痛。

【主治】痈疽阴疮，皮色不变，漫肿无头，坚硬疼痛；风痹脚气，手足麻木，筋骨不舒，寒湿流注，鹤膝风。

回阳玉龙膏（《外科正宗》）

【组成】炒草乌、煨姜各 90g，炒赤芍、白芷、煨南星各 30g，肉桂 15g。

【用法】热酒调敷，或掺药膏内贴敷。

【功用】温阳解凝、活血化痰。

【主治】阳虚寒凝之疮疡阴证。

阳和解凝膏（《外科全生集》）

【组成】鲜牛蒡全草 480g，鲜凤仙透骨草、苏合香各 40g，生川乌、桂枝、大黄、当归、生草乌、生附子、地龙、僵蚕、赤芍、白芷、白蔹、白及、肉桂、乳香、没药各 20g，川芎、续断、防风、荆芥、五灵脂、木香、香橼、陈皮、人工麝香各 10g，菜油 5kg。

【用法】外用，加热，软化，摊布上，贴于患处。

【功用】温阳化湿、消肿散结。

【主治】脾肾阳虚，痰瘀互结所致的阴疽。

万应膏（《医宗金鉴》）

【组成】川乌、草乌、生地、白蔹、白及、象皮、官桂、白芷、当归、赤芍、羌活、苦参、土木鳖、穿山甲、乌药、甘草、独活、玄参、定粉、大黄各 15g。

【用法】除定粉外，上十九味药浸入 2.5kg 净香油内，春五夏三，秋七冬十，候日数已足，入洁净大锅内，慢火熬至药枯，浮起为度；住火片时，用布袋滤去滓，将油称准，每 500g，兑定粉 250g，用桃、柳枝不时搅之，以黑如漆、亮如镜为度，滴入水内成珠，薄纸摊贴。

【功用】祛风除湿、通经活络、消肿止痛。

【主治】治痈疽发背、对口诸疮、痰核、流注。

丁桂散（《外科传薪集》）

【组成】肉桂、公丁香各 30g。

【用法】掺药膏或油膏内敷贴患部。

【功用】温化痰湿、散寒止痛。

【主治】阴疽肿痛，或腹痛、腹泻、痹痛等见畏寒、肢冷等寒象者。

桂麝散（《药蔹启秘》）

【组成】肉桂、丁香各 30g，生南星、生半夏各 24g，麻黄、细辛各 15g，牙皂 9g，麝香 1.8g，冰片 1.2g。

【用法】掺膏药内贴之。

【功用】温化痰湿、消肿止痛。

【主治】疮疡阴证未溃、乳癖等。

艾叶回阳散（《古方汇精》）

【组成】艾叶 500g，硫黄、雄黄各 15g。

【用法】捣烂外敷。

【功用】温里回阳。

【主治】治阴疽发背，陷下不痛者。

一、补气以回阳

补气药，也称补虚药，即有补虚扶弱的作用，用以治疗人体各种虚证或虚损不足，现代研究认为补气药具有抗炎、调节免疫反应的作用。由于疮疡溃后气血耗伤，故多虚证，历代医家十分重视补气药在溃疡中的应用。高秉钧认为，"痈疽、发背、疔疮、乳痈、一切无名肿毒"，证属虚寒者，为防"毒入附延骨髓"，宜使用补益之法托里，使其达到初起易消、成脓易溃、溃后易愈的最佳治疗效果。与此相同，陈实功亦十分重视补气药在回阳中的重要作用，常常在溃疡转阴之时，应用大剂量的人参以补气回阳。应用补气回阳法治疗溃疡阴证的方剂如保元大成汤、神功内托散等，多以四君子汤为底方进行加减。

保元大成汤，源于《外科正宗》，主治溃疡虚证，脓水多，畏寒足冷，疮口散大，疮色淡红，脉虚细。其在四君子汤的基础上，加黄芪以增强补气生肌之力，同时加入附子和山萸肉以补肾健脾。对于此证的治疗，陈氏根据手足的复温程度及疮色改变以评价是否回阳。神功内托散在多本外科古籍中均有记载，治疗疮疡当腐溃之时而不作腐溃、疮面平塌、身凉脉细。方剂组成除四君子汤之外，加用黄芪、当归等益气养血之药，进一步说明了补气药在阴证溃疡治疗中的重要作用。除此之外，《外科正宗》溃疡主治方中，载有红铅造化丹，用以治疗溃疡阴证，不易收敛，疮面塌陷，无痛感，方中重用人参、茯苓、山药三味补气以"转阴为阳"。上述治疗溃疡阴证的方剂中，包含内服与外治之药，然均重视人参、黄芪等补气药在疮面由阴转阳过程中的关键作用。

四君子汤（《太平惠民和剂局方》）

【组成】人参、茯苓、白术各9g，炙甘草6g。

【用法】掺药膏或油膏内敷贴患部。

【功用】补元气、益脾胃。

【主治】疮疡中气虚弱，脾失运化者。

保元大成汤（《外科正宗》）

【组成】人参、白术、蜜黄芪各6g，茯苓、白芍、陈皮、当归、炙甘草、附子、山萸肉、五味子各3g，木香、砂仁各1.5g。

【用法】水煎服。

【功用】大补不足。

【主治】溃疡元气虚弱者。

神功内托散（《外科正宗》）

【组成】当归6g，白术、黄芪、人参各4.5g，白芍、茯苓、陈皮、附子、川芎各3g，炒山甲2.4g，木香、炙甘草各1.5g，煨姜3片，大枣2枚。

【用法】水煎服。

【功用】温托补里。

【主治】疮疡日久，气血两虚。

二、温里以回阳

近几十年来，疮疡疾病谱发生了巨大变化，阳证疮疡相对减少，阴证疮疡逐渐增多，且阳证疮疡较容易治愈，而阴证疮疡治愈较难。慢性皮肤溃疡迁延难愈者，亦多为阴证，其难以治愈的原因在于疮面处于相对静止的状态，疮面颜色苍白而不红活，脓液清稀，疮平或塌陷，无煨脓长肉之趋势，故从治疗学的角度使疮面"由阴转阳"十分关键，正如王维德所云："已溃而阴血干枯，非滋阴温畅，何能厚其脓浆。"越来越多的医家发现温里以回阳在溃疡阴证的治疗中发挥了重要作用。运用温法治疗疾病的药物称为温里药，温里药是指以温里散寒治疗里寒证为主要作用的药物，现代研究表明，温里药具有一定的抗炎、镇痛作用。

《医学指要》云："辛能散寒，热能回阳。"《三指禅》亦云："附片干姜，回阳反本。"这些医家的论述，都充分体现了辛热药对于回阳法的重要性。在疮疡阴证的治疗中，温性药的使用由来已久，《仙传外科秘方》中记载："如病发于阴而极冷……外用热药，以潮会一身之气，血回死肌。拔毒气，然后用温药以散之。"强调了温热药可以生肌散毒。清代外科医家王维德尤善治疗阴疽，其认为疡科阴证，治之大法，无出温补和阳、散寒通滞，或化痰祛湿、祛瘀通络，俾使阳回阴消，或使阴证转阳。运用温里散寒法治疗溃疡阴证的方剂有阳和汤、托里温中散、回阳玉龙膏等。

回阳玉龙膏在多本外科古籍中均有记载，曾被称为"诸阴证第一药也"，治疗痈疽阴证，症见疮色不变、疮形平塌、溃而不敛、畏寒肢冷等。方用干姜、肉桂、草乌、南星温里散寒、回阳生肌。回阳玉龙膏的现代运用较为广泛，除了传统的外用外，仍有医家将组成药物做成薄饼，在其上灸艾炷，是为回阳灸法。阳和汤为治疗疮疡阴证的重要方剂，是王维德阴疽理论的具体体现，方中熟地益肾填精、鹿角胶温肾助阳，两药合用，阴中求阳；辅以干姜、肉桂两味辛热之药，温里散寒；白芥子祛湿散寒；加用五分麻黄，补中有通；生甘草解毒而调和诸药。共奏温阳补肾、回阳生肌之功。纵观全方，除生甘草外，其余药物全为温热性能，充分体现了温里药在阴证溃疡治疗中的重要作用。

应用补气药以增强生肌之力，运用温里药以增强回阳之功，两种治法在溃疡阴证治疗中的地位举足轻重。在具体的应用中，医家常常将两者相结合，如《外科正宗》所载托里温中汤，用于治疗痈疽阴寒之证，方中既有人参、白术等补气之药，又有干姜、附子、丁香等温里之药，"制此尝治痈疽阴证及杂症阳气脱陷及寒气逼阳于外者"，常见疮面苍白、脓水清稀、腹痛便溏等症。综上，无论是补气药，抑或是温里药，其治疗的宗旨均是使阴证溃疡"由阴转阳"，发挥回阳生肌之功用。

托里温中汤（《外科正宗》）

【组成】白术、茯苓、木香、丁香各 1.5g，半夏、陈皮、羌活、益智仁、炮干姜、人参、白蔻、甘草各 3g，附子 6g，生姜 3 片，大枣 1 枚。

【用法】水煎服。

【功用】温中回阳、托毒外出。

【主治】痈疽阳弱阴寒者。

三、灸法及熏法的应用

灸法，是中医学的重要组成部分，与汤药、针刺并列为中医三大疗法，根据材料的不同，灸法包括艾灸、隔物灸等。灸法应用于疮疡的治法可以追溯到《黄帝内经》，其中有"凡疮疡……当外灸之，引邪气出而方止"的记载。熏法是将药物燃烧，利用其烟气上熏，借助药力与热力作用，通过疏通腠理、流通气血而达到治疗的目的。早在《太平圣惠方》中就有灸法治疗疮疡的记载："认是疽疮，便宜灸之一二百壮，如绿豆许……"《外科理例》曰："大凡蒸灸，若未溃则拔引郁毒，已溃则补接阳气，祛散寒邪，疮口自合，其功甚大。"阐明了艾灸及熏法在回阳中的重要意义。陈实功治疗背疽阴证及脱疽时，除了应用健脾活血、补气回阳治法外，外治常应用神灯照法。神灯照法是熏法的一种，是在患病部位，用药捻蘸麻油燃烧后，通过烟火上熏，借助于药、热、光的作用，以治疗疾病的一种方法。熏灸法具有散阴还阳的作用，能使阴证的疮疡变成阳证的疮疡，加速疮疡的愈合，缩短愈合周期，即所谓"由阴转阳"。同时，《外科正宗》专列章节，详述了灸法的使用禁忌，认为颈项以上之疮疡，不易用灸法，其余部位初期之时，为用灸法最佳时机。随着疮疡辨治理论的完善，阴阳辨证的广泛使用，部分医家认为阳证疮疡属于热证，不宜应用灸法，而阴证疮疡为寒证，灸熏治法则适用，故灸法和熏法多用于疮疡阴证，如溃疡久不愈合之阴证的治疗。由于熏法的用药更为广泛，故熏法在阴证疮疡的治疗中较为常见。《疡医大全》记载熏法可以使"疮势平塌者，立转高耸"，起到散阴还阳的作用。

（张金超）

第七章　回阳生肌法的科学基础

北京中医医院著名的皮外科专家名老中医赵炳南、王玉章经历了60余年的医疗实践，治疗阴证疮疡均以回阳生肌为治法，据法遣方用药，创制了回阳熏药卷及回阳生肌膏外治代表方药，临床疗效显著。临床观察发现，应用回阳生肌膏治疗后疮面颜色由晦暗转为红润，渗液由清稀转为浓厚，疮形由平塌转为肉芽和表皮生长，可见疮面是一个由阴转阳，由"回阳"到"生肌"的过程。我们的研究证实回阳生肌法主要通过温煦功能、气化功能、生肌功能来发挥其作用。

一、温煦功能

药物的温煦功能可以体现在对人体表微循环和局部温度的影响等方面。肉桂是回阳类中药的代表药，在中医外科方剂中使用率较高。通过总结收集的历代以"回阳生肌"立法的外用方剂，我们发现肉桂的使用率最高，占15/18，提示肉桂外用在"回阳生肌"中有重要的意义。王玉章教授甚至单用一味肉桂治疗阴证疮面，能取得良好的疗效。

研究者观察年龄在20~50岁健康志愿者30人，其中20~30岁男性6人，女性8人；30~40岁男性5人，女性8人；40~50岁男性1人，女性2人。研究采用激光多普勒血流仪观察桂皮醛对人体表微循环和局部温度的影响，采用0.625%、20%桂皮醛观察其对体表血流灌注PU的变化。以PU增加1倍为作用起效时间。有一部分人群无论对高浓度还是低浓度的桂皮醛都不反应，其中高浓度组占16.7%，低浓度组占36.7%。高浓度组起效时间多小于1分钟，占60%；1~3分钟的为24%，3分钟以上的为12%。低浓度组起效时间无一例小于1分钟，但1~3分钟的占31.6%；3分钟以上的占68.4%。从两者3分钟以内起效的分布看出，高浓度组占84%，低浓度组为31.6%，统计表明有显著性差异，$P<0.01$。对照组在监测过程中PU有一定范围的变化，但最高峰值小于10；

20% 桂皮醛作用后 PU 峰值主要分布在 60~100 及大于 100 两组，分别占 36% 及 48%，总计为 84%；0.625% 桂皮醛 PU 峰值在 60~100 及大于 100 的两组分别占 21.1% 及 36.8%，总计为 57.9%。统计表明，$P<0.01$。对照侧在监测过程中局部温度有一定的变化，但升高幅度在 0.5℃ 以下。20% 桂皮醛皮温增加的范围在 0.5℃ 至 2.5℃ 之间者占 80%；0.625% 虽然也有相应的规律，但只占 50%，检验表明 $P<0.05$。

使用桂皮醛 2 分钟时体表微循环血流灌注明显升高，然后随着时间迅速增加，均明显高于对照侧，在 7 分钟时达到平台期。对照侧体表温度随着测量时间的变化，温度变化不明显；而桂皮醛外涂后，在 1 分钟之内体表温度的变化就比对照侧有明显升高；随着时间的延长，温度变化呈上升趋势，在 6 分钟时达到平台期。对微循环血流及体表温度的相关性进行分析，$P<0.001$，表明桂皮醛对人体表微循环血流与温度呈同步变化规律（图 7-1、图 7-2）。

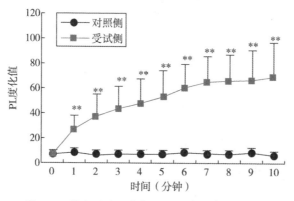

图 7-1　桂皮醛对人体表微循环灌注单位的影响

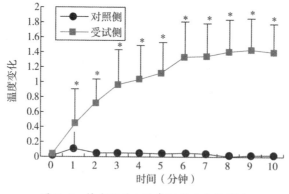

图 7-2　桂皮醛对人体表温度变化的影响

肉桂辛、甘，大热，具有补火助阳、引火归元、散寒止痛、活血通经的功效。实验研究发现，肉桂挥发油中的主要成分桂皮醛外用在极短的时间内就可以引起体表温度升高，血流速率、血灌注量增加。这可能是其温煦作用的生物学基础。

二、气化功能

巨噬细胞功能下降，尤其表型转化障碍是导致慢性皮肤溃疡炎症持续存在及创面难以愈合的重要原因。在正常创伤修复过程中，阴阳平衡，巨噬细胞胞葬及表型转化功能正常，巨噬细胞吞噬凋亡细胞如中性粒细胞后，由 M1 型转化为 M2型，创面愈合程序也由炎症期过渡至增生期。在慢性皮肤溃疡阴证疮面中，阴阳失衡，气化不足，巨噬细胞表型转化功能受损，创面炎性巨噬细胞（M1 型）持续存在，介导慢性炎症，使创伤修复不能按时相进行，导致创面愈合障碍。

我们研究发现，应用回阳生肌膏治疗后疮面"回阳"的过程与创面炎症的变化密切相关，尤其从炎症状态向修复状态的转变相关。回阳生肌膏可能通过提高创面巨噬细胞对凋亡细胞的吞噬能力（即胞葬功能），激发巨噬细胞转化为促修复表型，达到使炎症消退、促进肉芽形成，从而成为溃疡愈合机制之一（图 7-3）。这可能是其气化作用的生物学基础。

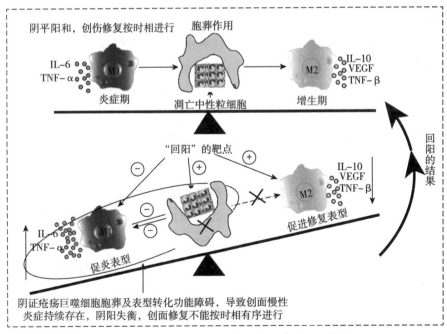

图 7-3 "回阳"的气化作用生物学基础示意图

1. 回阳生肌膏对免疫抑制小鼠创面巨噬细胞表型转化的影响

回阳生肌膏对免疫抑制小鼠创面面积及愈合率的影响：皮肤损伤第 3 天时，各组创面均开始皱缩，模型组小鼠创面有液体渗出，创面颜色晦暗，正常对照组与模型组的愈合率分别为 13.17% 和 11.84%，各组创面面积比较差异无统计学意义（$P>0.05$）。损伤第 7 天时，回阳生肌膏组创面出现痂皮。各组创面创周皱缩明显，正常对照组（47.73%）愈合率明显大于模型组（25.93%）（$P<0.01$），创面面积明显小于模型组。回阳生肌膏组（44.80%）与模型组（25.93%）比较，愈合率升高（$p<0.05$）。皮肤损伤第 14 天时，回阳生肌膏组痂皮变厚，创面趋于愈合。正常对照组愈合率（65.62%）大于模型组（35.92%）（$P<0.01$）。回阳生肌膏组（59.77%）与模型组（19.61%）比较，愈合率升高（$P<0.05$）。

回阳生肌膏对免疫抑制小鼠创面作用的组织 HE 染色显示（彩图 13）：损伤后第 3 天，模型组新生组织凌乱、不规则，创面边缘有炎性细胞浸润，但表皮细胞增生薄弱，回阳生肌膏组与模型组比较，创面炎性细胞浸润明显，回阳生肌膏组创面边缘表皮细胞增生明显，表皮增厚且连续；第 7 天，与模型组细胞的稀疏相比，回阳生肌膏组新生致密肉芽组织，由创面边缘向创面爬行明显，伴随有大量成纤维细胞和新生毛细血管，回阳生肌膏组可见角化层，但无回阳生肌膏组连续；第 14 天，模型组开始出现增厚的表皮，与模型组相比，回阳生肌膏组已有大量长梭形成纤维细胞，出现丰富的新生血管，回阳生肌膏组新生组织致密、均匀，排列规则，向正常皮肤组织病理学表现靠近。

回阳生肌膏对免疫抑制小鼠创面 M1/M2 型巨噬细胞含量的影响：回阳生肌膏组小鼠皮肤 M1 型巨噬细胞表面标志 iNOS 荧光强度低于模型组（彩图 14），M2 型巨噬细胞表面标志 CD206 荧光强度高于模型组（$P<0.05$）（彩图 15）。

回阳生肌膏对免疫抑制小鼠创面巨噬细胞分泌因子的影响：M1 型巨噬细胞分泌的细胞因子有 IL-6、IL-12、TNF-α，M2 型巨噬细胞分泌的细胞因子有 IL-10、TGF-β、VEGF。损伤第 3 天，回阳生肌膏组 IL-6 水平明显低于模型组（$P<0.05$），损伤第 7 天，回阳生肌膏组 TNF-α 水平明显低于模型组（$P<0.05$）。损伤第 3 天、7 天，回阳生肌膏组 VEGF、IL-10 水平明显高于模型组（$P<0.05$）。损伤第 3 天，回阳生肌膏组 TGF-β 水平均明显高于模型组（$P<0.05$）（表 7-1）。

表 7-1 回阳生肌膏对免疫抑制小鼠创面巨噬细胞分泌的细胞因子基因的

相对含量比较（$\bar{x} \pm s$, n=5）

组别	IL-6	IL-12	TNF-α	VEGF	IL-10	TGF-β
正常对照组	1.03±0.33	0.83±0.47	0.45±0.67	36.76±7.96	4.62±1.20	0.69±0.08
模型组	2.62±2.25	2.61±0.12	1.05±1.44	0.80±0.15	0.79±0.22	0.68±0.17
回阳生肌膏组	1.11±0.97*#	1.60±0.075*	0.11±0.60*#	34.32±5.03**#	3.90±2.34*#	0.82±0.04

注：与模型组比较，*：$P<0.05$，**：$P<0.01$；与益气温阳组比较，#：$P<0.05$。

2. 回阳生肌膏对体外巨噬细胞表型转化的影响

回阳生肌膏原料饮片，适当粉碎，使用乙醇进行闪式提取，提取液经低温减压浓缩后冷冻干燥，得回阳生肌膏醇提取物粉末。THP-1 细胞被 PMA 刺激 24 小时后转化为巨噬细胞，回阳生肌醇提物作用 24 小时，采用 cck-8 法观察其对细胞活性的影响。回阳生肌膏醇提物在 1.6mg/L、0.32mg/L、0.064mg/L 浓度时对巨噬细胞增殖无影响，且可促进巨噬细胞对中性红试剂的吞噬。所以后续实验选取回阳生肌醇提物三浓度组分别作为回阳生肌醇提物高、中、低浓度组。回阳生肌醇提物作用细胞 12 小时后，高浓度组 VEGF 含量升高（$P<0.05$），TNF-α、IL-6、IL-12、VEGF、TGF-β 各组含量无显著性差异（$P>0.05$）。回阳生肌醇提物各组作用细胞 24 小时后，TNF-α、IL-6、IL-12 含量显著降低（$P<0.01$），VEGF、TGF-β 含量显著升高（$P<0.01$），IL-10 含量虽有升高但无统计学差异（$P>0.05$）；回阳生肌醇提物可抑制巨噬细胞分泌炎症因子并促进其分泌生长因子，促进巨噬细胞向 M2 型巨噬细胞分化（表 7-2）。

表 7-2 回阳生肌膏醇提物作用巨噬细胞 24 小时后对其分泌的生长因子的影响（pg/mL）

组别	IL-6	IL-10	IL-12	IL-1	TNF-α	VEGF	TGF-β
正常组	15.38±1.19	2.51±0.24	2.34±0.32	518.71±50.23	162.21±13.14	1060.55±97.57	158.88±21.41
回阳生肌醇提物 1.6mg/L	6.78±0.51**	3.29±0.42	1.02±0.11**	352.92±33.54**	61.99±5.58**	1464.49±156.38**	405.74±45.27**
回阳生肌醇提物 0.32mg/L	6.26±0.76**	3.07±0.53	1.54±0.17**	399.82±48.92**	70.71±7.49**	1775.21±162.31**	457.09±50.28**
回阳生肌醇提物 0.064mg/L	5.91±0.49**	2.53±0.21	2.1±0.22	415.30±36.16**	49.50±6.78**	1730.42±178.36**	397.86±38.34**

注：与正常组比较，*：$P<0.05$；**：$P<0.01$。

THP-1 细胞 PMA 刺激的 24 小时，转化为巨噬细胞，加入 LPS、IFN-γ，放入 37℃二氧化碳培养箱中继续培养 48 小时转化为 M1 型巨噬细胞。加入回阳生肌醇提物高、中、低浓度组，放入 37℃二氧化碳培养箱中继续培养 24 小时，收集细胞，加入 Trizol 提取 mRNA，采用 PCR 法检测 M1 型巨噬细胞标志物 iNOSmRNA、M2 型巨噬细胞标志物 Arg-1mRNA。结果显示，加入 LPS、IFN-γ 后，M1 型巨噬细胞标志物 iNOSmRNA 相对于巨噬细胞显著升高，加入洛伐他汀及回阳生肌醇提物后与 M1 型巨噬细胞相比显著降低；M2 型巨噬细胞标志物 Arg-1mRNA 相对于巨噬细胞显著降低，加入洛伐他汀及回阳生肌醇提物后与 M2 型巨噬细胞相比显著升高（图 7-4）。

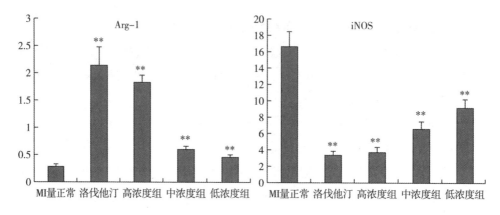

图 7-4　回阳生肌醇提物对巨噬细胞 Arg-1mRNA、iNOSmRNA 表达的影响

高、中、低浓度组分别为回阳生肌醇提物生药浓度 1.6mg/L、0.32mg/L、0.064mg/L

诱导成 M1 型巨噬细胞后加入回阳生肌醇提物作用 12 小时、24 小时，洛伐他汀作为阳性对照组，分别收集细胞上清液，采用 CBA 方法，流式细胞仪检测细胞上清液中炎症因子及生长因子的含量。实验结果显示，回阳生肌醇提物作用细胞 12 小时后，高浓度组 IL-1 含量降低（$P<0.05$），TNF-α、IL-6、IL-12、VEGF、TGF-β 各组含量无显著性差异（$P>0.05$）；回阳生肌醇提物各组作用细胞 24 小时后，TNF-α、IL-12、IL-1 含量显著降低（$P<0.05$），VEGF、TGF-β 含量显著升高（$P<0.01$），IL-12 含量虽有降低但无统计学差异（$P>0.05$）。因此，加入 LPS、IFN-γ 后诱导成 M1 型巨噬细胞后，与单纯用 PMA 诱导的巨噬细胞相比，药物治疗组的 TNF-α、IL-6、IL-1 含量显著升高（$P<0.01$），IL-10、VEGF、TGF-β 含量显著降低（$P<0.01$）。回阳生肌醇提物可抑制巨噬细胞分泌炎症因子并促进其分泌生长因子，促进 M1 型巨噬细胞向 M2 型巨噬细胞分化（表 7-3）。

表 7-3　回阳生肌醇提物作用 M1 型巨噬细胞 24 小时后对其分泌的炎症因子的影响（pg/mL）

组别	IL-6	IL-10	IL-12	IL-1	TNF-α	VEGF	TGF-β
M1 型正常	1090.12 ±112.34	2.09 ±0.21	2.56 ±0.16	2149.90 ±206.76	460.14 ±53.69	884.09 ±77.86	85.77 ±7.32
PMA	14.62 ±1.32**	2.76 ±0.22**	1.58 ±0.14	523.16 ±26.18**	127.28 ±7.33**	1060.31 ±98.44**	166.19 ±14.21**
洛伐他汀	854.82 ±78.53**	2.44 ±0.25*	2.31 ±0.20*	1699.69 ±139.97**	243.09 ±18.94**	803.22 ±91.53	93.92 ±8.49
回阳生肌醇提物 1.6mg/L	881.19 ±80.34**	2.33 ±0.22*	2.38 ±0.18	1315.31 ±148.34**	371.12 ±40.53**	947.28 ±84.21**	133.56 ±11.35**
回阳生肌醇提物 0.32mg/L	749.38 ±79.45**	2.28 ±0.24*	2.42 ±0.21	1763.29 ±189.66*	355.16 ±31.47**	974.24 ±88.46**	124.41 ±9.58**
回阳生肌醇提物 0.064mg/L	788.31 ±69.86**	2.57 ±0.23**	2.47 ±0.22	1415.71 ±106.87**	363.08 ±38.14**	902.17 ±79.53**	123.77 ±13.46**

注：与正常组比较，*：$P<0.05$；**：$P<0.01$。

中性粒细胞提取及凋亡实验可反映回阳生肌醇提物对巨噬细胞胞葬通路相关蛋白表达的影响：从北京血液中心购买人血浓缩白细胞，使用磁珠法提取中性粒细胞，37℃二氧化碳培养箱继续培养 24 小时，Annexin V-FITC/PI 凋亡试剂盒染色，流式细胞仪检测中性粒细胞凋亡率。结果显示：中性粒细胞培养 24 小时后，凋亡率 >90%。THP-1 细胞用 PMA 诱导为巨噬细胞后，加入药物继续培养 24 小时后，加入凋亡的中性粒细胞，37℃二氧化碳培养箱继续培养 1、6、24 小时后，分别收集细胞，RT-PCR 检测 G2AmRNA、Tim-4mRNA。结果显示，各组与 PMA 刺激的 THP-1 细胞相比较，回阳生肌醇提物各浓度组作用于巨噬细胞 6 小时后，可以显著升高巨噬细胞 G2AmRNA，作用于 1、24 小时后，回阳生肌醇提物高浓度组可升高巨噬细胞 G2AmRNA。回阳生肌醇提物作用于巨噬细胞 1 小时后，高浓度组可升高巨噬细胞 Tim-4mRNA，作用 6 小时后，高、中浓度组可显著升高巨噬细胞 Tim-4mRNA，作用 24 小时后，高、中、低浓度组均可显著升高巨噬细胞 Tim-4mRNA（图 7-5）。

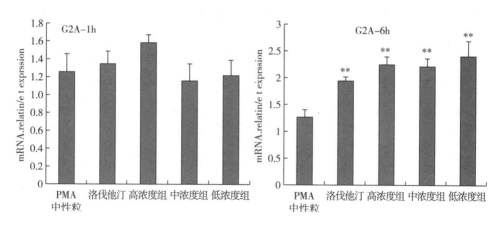

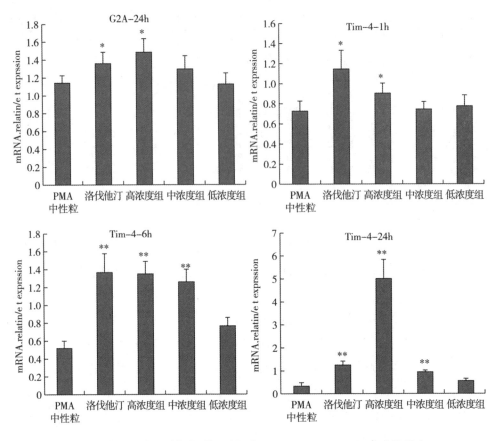

图 7-5　回阳生肌醇提物对巨噬细胞 G2A、Tim-4mRNA 表达的影响

高、中、低浓度组分别为回阳生肌醇提物生药浓度 1.6mg/L、0.32mg/L、0.064mg/L

三、生肌功能

　　皮肤创伤修复依赖于细胞与细胞外基质的相互作用。成纤维细胞与细胞外基质的更新是影响伤口愈合的重要因素。成纤维细胞作为主要修复细胞，在某些趋化因子的作用下，由创周向创面移位，并分泌大量的细胞外基质如胶原蛋白、纤维连接蛋白、层连蛋白等。在慢性皮肤溃疡尤其是中医阴证疮疡的愈合过程中，创缘成纤维细胞迁移、增殖障碍和创面局部高蛋白酶活性状态是本病难愈合的重要原因之一。正向调控创缘成纤维细胞的增殖和调节创面局部高蛋白酶活性状态是"生肌"的主要手段。我们的研究发现：回阳生肌膏不仅可以促进成纤维细胞增殖，并且可以改善伤口局部的高酶活性状态，这可能是其生肌功能的作用体现。

回阳生肌膏水提物在 0.15~1.2mg/L 浓度范围内对 uHFB 具有促增殖作用，较正常对照组差异显著。醇提物对 uHFB 在 0.027~0.213mg/L 范围内有明显促增殖作用。以相同作用时间进入创口的细胞数表示提取物对体外细胞伤口愈合的影响。在相同时间内，醇提物和水提物均能使较多的 uHFB 进入各自伤口，分别与对照组相比有极显著差异；醇提物组愈合速度最快，与同时相的水提物组相比亦有极显著差异（图 7-6）。

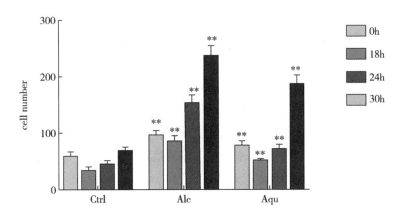

图 7-6 回阳生肌膏提取物对体外细胞伤口愈合的影响

vsCtrl，*：*P*<0.05；**：*P*<0.01

Ctrl：细胞对照组；Alc：醇提物 0.213mg/L；Aqu：水提物 1.2mg/L

细胞周期检测结果显示：水提物作用 uHFB24 小时后，S 期、G2/M 期比例有上升但与对照组无显著差异，PrI 增加与对照组相比有显著差异；醇提物作用 uHFB24 小时后，S 期比例上升与对照组相比差异显著，G2/M 期无差异，PrI 增加与对照组相比差异极显著。

回阳生肌膏水提物生药浓度 1.2mg/L 与醇提物生药浓度 0.213mg/L 分别作用 uHFB16 小时，固定后用免疫细胞化学方法染色。镜下观察，细胞对照组成纤维细胞核内无或很少有阳性表达；而回阳生肌膏水提物组与醇提物组成的纤维细胞核内出现大量棕黄色阳性颗粒，PCNA 表达量均明显增加（彩图 16）。

c-Fos 蛋白主要为核表达。细胞对照组 0、1、2、3 小时，回阳生肌膏醇提物组 0 小时及回阳生肌膏水提物组 0 小时各标本，细胞核几乎无着色或仅有极少数细胞核着色，c-Fos 表达量很低，经统计细胞对照组各时相无显著差异，水提物组 0 小时、醇提物组 0 小时之间及与细胞对照组各时相之间均无差异，药物组（醇提物、水提物）作用 1 小时后，较多细胞核呈阳性染色（棕黄色颗粒），作用 2、3 小时则阳性细胞数更多且胞核深染（尤其是 2 小时）。经图像分析，水、醇提物组 c-Fos 表达均在作用 1 小时后增加，与对照组比较均有显著差异，醇提物组增加更为明显，与水提物组相比也有显著差异；作用 2 小时时，水、醇提物组 c-Fos 表达均继续增加，且与各自前一时相相比有显著差异，而醇提物组较水提物组增加仍极显著；作用 3 小时时，醇提物组表达开始下降，但与对照组相比仍有显著差异，而水提物组表达仍继续增加，与 2 小时时醇提物的高表达无显著差异（彩图 17）。

本实验使用的 c-Myc 抗体所检测的蛋白为胞质表达。细胞对照组 0、1、2、3 小时，回阳生肌膏醇提物组 0 小时及水提物组 0 小时各标本，胞质均相同程度淡染或无着色，c-Myc 表达量较低，经统计上述各组量均无差异；药物（醇提物、水提物）作用 1 小时时 c-Myc 表达量略有增加，但与对照组相比无显著差异；各自作用 2、3 小时则胞质染色持续加深（棕黄色颗粒），与对照组比较有极显著差异，3 小时与 2 小时比较也有极显著差异；作用 2~3 小时，醇提物组比水提物组 c-Myc 蛋白表达增加更为显著。

在临床实践中，经过回阳生肌膏治疗 2 周后，采用无菌注射器抽吸和收集治疗前后患者创面渗出液（共 8 例）。酶谱分析结果显示：经回阳生肌膏治疗后创面渗出液 MMP-2、MMP-9 活性较治疗前显著降低。回阳生肌膏可显著抑制慢性皮肤溃疡创面渗出液 MMP-2、MMP-9 活性（表 7-4）。

表 7-4　回阳生肌膏治疗创面渗出液 MMP-9、MMP-2 灰度值（$\bar{x} \pm s$, n=8）

	MMP-9	MMP-2
治疗前	180.5±79.2**	25.7±8.2**
治疗后	30.6±25.8	0.67±0.03

注：与治疗后相比，**：$P<0.01$。

（赵京霞　底婷婷）

第八章　回阳生肌的治则核心

第一节　益气法

一、黄芪益气生肌的研究

黄芪补气而托毒生肌，乃疮家圣药，在临床上治疗气血不足，疮疡内陷的脓成不溃或溃久不敛。《神农本草经》记载黄芪"主痈疽，久败疮，排脓止痛，大风癞疾，五痔，鼠瘘，补虚，小儿百病"，《本草纲目》记载黄芪"排脓止痛，活血生肌，内托阴疽，为疮家圣药"。黄芪水煎剂能加速免疫抑制复合皮肤伤口小鼠创面的愈合，组织学可见新生毛细血管、成纤维细胞和新生表皮形成。

黄芪的主要成分为黄芪多糖（astragalus polysaccharin，APS）、皂苷类、黄酮类。外敷黄芪多糖能促进免疫抑制复合皮肤伤口小鼠创面愈合，黄芪多糖在一定浓度范围内促进 NIH3T3 小鼠成纤维细胞增殖、迁移和胶原合成。黄芪多糖能加速表柔比星致小鼠表皮溃疡创面的愈合，使创面 SOD 水平升高而 MDA 含量下降，具有抗氧化应激损伤的作用。黄芪多糖在一定程度上可以保护细胞，降低氧化损伤的影响，因此推测黄芪多糖有一定的抗氧化应激引起的细胞凋亡的作用。在凋亡超早期（15 分钟），黄芪多糖可以稳定溶酶体膜，说明 APS 可以在凋亡超早期进行干预。黄芪多糖能够对抗氧化应激引起的细胞凋亡，保护线粒体功能，稳定溶酶体膜，从而抑制凋亡相关因子的释放。黄芪多糖抑制 H_2O_2 诱导成纤维细胞氧化损伤时 Caspases-9 和 Caspases-3 的活化。黄芪多糖仅作用于去极化的线粒体膜电位而对生理状态的线粒体膜电位没有作用（彩图 18）。其作用机制可能类似 GAG，与稳定溶酶体相关（彩图 19）。

因此，具有类似硫酸化 GAG 结构和作用的黄芪多糖，可望成为天然的外源性 GAG，在溶酶体水平负调控细胞凋亡。黄芪多糖在一定程度上阻断氧化应激时细胞线粒体死亡通路的恶性循环，还能够通过在线粒体和溶酶体之间调节

CathesinD 和 Bax 表达对凋亡进行负调控，发挥"扶正"和"托毒"的作用，结果证实了 APS 抗氧化应激凋亡作用的多靶点效应及其机制。在一定浓度范围内黄芪多糖可以抑制 HUVEC 表面黏附分子的表达，抑制白细胞与 HUVEC 黏附，提示黄芪多糖具有抗炎和促进成纤维细胞增殖作用。

二、补中益气汤的研究

中医治疗慢性皮肤溃疡（疮疡）强调整体观念和辨证论治，不拘泥于局部用药，有其独特的优势。其中健脾益气是中医治疗慢性皮肤溃疡的重要治则之一。中医理论认为脾为后天之本、气血生化之源、运湿之枢纽，故健脾益气法可补益正气，调整脏腑功能。外科疾病多发于人体肌表，而"脾主肌肉"，外科疾病多发于人体四肢，而"脾主四肢"。外科疾病的发生、发展、变化与脾气的盛衰关系密切。明代陈实功在《外科正宗》中提出"盖疮全赖脾土，调整必要端详"。疮疡之患，虽多因火毒壅盛而生，但日久不愈，则耗气伤血损伤脾胃；而气血亏虚，脾胃失常，也是疮疡发生的内在原因，故调治疮疡时当注意顾护脾胃；脾胃健运，则气血化源充足，正气旺盛，所以说治疮者全赖于中焦脾胃。外科专家王玉章也认为，外科较大疮疡溃后，毒热已去，然伤阴损阳，精神衰疲，元气虚弱，脓水清稀，疮口难敛者，通过调补脾胃，使生化之源不竭，正气充盛。唐汉均教授治疗臁疮时强调重视脾胃，内治法中常以六君子汤为底方。《素问·本脏》曰："脾脆，善病消瘅。"说明脾虚也是糖尿病的易发因素，脾虚湿热是糖尿病足的主要病机，所以健脾益气也有益于糖尿病足的治疗。现代研究发现健脾益气法有助于伤口的修复：参苓白术散可增强严重创伤大鼠软组织损伤创面组织中生长因子 bFGF 和 EGF 的表达，使创口的肉芽组织中新生毛细血管和成纤维细胞数目明显增多，增长速度明显增快；临床研究发现，补中益气汤可明显缩短糖尿病足患者的伤口愈合时间，同未用中药的糖尿病患者相比有显著差异。所以采用健脾益气法治疗慢性难愈合性皮肤创面有其理论依据和初步的实验基础，从而进一步验证"脾主肌肉"和"疮全赖脾土"理论。我们的研究也发现补中益气汤可以缩短免疫抑制小鼠皮肤创面的愈合时间，在第 8 和 12 天可以提高创面愈合率（图 8-1）。

补中益气汤源于李东垣的《脾胃论》，是健脾益气的经典方剂，由黄芪、党参、炙甘草、白术（炒）、当归、升麻、柴胡、陈皮共八味草药构成。临床研究发现其可明显缩短糖尿病足患者的伤口愈合时间。本研究发现，补中益气汤可以促进免疫抑制小鼠创面的愈合，至于其作用靶点，有待于今后深入研究。

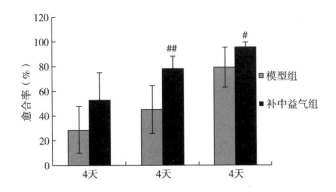

图 8-1 补中益气汤对免疫抑制小鼠皮肤创面愈合率的影响

第二节 温阳益肾法

一、桂皮醛的研究

肉桂是回阳生肌方剂中的常用药，是治疗慢性创面的外用复方常用配伍药物，单味药对慢性皮肤溃疡也有较好的疗效。肉桂辛、甘、大热，具有温补肾阳、散寒止痛之功效。肉桂内用有生热、伤阴、动血之弊，若外用，其辛热走窜、温阳散寒之力加强，且无伤阴、动血之虞，可取其长而避其短。桂皮醛是从肉桂树中提取的烯醛类有机化合物，是其挥发油中的主要成分，又名肉桂醛、苯丙烯醛、桂醛，对光和氧气稳定性不佳，微溶于水，溶于乙醇、乙醚、氯仿。

桂皮醛具有促进脐静脉内皮细胞和 NIH3T3 细胞增殖的作用。2g/L 生药浓度的桂皮醛作用于脐静脉内皮细胞，其增殖率可达 26.62%（$P<0.05$）。桂皮醛在 0.35~88ng/mL 浓度范围内对 NIH3T3 细胞具有促增殖作用（$P<0.05$）：其中桂皮醛终浓度为 5.5ng/mL 时，促增殖作用最显著，增殖率为 15.8%；桂皮醛的终浓度为 5.5ng/mL~22ng/mL 时，其促进胶原合成的作用最显著。

c-Fos 与 c-Jun 可形成 AP-1，从而启动下游因子基因如 bFGF 和 TGF 基因转录和翻译，提高胞内 bFGF 的表达和蛋白含量，而 bFGF 与受体结合可诱导胞内酪氨酸激酶磷酸化，通过 MAPK 信号通路，促进 c-Myc 基因转录和翻译，启动成纤维细胞进入 S 期，加速细胞增殖。研究发现，桂皮醛对 NIH3T3 细胞 c-Fos、c-Myc 的表达均有明显的促进作用，均在药物作用 2 小时后增加，3 小时时持续增加，提示桂皮醛促进细胞增殖与其能促进 c-Fos、c-Myc 快速大量表达有关（彩图 20、彩图 21）。桂皮醛可能通过上调原癌基因 c-Fos、c-Myc 的表达，来对成纤维细胞的增殖进行正向调控，从而促进创伤愈合，这可能是中药肉桂"回阳生肌"作用的机制之一。

桂皮醛作用 NIH3T3 细胞 24 小时后，S 期比例上升了 3%，PrI 增加了 3.5%，提示桂皮醛可能是使更多细胞通过 $G_{1/S}$ 期限制点对细胞周期进行调节（表 8-1）。桂皮醛作用于 NIH3T3 细胞后，CyclinDl 和 PCNA 阳性蛋白的表达明显增加，提示桂皮醛能促进 NIH3T3 细胞由 G_0-G_1 期进入 S 期，促进 DNA 的合成（彩图 22、彩图 23），其结果与流式细胞仪测定结果相一致。桂皮醛上调 CyclinDl 和 PCNA 的表达，促进细胞 DNA 的合成，加速细胞周期进程可能是桂皮醛促进 NIH3T3 细胞生长的机制之一。

表 8-1　桂皮醛对 NIH3T3 细胞周期的影响（%，n=5，$\bar{x} \pm s$）

组别	G_0/G_1	S	G_2/M	PrI（S+G_2/M）
对照组	80.82 ± 0.59	12.88 ± 0.48	6.24 ± 0.90	19.12 ± 1.05
CA	77.54 ± 1.09*	15.88 ± 0.77*	6.79 ± 0.54	22.67 ± 0.80*
bFGF	64.32 ± 3.70**	24.81 ± 3.16**	10.74 ± 1.24**	35.55 ± 3.90**

注：与对照组相比，*：$P<0.05$；**：$P<0.01$。

桂皮醛作用于 TNF 活化的 HUVEC4 小时，能明显抑制 PMN 与 HUVEC 黏附，同时抑制 HUVEC 表面黏附分子 ICAM-1、VCAM-1 表达，而对 CD44 表达未表现明显作用，作用 12 小时，未表现以上作用（图 8-2）。提示桂皮醛作用早期能抑制中性粒细胞与内皮细胞黏附，从而抑制过度的炎症反应，其机制可能是减少内皮细胞表面 ICAM-1 和 VCAM-1 表达，是其在临床上促进愈合迟缓性皮肤伤口愈合的作用机制之一。

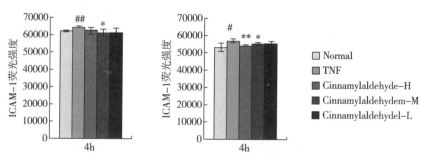

图 8-2　桂皮醛对 HUVEC 表面 ICAM-1、VCAM-1 和 CD44 表达的影响

与正常组相比，#：$P<0.05$，##：$P<0.01$；与 TNF 组相比，*：$P<0.05$

研究发现，桂皮醛对糖尿病大鼠伤口来源的成纤维细胞、人正常成纤维细胞和慢性溃疡创周的成纤维细胞都表现出促增殖作用，可以促进小鼠成纤维细胞增殖迁移和胶原合成，上调 c-Fos 和 c-Myc 蛋白的快速表达，调节细胞周

期，促进碱性成纤维细胞生长因子和转化生长因子 β_1 的表达，促进创伤愈合；桂皮醛能抑制巨噬细胞的迁移和 M1 细胞极化；桂皮醛对皮肤血管有很强的扩张作用，而且能升高皮温，有"温阳通络"的作用；促进 HUVEC 增殖，降低 HUVEC 表面 ICAM-1 和 VCAM-1 的表达，抑制白细胞与 HUVEC 的黏附。这些结果都证明了桂皮醛对促进慢性皮肤溃疡愈合有着重要的意义。

二、鹿茸多肽的研究

鹿茸为鹿科动物梅花鹿或马鹿的雄鹿密生茸毛的未骨化的幼角，主要具有温肾壮阳、益精补血、强筋健骨等功效。鹿茸能加速创伤愈合，该功用最早记载于《神农本草经》。明代李时珍《本草纲目》谓其能"生精补髓、养血益阳、强筋健骨"。《中药大辞典》关于鹿茸能加速创伤愈合这一功用的记载为：鹿角粉口服，治乳腺炎 26 例，皆愈合。

鹿茸的化学成分比较复杂，含有 19 种以上氨基酸、10 种磷脂成分、9 种脂肪酸，以及糖脂、糖、固醇类、激素样物质、前列腺素、脑素、核糖核酸、去氧核糖核酸、三磷腺苷、硫酸软骨素、多胺、肽类、脂蛋白、维生素、酶类和微量元素等。鹿茸提取物鹿茸多肽能促进表皮和成纤维细胞的增殖及皮肤创伤愈合，从鹿茸多肽中分离出的单体多肽化合物——天然鹿茸多肽（nVAP），是鹿茸制剂促进细胞分裂和治疗皮肤黏膜创伤的真正活性成分，而根据 nVAP 的氨基酸序列人工合成的鹿茸多肽 sVAP 对表皮细胞和成纤维细胞增殖有促进作用。鹿茸多肽对人脐静脉血管内皮细胞和人皮肤成纤维细胞具有促增殖的作用（图 8-3），1mg/L~0.5g/L 的鹿茸多肽明显促进 HUVEC 的增殖，以 10mg/L 作用最明显（$P<0.01$），增殖率为 55.56%~133.33%。

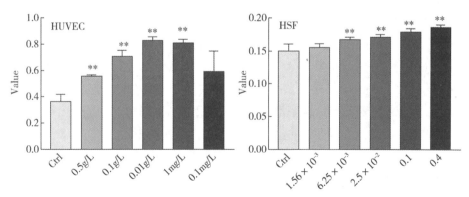

图 8-3　鹿茸多肽对人脐静脉血管内皮细胞和人皮肤成纤维细胞增殖的影响

vsCtrl, *: $P<0.05$; **: $P<0.01$

鹿茸多肽促进表皮、成纤维细胞和血管内皮细胞的增殖，说明鹿茸多肽可能具有类生长因子的作用。目前研究发现鲜鹿茸中分离出上皮生长因子样物质，存在着大量的胰岛素样生长因子及其受体，证实赤鹿（马鹿的一个亚种）的鲜鹿茸尖存在4种骨生长因子的mRNA。目前生长因子对创面修复的作用已经得到证实。生长因子可以归入中医的"精"范畴，今后还需更多的研究证明鹿茸多肽和生长因子的相关性，也证实了"填精"的中医理论。鹿茸多肽可以促进创面愈合，发挥"补肾填精"以"生肌"的作用。

第三节 益气温阳法和活血通络法的对比研究

益气温阳法常用药物为人参、肉桂、艾叶、黄芪、炮姜等。人参性味甘、平，大补元气、补脾益肺；肉桂辛、甘、热，补火助阳、散寒止痛、温通经脉；艾叶辛、温，温经止血、散寒止痛；黄芪甘、温，益气固表、托疮生肌；炮姜辛、温，温中止泻、温经止血。愈合迟缓性疮面因持久不愈，耗气伤津，多存在气虚表现，以上药配伍可达到益气温阳，提高疮面愈合能力，恢复正气，促进疮面愈合的目的。

活血通络法常用药物为川芎、当归、血竭、松香等。川芎性味辛、温，行气开郁、活血祛瘀；当归甘、辛、温，补血活血、止痛；血竭甘、咸、平，散瘀定痛、止血、生肌敛疮；松香苦、甘、温，祛风燥湿、生肌止痛。以上四药配伍可以改善疮面微环境，减轻炎症反应，缩短疮面修复进程。

免疫抑制小鼠经注射氢化可的松7天后，小鼠一般情况较差，出现萎靡不振、毛色无光泽、弓背少动、反应迟钝、饮食减少、便溏、体重下降等现象，符合临床阴证疮疡的临证表现。我们将回阳生肌膏拆分为益气温阳组和活血通络组，益气温阳组主要药物为人参、肉桂、艾叶、黄芪、炮姜，活血通络组主要药物为川芎、当归、血竭、松香。采用免疫抑制复合皮肤伤口小鼠创面来观察药物作用，发现两组药物使愈合率都得以提高，愈合时间缩短；并且创面组织较早出现炎症反应启动愈合程序，并迅速由炎症期过渡到增殖期。损伤后第3天，模型组创面的炎性细胞稀疏，无新生表皮，空白组、bFGF组、益气温阳组和活血通络组，创面边缘表皮细胞增生，表皮增厚，炎性细胞浸润明显；第7天，模型组成纤维细胞稀疏，空白组、bFGF组、益气温阳组和活血通络组新生致密肉芽组织，有大量成纤维细胞和新生毛细血管；第14天，模型组肉芽组织稀疏，空白组、bFGF组成纤维细胞变为长梭形，血管丰富，益气温阳组和活血通络组出现新生毛细血管。新生大量胶原形成致密肉芽组织，伴随新生血管，表明活血通络拆方和益气温阳拆方均可促进免疫抑制小鼠慢性创面的愈合（彩图24、彩图25）。损伤第3天，空白组、bFGF组和益气温阳组IL-6水平明显低于模型组（$P<0.05$），损伤第7天，空白组IL-12水平明显低于模型组，空白组、bFGF组、益气温阳组、活血通络组TNF-α水平明显低于模型组（$P<0.05$）。损伤第3、7天，空白组、bFGF组、益气温阳组、活血通络组VEGF、IL-10水平，损伤第3天空白组TGF-β水平均明显高于模型组（$P<0.05$）；损伤第3、7天，活血通络组VEGF水平高于同时间点益气温阳组（$P<0.05$）；损伤第7天活血通络组IL-10水平高于益气温阳组（$P<0.05$）（表8-2）。

损伤后第7天，空白组新生肉芽组织中胶原纤维密布且排列规则，模型组胶原纤维少而细，零星分布，bFGF组、益气温阳组和活血通络组有大量新生胶原，明显多于模型组；其中bFGF组胶原粗长，活血通络组较粗，益气温阳组较稀疏。天狼星红染色显示红色、黄色为Ⅰ型胶原，绿色为Ⅲ型胶原。损伤后第7天，模型组Ⅰ型胶原纤维稀少且排列无规则，无Ⅲ型胶原纤维；空白组、bFGF组、益气温阳组和活血通络组有大量排列紧密的Ⅰ型胶原，Ⅲ型胶原纤维明显，呈疏网状；益气温阳组与活血通络组比较，活血通络组胶原密集，排列规则（彩图26）。

表8-2 益气温阳方和活血通络方对免疫抑制小鼠皮肤创面细胞因子mRNA的影响（$\bar{x} \pm s$, n=5）

组别	时间	IL-6	IL-12	TNF-α	VEGF	TGF-β	IL-10
空白组	3天	0.0726±0.68*	0.1926±0.09	0.1147±1.03	2.0356±0.14*	1.6567±0.47*	0.6381±0.11*
	7天	1.0399±0.33	0.8315±0.47*	0.4517±0.67*	36.7632±7.96**	0.6922±0.08	4.6229±1.20*
模型组	3天	1.1004±0.21	0.4197±0.14	0.2304±0.07	1.2161±0.18	0.5378±0.11	0.0962±0.02
	7天	2.6282±2.25	2.6116±0.12	1.0565±1.44	0.8037±0.15	0.6898±0.17	0.7931±0.22
西药组	3天	0.7996±0.18*	0.3550±0.43	0.1577±0.10	1.8719±0.15*	1.0970±0.20*	0.5571±0.26*
	7天	1.1121±0.97	1.6070±0.075	0.1183±0.60*	34.3286±5.03**	0.8286±0.046	3.9043±2.34*
益气温阳组	3天	0.0401±0.01*	0.2460±0.24	0.1661±0.02	1.6974±1.64*	0.5951±0.04	0.2951±0.26*
	7天	2.1559±0.41	1.8042±0.21	0.7171±0.83*	13.3552±17.59**	0.8251±0.04	2.3596±1.17*
活血通络组	3天	0.7530±0.06	0.3651±0.05	0.2027±0.07	2.8945±0.31*#	0.8745±0.31	0.3049±0.14*
	7天	1.6975±0.99	1.7502±0.24	0.5243±1.47*	34.6420±6.64*#	0.8472±0.11	4.8208±1.62*#

注：与模型组比较，*：$P<0.05$，**：$P<0.01$；与西药组比较，△：$P<0.05$；与益气温阳组比较，#：$P<0.05$。

免疫抑制小鼠愈合迟缓创面的初期（皮肤损伤后 3 天），模型组以 M1 型巨噬细胞细胞因子为主，表型转化困难，导致创面炎症持续存在，阻碍了创面的正常愈合；同时愈合初期，用药后可促进巨噬细胞表型转化，使 M2 型巨噬细胞细胞因子聚集，减轻创面炎症反应，缩短创面的愈合进程。免疫荧光结果显示，创面愈合中期（皮肤损伤后 7 天），模型组 M1 型巨噬细胞浸润明显多于益气温阳组和活血通络组，而 M2 型巨噬细胞较少，进一步表明益气温阳组和活血通络组可促进巨噬细胞由 M1 型向 M2 型转化，创面愈合由炎症期过渡到增殖期，创面修复进程缩短，创面愈合率提高。活血通络拆方与益气温阳拆方均可促进创面愈合，而活血通络组拆方促进创面愈合与促进巨噬细胞表型转化，提高 M2 型巨噬细胞分泌的细胞因子含量有关，通过促进抑炎因子 IL-10，生长因子 VEGF、TGF-β 的分泌，缓解创面炎症反应，促进创面血管再生，达到促进创面愈合的目的。实验中，活血通络组对于促进 M2 型巨噬细胞因子（VEGF、IL-10）分泌，提高巨噬细胞表型转化（由 M1 型向 M2 型）效果优于益气温阳组，提示促进巨噬细胞表型转化，提高 M2 型细胞因子的分泌从而促进创面修复可能是活血通络拆方对于创面愈合起到主要作用的机制。

db/db 小鼠由 C57BL/KsJ 近亲交配株常染色体隐性遗传衍化而来，是应用于研究人类 2 型糖尿病的动物模型。同时，db/db 小鼠模型已证明存在巨噬细胞表型转换障碍。糖尿病性皮肤溃疡常表现为腐肉难脱，分泌物清冷、量多，愈合迟缓，符合疮疡阴证的临床特征。模型组与对照组相比，创面分泌物清冷、量多，且 7 天创面面积明显大于对照组，表明该 db/db 小鼠存在创面愈合迟缓，是研究糖尿病慢性皮肤溃疡的良好动物模型。益气温阳组、活血通络组 7 天创面面积均明显小于模型组，说明活血通络拆方和益气温阳拆方对糖尿病慢性皮肤溃疡均有促进创面愈合的作用（彩图 27）。创面形成后 7 天，模型组 IL-12mRNA、TNF-α mRNA 均高于正常组（$P<0.05$）；益气温阳组、活血通络组 IL-12mRNA、TNF-α mRNA 均低于模型组（$P<0.05$）；益气温阳组 IL-12mRNA、TNF-α mRNA 表达水平低于活血通络组，且差异有统计学意义（$P<0.05$）。模型组 VEGFmRNA、TGF-β mRNA 均低于正常组（$P<0.05$）；益气温阳组、活血通络组 VEGFmRNA、TGF-β mRNA 均高于模型组（$P<0.05$）；益气温阳组 TGF-β mRNA 表达水平高于活血通络组，且差异有统计学意义（$P<0.05$）。

糖尿病发病常因先天禀赋不足或后天饮食失调，病在脾胃；糖尿病慢性皮肤溃疡常伴有阳虚表现，尤以脾胃气血亏虚为常见，且伴随肾经虚衰。回阳生肌膏即起到"助胃壮气，使根本坚固"的作用，同时顾护肾气，防止新发溃疡迁延，从而达到缩短创面修复时间，促进创面愈合的作用。结合实验结果，益气温阳拆方在通过降低创面局部 M1 型巨噬细胞分泌的细胞因子（炎性细胞因子）含量、提高 M2 型巨噬细胞分泌的细胞因子（修复型细胞因子）含量方面，优于活血通络方。实验表明，益气温阳拆方在促进巨噬细胞表型转化方面优于活血通络方，而在促进创面愈合方面，两者无差异。

体外研究表明，对于 M1 型巨噬细胞标志物 iNOS mRNA 表达的抑制，益气温阳方中浓度组与洛伐他汀效果相当，其他各组抑制效果不如洛伐他汀；对 M2 型巨噬细胞标志物 Arg-1 mRNA 的表达的促进作用，益气温阳方、活血通络方效果不及洛伐他汀（图 8-4）。益气温阳方、活血通络方与洛伐他汀组相比，对 M1 型细胞因子 TNF-α、IL-6、IL-1、IL-12 的抑制作用效果相当；而对 M2 型细胞因子 IL-1、VEGF、TGF-β 的促进作用，活血通络方与益气温阳方高浓度组效果优于洛伐他汀组，洛伐他汀对 M2 型细胞因子的分泌无促进作用。且活血通络方对 M1 型细胞因子的抑制作用及 M2 型细胞因子的促进作用有浓度依赖性。提示洛伐他汀作用主要集中在抑制 M1 型细胞并促进 M2 型细胞的形成，同时抑制 M1 型巨噬细胞炎症因子的分泌，但对 M2 型巨噬细胞因子无促进作用。

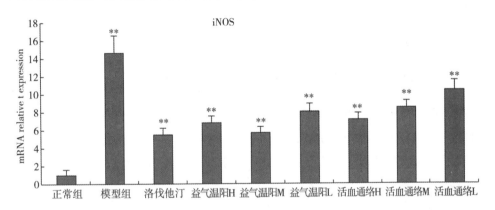

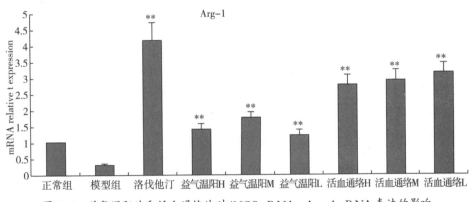

图 8-4　益气温阳法和活血通络法对 iNOSmRNA、Arg-1mRNA 表达的影响

vs Model，**：$P<0.01$

益气温阳方和活血通络方均可抑制 M1 型巨噬细胞标志物 iNOS mRNA 表达和诱导 M2 型巨噬细胞标志物 Arg-1 mRNA 的表达，并且可抑制 M1 型巨噬细胞因子的分泌，促进 M2 巨噬细胞因子的分泌。益气温阳方和活血通络方作用于巨噬细胞方式有些不同，益气温阳方抑制 M1 型巨噬细胞的形成，并且抑制 M1 型巨噬细胞因子的分泌效果优于活血通络方，而活血通络方组对促进 M2 型巨噬细胞的形成及促进 M2 巨噬细胞因子的分泌效果优于益气温阳方，并且活血通络方组有浓度依赖性作用。

综上所述，益气温阳方和活血通络方对于促使 M1 型巨噬细胞向 M2 型巨噬细胞转化均有作用，通过使 M1 型巨噬细胞向 M2 型巨噬细胞转化来促进慢性创面的愈合。以上结果为回阳生肌膏的临床应用提供了科学依据，并为我们进一步探讨回阳生肌膏的作用机制，如回阳生肌膏拆方对不同愈合迟缓动物模型的作用上提供证据与方向，为临床有效方剂的复方优化及拆方提供证据与方向，为临床用药提供理论指导。

第四节　益气温阳活血通络配伍的研究

疡愈涂剂是继承我国著名皮肤科专家赵炳南、王玉章治疗疮疡的临床宝贵经验，由体现益气温阳活血通络法的回阳熏药捻、回阳生肌膏化裁精制而成，治疗糖尿病皮肤创面。我们从糖尿病皮肤创面成纤维细胞增殖 - 细胞外基质合成 - 基质金属蛋白酶 / 抑制剂 - 创面愈合的角度，初步探讨糖尿病性皮肤溃疡不易愈合的发病机制，研究"回阳生肌"法对糖尿病皮肤溃疡愈合的作用机制。

疡愈涂剂由黄芪多糖、桂皮醛、川芎嗪、麝香酮组成。其可以使糖尿病大鼠皮肤创面愈合率显著增高，PCNA 表达、成纤维细胞数量与模型组相比明显增加，从第 5 天至第 9 天 I 型胶原含量增加明显，随后增加缓慢；促进创面 FN 合成，创面 TIMP-1 升高，MMP-1 和 MMP-13 降低，MMP-13/TIMP-1 比值减低。因此疡愈涂剂通过促进创面 ECM 成分 FN 和 I 型胶原的合成，为 FB 增殖提供搭桥和黏附增长的微环境，增加创面抗撕裂强度，同时被激活或增殖的 FB 大量合成胶原蛋白，并平衡创面 MMP-1、MMP-13/TIMP-1 的代谢，增加创面 ECM 合成和沉积，促进创面愈合。

疡愈涂剂通过加强炎症反应而启动免疫抑制小鼠创面愈合。创伤后第 7 天，疡愈涂剂各组与模型组相比创面面积明显缩小，尤其是疡愈涂剂高剂量组可见新生致密的肉芽组织，中、低剂量组创面组织有炎细胞浸润和新生的胶原纤维，提示高剂量组增殖明显，而中、低剂量组处于炎症反应状态，增殖不显著。创伤后第 10 天，疡愈涂剂治疗后创面面积明显缩小，肉芽组织中有较多新生的成纤维细胞和毛细血管，提示疡愈涂剂可能通过促进成纤维细胞增殖和血管生成来加速创面愈合（表 8-3）。

表 8-3　疡愈涂剂对免疫抑制复合皮肤伤口小鼠创面组织学的影响

groups	Post-injury day 3	Post-injury day 7	Post-injury day 10
Control	伤口边缘的表皮增厚，向伤口区延伸，创面痂下有较多巨噬细胞和中性粒细胞浸润	伤口区有肉芽组织形成，可见有大量增生的成纤维细胞和新生的毛细血管，并可见较多的单个核细胞	伤口区新生肉芽组织中胶原纤维增多
Model	伤口区稀疏的巨噬细胞和中性粒细胞浸润	伤口区可见稀疏的成纤维细胞和单个核细胞	伤口区新生肉芽组织中胶原纤维较少
YYTJ-H	伤口区巨噬细胞和中性粒细胞浸润较多，有少量胶原纤维	伤口区肉芽组织致密，单个核细胞较多	伤口区大量的新生成纤维细胞和毛细血管，管腔闭塞
YYTJ-M	伤口区稀疏的巨噬细胞和中性粒细胞浸润	伤口区有较多的炎细胞浸润，胶原纤维较多	伤口区较多的新生胶原纤维
YYTJ-L	伤口区少量的炎细胞浸润	伤口区有较多的炎细胞浸润，胶原纤维较多	伤口区较多的新生成纤维细胞和新生毛细血管

注：YYTJ-H、YYTJ-M、YYTJ-L 为疡愈涂剂高、中、低剂量组。

造模后 3 天疡愈涂剂组 IL-1β 水平明显高于模型组，TNF-α 水平无明显差异。造模后 7 天，疡愈涂剂组 TNF-α 水平与模型组相比明显升高，IL-1β 水平无明显差异，提示疡愈涂剂能促进炎症细胞分泌炎症因子，加强创面的炎症反应。造模后 10 天疡愈涂剂高、中浓度组 TNF-α 和 IL-1β 水平与模型组相比明显降低。提示疡愈涂剂能改善免疫抑制小鼠的免疫低下状态，促进炎性因子的分泌，加强炎症反应，随后抑制其持续存在的炎症反应，使其顺利进入增生阶段。

综上所述，疡愈涂剂能促进免疫抑制小鼠皮肤伤口愈合，其机制可能是早期促进创面局部炎性因子 IL-1β 和 TNF-α 分泌，加剧炎症反应来启动创面的修复，随后下调以上因子，促进成纤维细胞增殖和血管生成从而促进肉芽组织形成。体外实验结果显示，疡愈涂剂作用于 TNF 活化的 HUVEC，能明显抑制 PMN 与 HUVEC 黏附，因此疡愈涂剂可能通过抑制大量 PMN 黏附和渗出从而减轻过多 PMN 在创面堆积而造成的组织损伤。疡愈涂剂作用于 TNF 活化的 HUVEC 12 小时，还明显抑制 THP-1 与 HUVEC 黏附，抑制 HUVEC 表面 ICAM-1。VCAM-1 和 CD44 表达，提示疡愈涂剂降低 TNF 诱导的 HUVEC 表面黏附分子的表达，抑制白细胞与血管内皮细胞的黏附，从而抑制过度的炎症反应，是其促进愈合迟缓性皮肤伤口愈合的作用机制之一。

（底婷婷　何秀娟　陈朝霞）

第九章 活血生肌与化腐生肌的基础研究

第一节 活血中药成分对创面愈合的研究

一、丹酚酸 B 的研究

丹酚酸 B 由丹参的根及根茎提取而得。我们前期的研究发现丹参注射液对创面渗出液中 MMP-9、MMP-2 活性有抑制作用，且此作用呈浓度依赖性增强。随后我们又研究丹酚酸 B 对人基质金属蛋白酶活性的作用。

研究发现，MMP-1、MMP-2 与 APMA 37℃孵育 1 小时后被激活，MMP-1、MMP-2 的活性被 1，10-Phenanthrolin 完全抑制。丹酚酸 B 在 0.0024~0.3g/L 的浓度范围内，能够抑制 MMP-1、MMP-2 活性，呈剂量依赖性（图 9-1）。丹酚酸 B 抑制 MMP-1 活性的 IC_{50}=0.09g/L 抑制 MMP-2 活性的 IC_{50}=0.082g/L。此外，丹酚酸 B 对 MMP-9 和 MMP-12 的活性表现出不同程度的抑制作用。

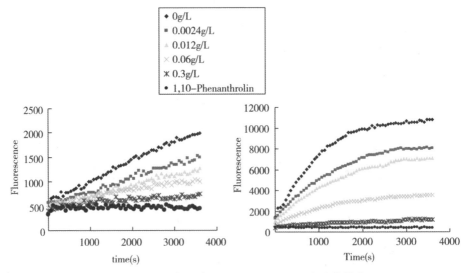

图 9-1 丹酚酸 B 对 MMP-1、MMP-2 活性的影响

实验结果表明，丹酚酸 B 在 0.0024~0.3g/L 生药浓度范围内对 MMP-1、MMP-2 的活性有抑制作用；在 0.03~0.3g/L 和 0.0064~0.8g/L 生药浓度范围内分别对 MMP-9 和 MMP-12 的活性表现出不同程度的抑制作用（P<0.01），其抑制作用均呈浓度依赖性。丹参作为中医临床治疗慢性皮肤溃疡的常用外用中药，其水溶性成分丹酚酸 B 对 MMPs 的抑制作用可能是改善慢性创面高酶活性，治疗慢性皮肤溃疡的机制之一。

二、乳香酸与三氧化二砷的配伍研究

根据中医治疗慢性皮肤溃疡活血生肌、化腐生肌的法则，我们选择了临床治疗慢性皮肤溃疡具有代表性的活血中药乳香和化腐中药砒石的主要单体成分乳香酸（AKBA）与三氧化二砷（As_2O_3）组成复合成分，观察中医活血化腐治疗法则对慢性创面高酶活性的调节作用。

1. 乳香酸与三氧化二砷配伍对成纤维细胞及 THP-1 细胞 MMPs 分泌、活性及表达的影响

慢性创面中表达 MMPs 的细胞主要是成纤维细胞和炎性细胞，选用人皮肤成纤维细胞和巨噬细胞为研究对象，从基因水平、蛋白水平和酶活性水平观察 AKBA 与 As_2O_3 配伍对 MMPs 的产生及活性的调节作用。我们建立了细胞模型来模拟慢性创面的炎症微环境，即用 TNF-α 刺激 HSFb 使其活化；用 PMA 诱导单核细胞株 THP-1 细胞，使其成为巨噬细胞。AKBA 在 0.05~6.25 μmol/L 浓度范围内，As_2O_3 在 0.04~5 μmol/L 浓度范围内，不同浓度的两种药物配伍后共同作用于 HSFb 细胞或 THP-1 细胞，发现在该浓度范围内两药物的混合物对 HSFb 细胞无细胞毒作用；但当药物浓度大于等于 AKBA 3.13 μmol/L+ $As_2O_3$2.5 μmol/L 组合时，对 THP-1 细胞有细胞毒作用（P<0.01）。

通过 ELISA 法检测到成纤维细胞培养上清中含有 MMP-1 和 MMP-2，THP-1 细胞培养上清中含有 MMP-9。AKBA 与 As_2O_3 配伍作用于活化的 HSFb 细胞后，使 HSFb 细胞分泌 MMP-1 和 MMP-2 减少（P<0.05）（图 9-2）；AKBA 单独作用对活化后的 HSFb 细胞分泌 MMP-1 没有影响，对 MMP-2 的分泌表现出促进作用（P<0.05）；As_2O_3 单独作用可以同时抑制活化后的 HSFb 细胞分泌 MMP-1 和 MMP-2，分别 P<0.05 和 P<0.01。模型组中，PMA 刺激后的 THP-1 分泌 MMP-9 增加（P<0.01）；AKBA 与 As_2O_3 配伍作用或者单独作用都可使活化后的 THP-1 细胞分泌 MMP-9 下降（P<0.01）。通过 ELISA 法检测到 HSFb 细胞

培养上清中含有 TIMP-1 和 TIMP-2。模型组中，TNF-α 刺激后的 HSFb 细胞分泌 TIMP-1 和 TIMP-2 显著增加（$P<0.01$）；AKBA 与 As_2O_3 配伍作用使 HSFb 细胞分泌 TIMP-1 减少（$P<0.05$），分泌 TIMP-2 无明显变化（图 9-3）；AKBA 单独作用促进活化后的 HSFb 细胞分泌 TIMP-1（$P<0.05$），对 TIMP-2 的分泌无影响；As_2O_3 单独作用对活化后的 HSFb 细胞分泌 TIMP-1 和 TIMP-2 无影响。

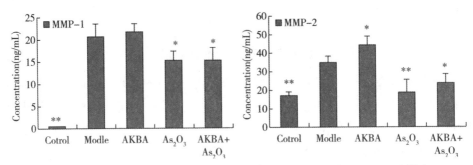

图 9-2　AKBA 与 As_2O_3 配伍对 HSFb 细胞分泌 MMP-1 和 MMP-2 的影响

vs Model, *: $P<0.05$; **: $P<0.01$

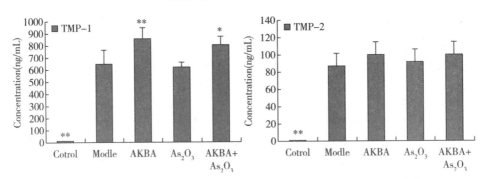

图 9-3　AKBA 与 As_2O_3 配伍对 HSFb 细胞分泌 TIMP-1 和 TIMP-2 的影响

vs Model, *: $P<0.05$; **: $P<0.01$

结果发现，TNF-α 刺激后的模型组 HSFb 中 MMP-1、MMP-2、TIMP-1 及 TIMP-2 的 mRNA 表达、蛋白的分泌和酶活性与对照组比较都有显著升高。通过 mRNA 水平、蛋白水平和酶活性水平的检测发现具有活血化腐作用的 AKBA 与 As_2O_3 配伍的复方组对活化后的 HSFb 细胞中 MMP-1 和 MMP-2 的产生有一定抑制作用，对 TIMP-1 的产生有一定的升高作用，但对 TIMP-2 无明显作用；对经 PMA 诱导后的 THP-1 细胞 MMP-9 的产生具有抑制作用。AKBA 单独作用对活化后的 HSFb 中 MMP-1、MMP-2，TIMP-1 的产生基本都具有促进作用，对 TIMP-2 的产生无影响；而对于活化的 THP-1 细胞，AKBA 对 MMP-9 的产生表现出抑制作用。As_2O_3 单独作用对活化后的 HSFb 中 MMP-1、MMP-2 的产生表现出抑制作用，对 TIMP-1 和 TIMP-2 无影响；对于活化的 THP-1 细胞，As_2O_3 对 MMP-9 的产生表现出抑制作用。

2. 乳香酸与三氧化二砷配伍对 HSFb-THP-1 细胞共培养模型中 MMPs 分泌及活性的影响

为了进一步模拟慢性皮肤溃疡创面细胞间相互作用的微环境，我们建立了 HSFb 和 THP-1 两种细胞的共培养模型。在共培养细胞模型对照组中，MMP-1、MMP-2 和 MMP-9 的分泌量是单独培养 HSFb 细胞和 THP-1 细胞对照组的 5~40 倍。TIMP-1 和 TIMP-2 的分泌量是单独培养 HSFb 细胞和 THP-1 细胞对照组的 6~210 倍。这一结果表明，HSFb 和 THP-1 细胞之间确实存在相互作用，这种相互作用促进了 MMP-1、MMP-2、MMP-9、TIMP-1 和 TIMP-2 的分泌。由 PMA 活化 THP-1 的共培养模型中，MMP-1、MMP-2 和 MMP-9 的分泌量也远远高于单独活化的细胞模型的分泌量，是 5~12 倍。TIMP-1 和 TIMP-2 的分泌量也明显升高，是 4~6 倍。这种现象可能是由于炎症状态下的 HSFb 细胞和 THP-1 细胞通过自分泌或者旁分泌作用使炎症反应进一步放大，进而使 MMPs 和 TIMPs 的分泌增加。

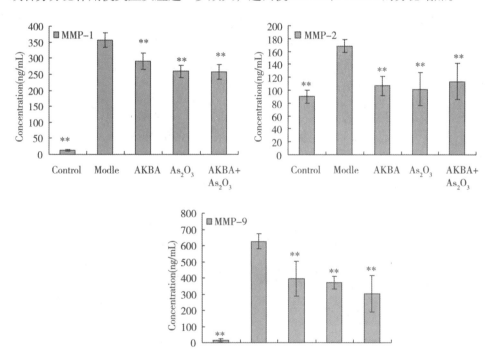

图 9-4 AKBA 与 As_2O_3 配伍对 MMP-1、MMP-2、MMP-9 分泌的影响

vs Model，*：$P<0.05$；**：$P<0.01$

AKBA 与 As_2O_3 配伍组 MMP-1、MMP-2 和 MMP-9 的分泌量及 MMP-2 和 MMP-9 的活性明显下降（图 9-4），对 TIMP-1 和 TIMP-2 的分泌无影响。AKBA 或 As_2O_3 单独作用均能抑制 MMP-1、MMP-2 和 MMP-9 的分泌，及 MMP-2 和 MMP-9 的活性，对 TIMP-1 和 TIMP-2 的分泌无影响。有文献报道，AKBA 和 As_2O_3 都具有抗炎活性，AKBA 和 As_2O_3 对 MMPs 分泌的抑制作用可能是因为 AKBA 和 As_2O_3 首先抑制了 PMA 对 THP-1 细胞的活化作用，使炎症因子释放减少，进而使 MMPs 的产生减少。AKBA 与 As_2O_3 配伍使其抗炎活性进一步加强，所以对 MMPs 分泌的抑制作用就更加明显。其具体机制还需进一步深入研究。

3. 乳香酸与三氧化二砷配伍对成纤维细胞及 THP-1 细胞 MMPs 分泌影响的机制探讨

AKBA 与 As_2O_3 配伍能降低 HSFb 细胞和 THP-1 细胞内钙离子的浓度（彩图 28、彩图 29），降低 ERK1/2 及 p38 MAPK 磷酸化水平（图 9-5），还能抑制 THP-1 细胞及共培养细胞模型分泌 TNF-α 和 IL-1β。AKBA 单独作用可以促进 TNF-α 活化后的 HSFb 细胞内钙离子浓度的增加，可以使 HSFb 细胞 MAPK 通路中 ERK1/2 及 p38 MAPK 磷酸化水平升高。但是 AKBA 单独作用于 THP-1 细胞后，表现出相反的结果：降低 PMA 活化后的 THP-1 细胞内钙离子浓度，降低了 ERK1/2 及 p38 MAPK 磷酸化水平升高，还抑制了 THP-1 细胞及共培养细胞模型 TNF-α 和 IL-1β 的分泌。As_2O_3 单独作用对 HSFb 细胞和 THP-1 细胞的作用一致：能降低两种细胞内钙离子的浓度，降低 ERK1/2 及 p38 MAPK 磷酸化水平，还能抑制 THP-1 细胞及共培养细胞模型分泌 TNF-α 和 IL-1β。这些结果揭示了 AKBA 与 As_2O_3 配伍对两种细胞表达 MMPs 作用的可能机制。

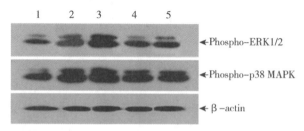

图 9-5　AKBA 与 As_2O_3 配伍对 HSFb 细胞内 ERK1/2 及 p38 MAPK 磷酸化水平的影响
lane 1：Control；lane 2：Model；lane 3：AKBA；lane 4：As_2O_3；lane 5：AKBA+ As_2O_3

化腐生肌、活血生肌是治疗慢性皮肤溃疡的主要治则，本课题以常用的外用活血化腐类中药代表药乳香与砒石中的主要单体成分 AKBA 与 As_2O_3 为研究对象，探索两味中药配伍作用或者单独作用对慢性皮肤溃疡创面中活性升高的主要几种基质金属蛋白酶 MMP-1、MMP-2 和 MMP-9 产生及活性的调节。

具有活血化腐作用的 AKBA 与 As_2O_3 配伍对活化后的 HSFb 细胞、THP-1 细胞以及细胞共培养体系产生 MMP-1、MMP-2 和 MMP-9 有一定抑制作用。在 MMPs 调节机制研究中我们发现，AKBA 与 As_2O_3 配伍可以降低活化的 THP-1 细胞及细胞共培养体系分泌炎性因子 TNF-α 和 IL-β，同时可以降低活化后的 HSFb 细胞和 THP-1 细胞内的钙离子的浓度、ERK1/2 及 p38 MAPK 磷酸化水平，提示 AKBA 与 As_2O_3 配伍具有较强的抗炎活性，通过抑制炎性细胞的活化，使炎症因子释放减少，进而抑制了炎症因子、胞质钙离子与 MAPK 通路所形成的网络，各因素综合作用使成纤维细胞和炎性细胞产生 MMPs 减少。

AKBA 单独作用于活化的 HSFb 细胞和 THP-1 细胞产生了不同的结果：AKBA 促进 HSFb 细胞产生 MMPs，抑制 THP-1 细胞及细胞共培养体系产生 MMPs。在 MMPs 调节机制研究中我们发现，AKBA 能够升高 HSFb 细胞内的钙离子的浓度、ERK1/2 及 p38 MAPK 磷酸化水平，但是降低 THP-1 细胞及细胞共培养体系分泌炎性因子 TNF-α 和 IL-β，降低 THP-1 细胞内的钙离子的浓度、ERK1/2 及 p38 MAPK 磷酸化水平。提示两种细胞对 AKBA 的反应性不同，AKBA 能够通过升高细胞内的钙离子的浓度、ERK1/2 及 p38 MAPK 磷酸化水平来促进 MMPs 的产生。而对于 THP-1 细胞，AKBA 发挥其抗炎活性，通过抑制炎症因子、胞质钙离子与 MAPK 通路网络来抑制 THP-1 细胞产生 MMPs。在共培养体系中，AKBA 通过抑制炎症因子的释放，来抑制 HSFb 的活化，从而使共培养体系分泌 MMPs 减少。

As_2O_3 单独作用同 AKBA 与 As_2O_3 配伍作用相似，即对活化后的 HSFb 细胞、THP-1 细胞以及细胞共培养体系产生 MMP-1、MMP-2 和 MMP-9 有一定抑制作用，降低炎症因子 TNF-α 和 IL-β 的分泌，降低细胞内的钙离子的浓度、ERK1/2 及 p38 MAPK 磷酸化水平，提示 As_2O_3 通过抑制炎症因子、胞质钙离子与 MAPK 通路所形成的网络，进而使成纤维细胞和炎性细胞产生 MMPs 减少。

我们又观察了 AKBA 和 As_2O_3 能否在蛋白水平上直接调节 MMP-1、MMP-2 和 MMP-9 的活性。结果发现 AKBA 可以抑制 MMP-1、MMP-2 和 MMP-9 的活性，而 As_2O_3 对 MMP-1 和 MMP-2 活性无影响，高浓度的 As_2O_3 可略升高 MMP-9 的活性。

综上所述，我们可以推测符合活血化腐法则的 AKBA 与 As_2O_3 配伍应用可以降低慢性创面中 MMPs 的产生，其中具有活血作用的中药乳香中的活性成分还可以直接抑制慢性创面已经升高的 MMPs 酶活性。这两方面的综合作用可能使慢性创面的高酶活性状态得到有效的控制，从而发挥活血化腐中药治疗慢性皮肤溃疡的作用。

第二节　化腐生肌朱红膏对创面愈合的研究

朱红膏是首都医科大学附属北京中医医院的院内制剂，由朱砂和红粉等组成，具有提脓祛腐、生肌敛疮的功效，用于治疗溃疡疮面腐肉不脱或无肉芽生长，或疮口高突，或伴疮周红肿热痛、脓液黄稠，或疮面晦暗、脓液稀少等。

一、朱红膏治疗慢性皮肤溃疡的安全性研究

朱砂和红粉的主要成分分别为硫化汞和氧化汞，二者是化腐生肌的主药。朱砂为《神农本草经》上品之一，性微寒、味甘，功专解毒。红粉辛热有毒，功专化腐。但内服朱砂及含朱砂的制剂，其潜在毒性已被公认，肾脏和肝脏为朱砂的主要毒性靶器官。朱红膏为含汞中药外用制剂，我们通过相关研究，观察了朱红膏治疗慢性皮肤溃疡的用药安全性。

1. 朱红膏促进大鼠皮肤溃疡愈合的安全性研究

选择 SD 雄性大鼠经皮肤缺损 + 细菌感染 + 埋置异物法制备溃疡模型，观察朱红膏 5 个中药剂量组（含中药分别为 27.2、13.6、6.8、3.4、1.7mg/cm²）连续给药 7 天后，创面愈合速度及创面形态的变化、肉芽组织中总蛋白及羟脯氨酸含量。结果发现：中药 3.4、1.7mg/cm² 组大鼠创面愈合速度较快（$P<0.01$），27.2、13.6 mg/cm² 组创面愈合速度呈减缓趋势；3.4、1.7mg/cm² 组用药早期较好地体现了提脓祛腐作用，后期创面平整光滑、质地柔软；各中药组肉芽组织中蛋白及羟脯氨酸含量均明显提高（$P<0.01$）。朱红膏促进慢性皮肤溃疡创面愈合存在负向量效关系，增加剂量未见提高疗效，纱条中药含量 1.7mg/cm² 及 3.4mg/cm² 具有较好的促进愈合作用。

将朱红膏和凡士林基质组以纱条方式在大鼠造模创面上连续贴敷给药 14 天，每日保证给药时间 4 小时，观察尿 β-N- 乙酰氨基葡萄糖苷酶（NAG）活性、尿视黄醇结合蛋白（RBP）含量及肾脏组织病理改变。朱红膏高（38.08 mg/kg）、

中（19.04 mg/kg）、低（9.52 mg/kg）剂量组及凡士林基质组尿 NAG 活性未见明显差异（$P>0.05$），尿 RBP 含量显著升高（$P<0.05$）。肾脏组织病理检查结果显示：随着用药剂量的增加，肾脏组织病变有加重趋势。与溃疡模型组比较，朱红膏各剂量组、凡士林基质组及皮肤破损组肾脏病变未见明显差异（$P>0.05$）。综合以上结果提示，朱红膏中剂量用药 2 周可认为基本安全，朱红膏高剂量用药 2 周有可能引起肾脏损伤。

进一步通过急性毒性实验研究发现，以相当于临床用药剂量 320 倍的朱红膏（原药材 609.28 mg/kg）给药，未见大鼠出现急性毒性反应，给药组大鼠体质量和对照组比较，差异无统计学意义；通过豚鼠模型的皮肤刺激性实验研究发现，经同体左右侧自身对照法进行单次和多次给药后未见豚鼠给药处皮肤出现红斑、水肿等情况。

朱红膏连续给药 4 周和停药 4 周后，分别测定尿汞、血汞、肾汞、β–N–乙酰氨基葡萄糖苷酶（NAG）、β_2–微球蛋白（β_2–MG）、丙氨酸转移酶（ALT）、天门冬氨酸氨基转移酶（AST）、肌酐（Scr）、血清尿素氮（BUN）、尿蛋白（PRO）和尿液 pH、血常规、相关凝血指标，计算肾脏系数，进行肾脏组织形态学观察。结果显示：连续给药 4 周，朱红膏 9.52mg/kg 为相对安全剂量，在给药各时期未见明显肾组织病理损伤；朱红膏 19.04、38.08、76.16mg/kg 的浓度下，大鼠尿汞、血汞和肾汞含量与对照组比较显著升高（$P<0.01$），且存在量毒关系。停药 4 周，上述 3 个剂量浓度作用的大鼠尿汞和血汞含量均恢复正常，肾汞含量仍明显升高（$P<0.01$）；朱红膏 76.16mg/kg 的浓度作用的大鼠 NAG 显著升高。停药 4 周，不同剂量组与对照组比较没有差异。与溃疡模型组比较，朱红膏 1218.56mg/kg 组 MDA 含量升高（$P<0.05$）、Na^+–K^+–ATP 酶活力显著降低（$P<0.01$），朱红膏 304.64 mg/kg、152.32 mg/kg、76.16 mg/kg 组酶活力均呈不同程度的升高。朱红膏 1218.56 mg/kg、609.28 mg/kg、304.64 mg/kg、152.32 mg/kg 组 MT 含量均显著升高（$P<0.01$），其余差异无统计学意义（$P>0.05$）。由此提示，对破损皮肤大鼠长期大剂量使用朱红膏会出现汞蓄积，汞经皮吸收作用于肾脏，有可能造成肾组织损伤，引起脂质过氧化，影响能量代谢，诱导 MT 的产生，临床使用朱红膏应积极监测患者体内的汞含量和肾功能指标。

2. 朱红膏对家兔的安全性评价

朱红膏的主要药效成分为朱砂，含有一定量的硫化汞。硫化汞在机体肾脏有一定的蓄积作用，且可引起皮肤炎性改变和肾脏近曲小管上皮细胞肿胀。

通过朱红膏对家兔的安全性检测，综合一般生理体征、血液生化指标和病理学检查结果分析发现：低剂量时（3.0mg/kg），家兔未见全身及局部毒性反应；中、高剂量组动物肾脏在给药结束后出现近曲小管上皮细胞肿胀；恢复期时近曲小管上皮细胞肿胀仅高剂量组个别动物可查见，表明 HgS 引起的肾脏病理改变能较好地恢复。本实验条件下，朱红膏对家兔皮肤给药的安全剂量是 3.0mg/kg，相当于人临床拟用剂量的 10 倍。由此研究提示，在临床应用中应密切检测患者的肾功能，一旦患者出现肾脏功能损害，应立即停药并采取有效治疗措施。

3. 朱红膏治疗慢性皮肤溃疡的临床用药安全性评价

给予慢性皮肤溃疡患者应用朱红膏纱条治疗。于用药前，用药 2 周、6 周，停药 2 周时，观察患者血、尿常规，肝、肾功能，血、尿汞的变化。结果显示：朱红膏连续用药 6 周时，不同时间点患者血、尿常规，肝、肾功能与用药前比较差异均无统计学意义，血、尿汞含量虽有所升高，但与用药前比较差异亦无统计学意义。因此临床用药 6 周为朱红膏治疗慢性皮肤溃疡相对安全的用药周期。

二、朱红膏治疗慢性皮肤溃疡的临床与基础研究

1. 朱红膏对慢性难愈性皮肤溃疡酶活性的影响

临床收集阳证疮疡创面渗液 8 例，朱红膏对创面渗出液中 MMP-2 活性有明显的抑制作用，与对照组相比 $P<0.01$；对创面渗出液中 MMP-9 活性在含量为 1g/L 时与对照组比较无差异（$P>0.05$），但在含量高于 5g/L 时有明显抑制作用，与对照组比较有差异，$P<0.05$（表 9-1）。当汞浓度为 320 mg/L 时，朱红膏溶液能直接抑制 MMP-1 活性（$P<0.01$）和 MMP-2 活性（$P<0.05$）；但当汞浓度为 0.51~2.56mg/L 时，朱红膏溶液能增强 MMP-1 活性（$P<0.05$）；同时当汞浓度在 0.51~64mg/L 时，朱红膏溶液能够增强 MMP-2 活性（$P<0.01$）（图 9-6）。朱红膏在 DMEM 的饱和浓度为 39.6mg/L，当汞浓度大于 1.23mg/L 时有细胞毒性，在 0.31mg/L、0.62mg/L 及 1.23mg/L 浓度组均可促进 HSF 细胞 MMP-1 的蛋白表达（$P<0.01$）；在汞浓度为 0.62mg/L 时，朱红膏可促进 HSF 细胞表达 MMP-2（$P<0.01$）；但在这三个汞浓度条件下，朱红膏均可降低 HSF 细胞 MMP-9 的蛋白表达（$P<0.01$）（表 9-2）。

表 9-1　朱红膏对创面渗出液中 MMP-9、MMP-2 活性的影响（$\bar{x}\pm s$　$n=6$）

朱红膏（g/L）	MMP-2 相对活性	MMP-9 相对活性
0	32.30 ± 8.69	107.87 ± 36.28
1	14.67 ± 7.30**	83.98 ± 41.71
5	10.54 ± 2.85**	61.89 ± 21.74*
25	3.60 ± 1.23**	51.33 ± 23.50**

注：与未加药组比较，*：$P<0.05$；**：$P<0.01$。

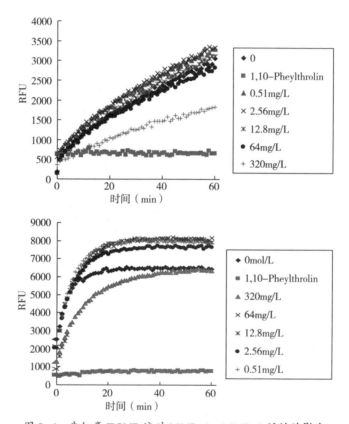

图 9-6　朱红膏 TCNB 液对 MMP-1、MMP-2 活性的影响

表 9-2　朱红膏 DMEM 液对 HSF 细胞 MMP-1、MMP-2、MMP-9 蛋白表达的影响

汞浓度（mg/L）	Fluorescent intensity of MMP-1	Fluorescent intensity of MMP-2	Fluorescent intensity of MMP-9
0	27.53 ± 17.47	1352.70 ± 138.64	1129.14 ± 38.64
1.23	609.59 ± 21.72**	1188.96 ± 137.12	622.28 ± 48.07**
0.62	566.73 ± 19.62**	2129.91 ± 97.73**	580.91 ± 18.12**
0.31	309.71 ± 7.76**	1734.16 ± 208.08	812.85 ± 31.98**

注：与正常组比较，**：$P<0.01$。

朱红膏在高浓度情况下对创面渗出液的 MMP-2、MMP-9 均有抑制作用，且抑制作用呈朱红膏含量依赖性增强；并直接抑制体外激活的 MMP-1、MMP-2 活性。低浓度情况下朱红膏刺激正常成纤维细胞 MMP-1、MMP-2 蛋白的表达及体外酶活性；对正常成纤维细胞 MMP-9 的表达表现出抑制效应。提示朱红膏对 MMP 活性的双相性调节，临床上使用朱红膏治疗创面时，其局部的浓度都为汞的饱和浓度，所以对创面主要的金属蛋白酶 MMP-1、MMP-2、MMP-9 为抑制作用，这可能是朱红膏治疗慢性皮肤溃疡的机制之一。

2. 朱红膏对单核细胞诱导炎症的调节作用

朱红膏和 LPS 共同作用 THP-1 细胞 24 小时后，朱红膏在汞含量 4.2~8.4kg/mg 时可抑制 THP-1 细胞表达 MCP-1（$P<0.01$，$P<0.05$）；在汞含量 2.1kg/mg 时可抑制 THP-1 细胞分泌 IL-1β（$P<0.05$）；在汞含量 2.1~8.4kg/mg 时可抑制 IL-8 的分泌（$P<0.01$，$P<0.05$），而对分泌 sICAM-1 未见统计学差异（表 9-3）。由此提示，朱红膏通过降低 LPS 诱导的 THP-1 表达 IL-1β、IL-8 和 MCP-1，从而抑制过度的炎症反应来促进慢性创面愈合。

表 9-3 朱红膏对活化 THP-1 分泌 sICAM-1、IL-1β、IL-8 和 MCP-1 的影响（$\bar{x} \pm s$, n=6）

Group	sICAM-1	IL-1β	IL-8	MCP-1
Normal	78±7	82.30±33.40	3474±320	702±145
LPS	1022±236**	112.00±32.95*	5902±231**	1160±79**
ZHG8.4kg/mg+LPS	832±83	93.75±18.44	5022±221#	648±136##
ZHG4.2kg/mg+LPS	802±46	97.87±30.83	5243±432#	839±55#
ZHG2.1kg/mg+LPS	765±112	55.06±2.60#	4807±109#	877±67

注：#：$P<0.05$ vs LPS group；##：$P<0.01$ vs LPS group；ZHG：ZhuHongGao。

3. 朱红膏对中性粒细胞凋亡的影响

皮肤组织创伤后，炎症反应作为创面修复的初始阶段在创面愈合的过程中发挥着始发启动的作用。参与炎症反应的主要细胞为中性粒细胞和巨噬细胞。慢性皮肤溃疡创面炎症反应的延迟和失调是其主要原因之一。中性粒细胞是最早来到伤口局部的炎症细胞，在局部的主要功能是清除坏死组织、异物。伤口局部中性粒细胞数量过多、存在时间过长、活性过高，都会对伤口愈合起负性影响。

我们研究发现，朱红膏 0.96mg/L 浓度以下对 THP-1 细胞无毒性，1.23mg/L 浓度以下对 HSF 细胞无毒性，0.24~3.85mg/L 之间对 PMN 有毒性（图 9-7）。

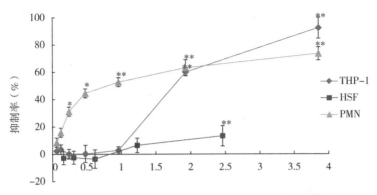

图 9-7　朱红膏对 THP-1、HSF、PMN 细胞毒性的影响

THP-1 细 胞 用 PMA 刺 激 后，分 泌 的 炎 症 因 子 IL-1β、IL-6、IL-8、TNF-α 显著升高（$P<0.01$），加入朱红膏液 24 小时后，与模型组相比，朱红膏 0.96mg/L、0.48mg/L、0.24mg/L 浓度组细胞分泌的炎症因子 IL-1β、IL-6、IL-8 显著降低（$P<0.01$），朱红膏 0.96mg/L、0.48mg/L 浓度组分泌的 TNF-α 显著降低（$P<0.01$），0.24mg/L 浓度组虽降低但无显著性差异（$P>0.05$）（图 9-8）。

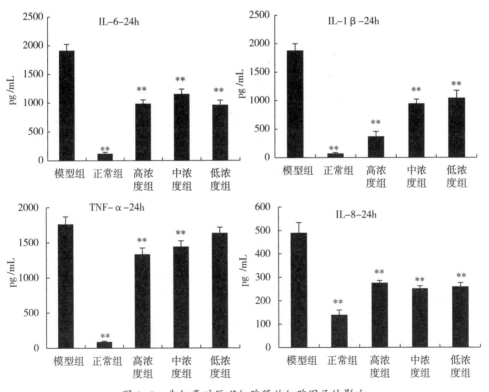

图 9-8　朱红膏对巨噬细胞释放细胞因子的影响

中性粒细胞加入朱红膏液孵育 6 小时，与模型组相比：朱红膏 0.24mg/L、0.48mg/L、0.96mg/L 浓度组中性粒细胞分泌的炎症因子 IL-1β、IL-8 均降低，朱红膏 0.96mg/L、0.48mg/L 浓度组细胞分泌的 IL-8 降低（$P<0.05$），朱红膏 0.24mg/L 浓度组细胞分泌的 IL-8 含量显著降低（$P<0.01$），朱红膏高浓度组细胞分泌的 IL-1β 显著降低（$P<0.01$）（图 9-9）。朱红膏 0.24mg/L、0.48mg/L、0.96mg/L 浓度组均使中性粒细胞凋亡率显著升高（$P<0.01$）（图 9-10）、Caspase-3mRNA、Caspase-8mRNA 及 Caspase-9 mRNA 表达水平显著增加（$P<0.01$）、Cytochrome C mRNA、Fas mRNA 表达水平显著增加（$P<0.01$）、Bcl-2 mRNA 表达水平显著降低（$P<0.01$）（图 9-11）；Cytochrome C、Fas、Bcl-2 蛋白表达与此结果一致。

对化腐生肌朱红膏的研究，从炎症反应过程中炎症细胞活化及炎症细胞凋亡角度入手，观察朱红膏提取物的抗炎作用及对中性粒细胞凋亡及凋亡通路的影响，探讨朱红膏治疗难愈性皮肤溃疡的作用环节，为临床用药提供指导。

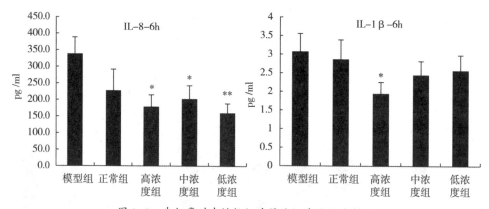

图 9-9　朱红膏对中性粒细胞释放细胞因子的影响

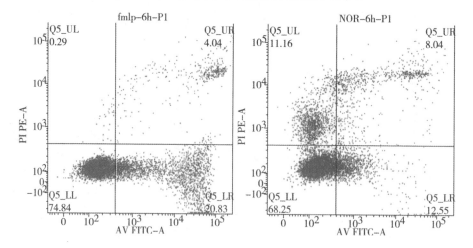

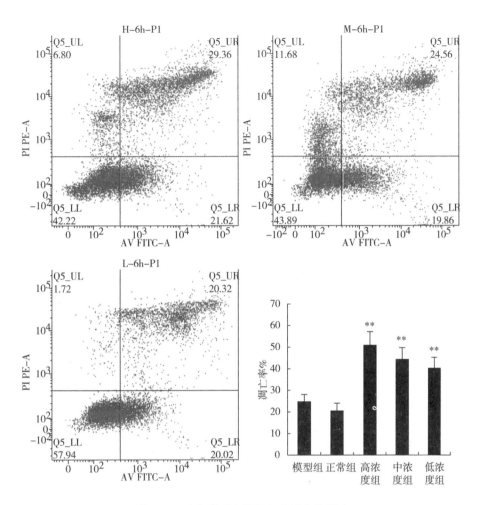

图 9-10 朱红膏对中性粒细胞凋亡的影响

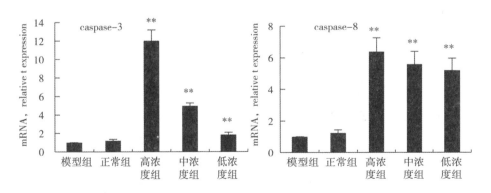

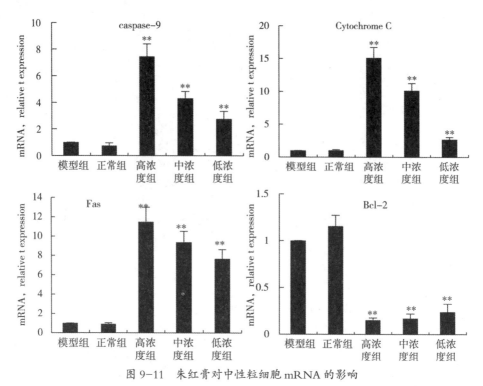

图 9-11　朱红膏对中性粒细胞 mRNA 的影响

（梁雅慧　林燕　底婷婷　何秀娟）

参考书目

［1］北京中医医院．赵炳南临床经验集［M］．北京：人民卫生出版社，1975．

［2］李竞．中国疡医大全［M］．天津：天津科学技术出版社，1999．

［3］张志礼，赵炳南．简明中医皮肤病学［M］．北京：中国中医药出版社，2014．

［4］廖福义．中医诊断学［M］．3 版．北京：人民卫生出版社，2014．

［5］陆德铭．实用中医外科学［M］．上海：上海科学技术出版社，2010．

［6］刘燕池，雷顺群．中医基础理论［M］．北京：学苑出版社，2015．

［7］顾伯康．中医外科学［M］．上海：上海科学技术出版社，2016．

附录：彩图

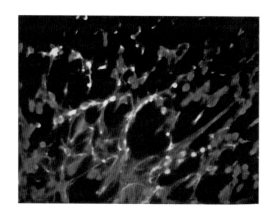

彩图 1　健康人新鲜外周血中性粒细胞 NET

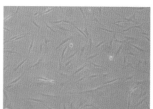

正常成纤维细胞　　　　阳疮创周成纤维细胞　　　　阴疮创周成纤维细胞

彩图 2　不同来源成纤维细胞形态

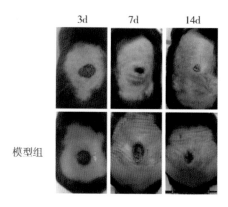

彩图 3　糖尿病小鼠创面愈合动态观察

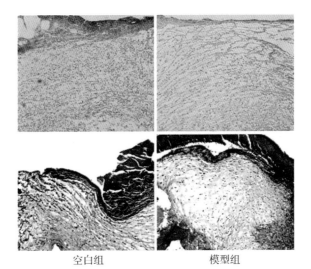

空白组　　　　　　　　　模型组

彩图 4　糖尿病小鼠创面组织学改变（HE，400×，Masson，200×）

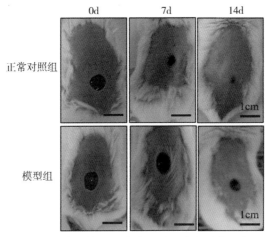

彩图 5　免疫抑制小鼠皮肤创面愈合动态观察

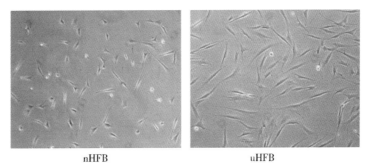

nHFB　　　　　　　　　　uHFB

彩图 6　正常皮肤成纤维细胞与慢性皮肤溃疡创缘成纤维细胞

nHFB：体积小，胞体丰满晶亮，呈梭形或多边形，分支少，生长旺盛

uHFB：体积大，胞体薄，分支多，形状不规则

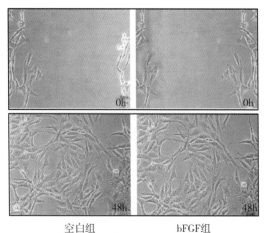

空白组   bFGF组

彩图7 细胞迁移图片

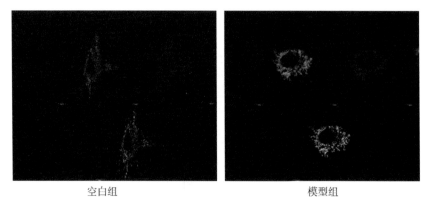

空白组   模型组

彩图8 H_2O_2 诱导成纤维细胞致氧化应激线粒体膜电位变化

（JC-1 标记，激光共聚焦扫描，600×，Bars=10μm）

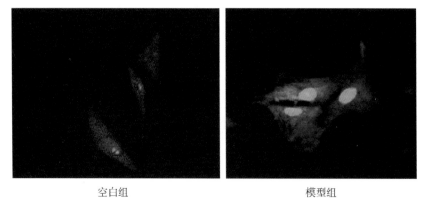

空白组   模型组

彩图9 H_2O_2 攻击 15 分钟后大鼠成纤维细胞溶酶体膜稳定性变化

（AO 标记，激光共聚焦显微镜扫描600×）

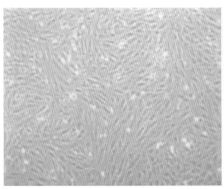
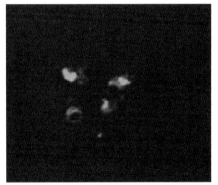

正常HUVEC   HUVEC第Ⅷ因子抗原阳性

彩图 10　细胞表面的荧光情况（100×）

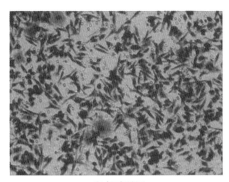
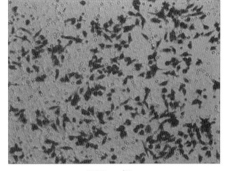

空白对照组   TNF-α组

彩图 11　HUVEC 细胞迁移情况（200×）

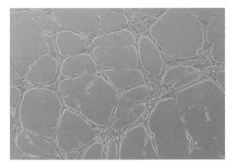
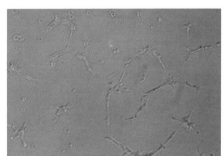

空白对照组   TNF-α组

彩图 12　HUVEC 血管形成情况（100×）

3d

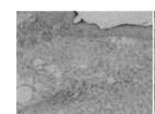
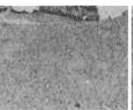
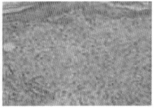

7d

14d

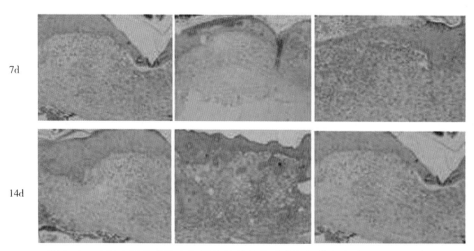

彩图 13　回阳生肌膏对免疫抑制小鼠创面作用的组织学变化（HE，200×）

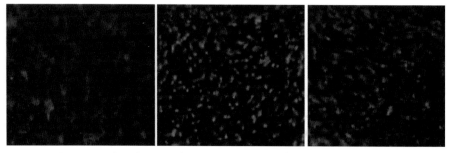

彩图 14　回阳生肌膏对免疫抑制小鼠创面 iNOS 表达的影响（IF，200×）

彩图 15　回阳生肌膏对免疫抑制小鼠创面 CD206 表达的影响（IF，200×）

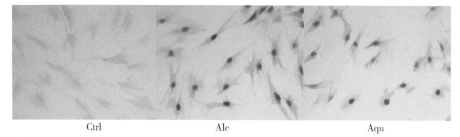

Ctrl　　　　　　　　　Alc　　　　　　　　　Aqu

彩图 16　回阳生肌膏提取物对 uHFBs 细胞增殖核抗原（PCNA）表达的影响（200×）

Ctrl：细胞对照组；Alc：醇提物 0.213mg/L；Aqu：水提物 1.2mg/L

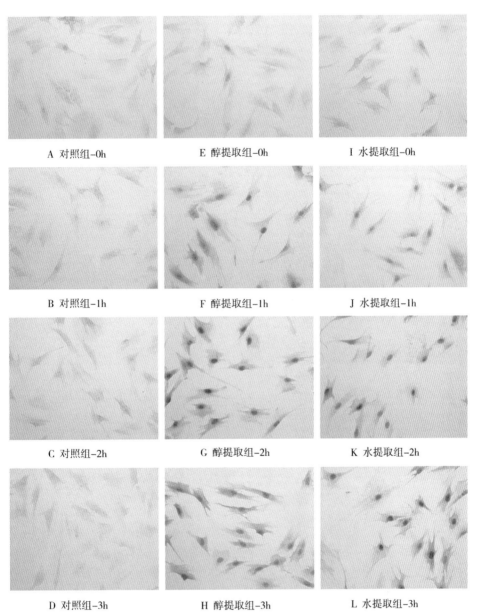

A 对照组-0h   E 醇提取组-0h   I 水提取组-0h

B 对照组-1h   F 醇提取组-1h   J 水提取组-1h

C 对照组-2h   G 醇提取组-2h   K 水提取组-2h

D 对照组-3h   H 醇提取组-3h   L 水提取组-3h

彩图 17   回阳生肌膏提取物对慢性皮肤溃疡创缘成纤维细胞
c-Fos 蛋白表达的影响（IHC，200×）

A~D：uHFB 对照组；E~H：醇提物 0.213mg/L；I~L：水提物 1.2mg/L

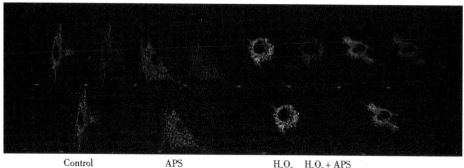

Control   APS H_2O_2 H_2O_2 + APS

彩图 18　黄芪多糖对 H_2O_2 诱导成纤维细胞致氧化应激线粒体膜电位的影响（Bars：10μm）

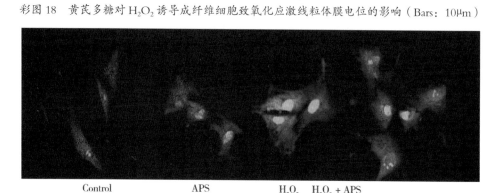

Control   APS H_2O_2 H_2O_2 + APS

彩图 19　黄芪多糖对 H_2O_2 攻击大鼠成纤维细胞溶酶体膜稳定性的影响

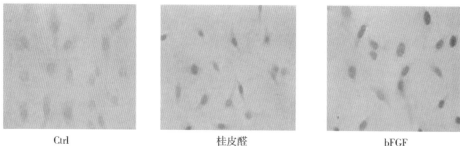

Ctrl   桂皮醛   bFGF

彩图 20　桂皮醛对 NIH3T3 细胞干预 3 小时后对 c-Fos 蛋白表达的影响

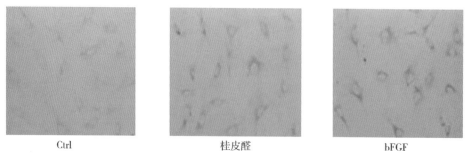

Ctrl   桂皮醛   bFGF

彩图 21　桂皮醛对 NIH3T3 细胞干预 3 小时后对 C-Myc 蛋白表达的影响

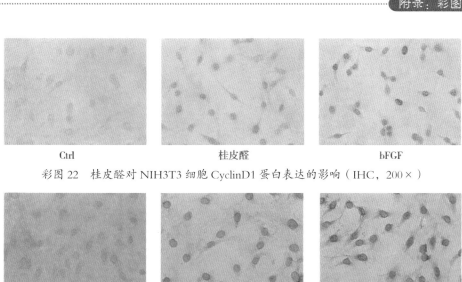

Ctrl   桂皮醛   bFGF

彩图 22　桂皮醛对 NIH3T3 细胞 CyclinD1 蛋白表达的影响（IHC，200×）

Ctrl   桂皮醛   bFGF

彩图 23　桂皮醛对 NIH3T3 细胞 PCNA 蛋白表达的影响（IHC，200×）

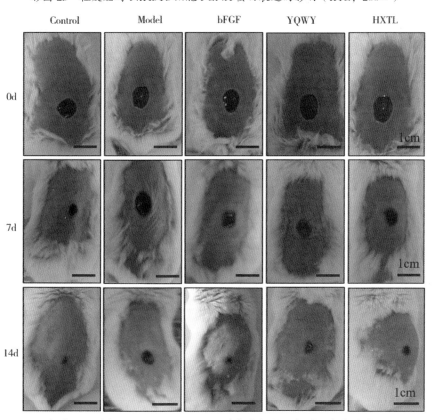

彩图 24　益气温阳方和活血通络方对免疫抑制小鼠创面愈合的影响

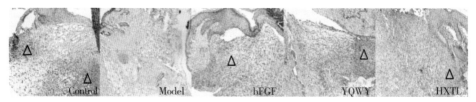

彩图 25　益气温阳方和活血通络方对免疫抑制皮肤创面 7 天组织学影响

（△：新生致密肉芽组织；HE，200×）

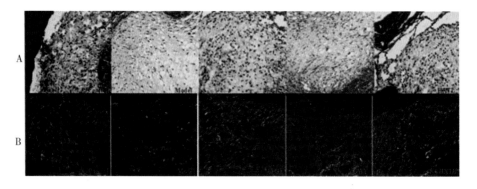

彩图 26　益气温阳方和活血通络方对免疫抑制小鼠皮肤创面胶原的影响

（A：Masson，400×；B：天狼星红，400×）

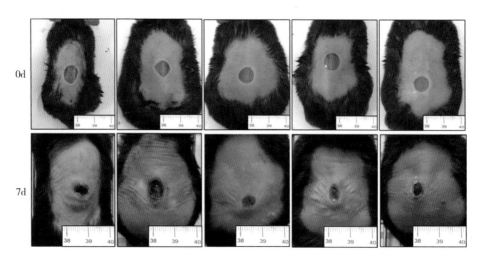

彩图 27　益气温阳方和活血通络方对糖尿病小鼠创面愈合的影响

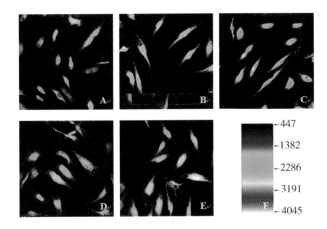

彩图28　激光扫描共聚焦显微镜观察 HSFb 细胞内钙的变化

A　Control 组，HSFb 细胞内呈现蓝色荧光，荧光强度较低

B　模型组，大多数 HSFb 细胞内呈现红色、黄色、绿色荧光，说明荧光强度较高

C　AKBA 组，大多数 HSFb 细胞内呈现红色、黄色、绿色荧光，少数细胞内可见白色荧光，说明荧光强度明显增高

D　As$_2$O$_3$ 组，大多数 HSFb 细胞内呈现绿色、蓝色、黄色荧光，说明荧光强度较模型组低

E　AKBA+As$_2$O$_3$ 组，大多数 HSFb 细胞内呈现绿色、蓝色、黄色荧光，说明荧光强度较模型组低

F　色标尺，荧光颜色由上而下分别是蓝色、绿色、黄色、红色、白色，代表荧光强度从低到高的顺序

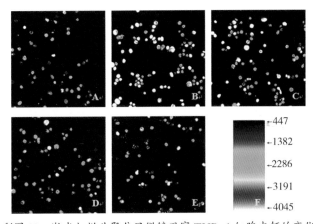

彩图29　激光扫描共聚焦显微镜观察 THP-1 细胞内钙的变化

A　Control 组，HSFb 细胞内呈现蓝色、绿色荧光，荧光强度较低

B　模型组，大多数 HSFb 细胞内呈现白色荧光，少数细胞内呈现红色、黄色、绿色荧光，说明荧光强度较高

C　AKBA 组，大多数 HSFb 细胞内呈现红色、黄色、绿色荧光，少数细胞内可见白色荧光，说明荧光强度较模型组低

D　As$_2$O$_3$ 组，大多数 HSFb 细胞内呈现绿色、蓝色荧光，少数细胞内可见黄色、红色荧光，极少数细胞内可见白色荧光，说明荧光强度较模型组低

E　AKBA+As$_2$O$_3$ 组，大多数 HSFb 细胞内呈现绿色、蓝色荧光，少数细胞内可见黄色、红色荧光，极少数细胞内可见白色荧光，说明荧光强度较模型组低

F　色标尺，荧光颜色由上而下分别是蓝色、绿色、黄色、红色、白色，代表荧光强度从低到高的顺序